国家自然科学基金青年科学基金项目（72004165）

老年认知障碍
社区健康服务管理策略

井 淇 吕 军 著

科学出版社

北 京

内 容 简 介

随着老龄化加剧，全球认知障碍的老年人群总量不断增加，老年认知障碍已成为重大公共卫生问题。加强社区早期识别、干预与管理，是防控老年认知障碍或失智症发生、发展的重要手段。本书共9章，第1、2章主要介绍了老年认知障碍相关课题的研究背景、材料与方法，第3～7章介绍了老年认知障碍社区健康服务管理的理论框架、现状问题及机制分析，第8、9章讨论了进一步研究的方向。本书对提高老年认知障碍患者及其家庭的生活质量有较高的参考价值。

本书适合从事卫生政策与卫生管理、老龄健康、社区健康服务管理的相关人员和研究者参考。

图书在版编目（CIP）数据

老年认知障碍社区健康服务管理策略/井淇，吕军著.—北京：科学出版社，2024.3

ISBN 978-7-03-077041-7

Ⅰ.①老…　Ⅱ.①井…②吕…　Ⅲ.①阿尔茨海默病－社区卫生服务－研究　Ⅳ.①R749.1

中国国家版本馆CIP数据核字（2023）第219766号

责任编辑：高玉婷/责任校对：张　娟
责任印制：师艳茹/封面设计：龙　岩

科 学 出 版 社 出版

北京东黄城根北街 16 号
邮政编码：100717
http://www.sciencep.com

天津市新科印刷有限公司印刷

科学出版社发行　各地新华书店经销

*

2024 年 3 月第　一　版　　开本：787×1092　1/16
2024 年 3 月第一次印刷　　印张：13 1/2
字数：300 000

定价：99.00 元

（如有印装质量问题，我社负责调换）

前　言

　　随着老龄化加剧，全球认知障碍的老年人群总量不断增加，失智症与阿尔茨海默病死因谱排序从 2000 年的第 14 位跃升至 2019 年的第 7 位，给家庭、社会及国家带来沉重的经济负担，成为重大公共卫生问题。老年认知障碍的治理已达成全球共识，一些发达国家在建立国家级失智症规划或战略方面取得了可供借鉴的经验。我国认知障碍的老年人群总量居世界首位，占全球总数的 20%。在理念环境、适宜技术、人员配置、政策体系等方面需进一步探索研究。笔者长期从事卫生健康政策与管理领域的研究与教学工作，在老年人群的健康问题和治理策略领域中，以老年认知障碍的管理为选题，获得了国家自然科学基金青年科学基金项目（72004165）的资助，在此基础上围绕相关课题开展探索和研究，最终形成了本著作。

　　本书共 9 章，第 1、2 章主要介绍了老年认知障碍相关课题的研究背景、材料与方法，第 3～7 章介绍了老年认知障碍社区健康服务管理的理论框架、现状问题及机制分析，第 8、9 章讨论了进一步研究的方向。本书为认知功能减退的失智症患者提供社会支持，进一步落实全民健康和健康中国等战略与政策，提高老年认知障碍患者及其家庭的生活质量提供借鉴。我们希望本书能够为卫生政策与卫生管理、老龄健康、社区健康服务管理的决策者、研究者、从业者，以及对本领域感兴趣的读者提供参考，共同为促进学科发展、推动行业进步、实现健康老龄化做出贡献。

　　在此，感谢所有为本书编写提供帮助的专家、老师、同学和朋友们，感谢潍坊医学院和复旦大学的大力支持。

井　淇　潍坊医学院管理学院医院管理学教研室主任
吕　军　复旦大学公共卫生学院卫生事业管理学教研室主任

目　录

第1章　绪论 ·· 1

　第一节　研究背景 ··· 1

　　一、认知障碍已成为重大公共卫生问题 ······················ 1

　　二、我国老年认知障碍健康管理尚存诸多的局限与现实困境 ······ 4

　　三、加强认知障碍健康服务管理是提高老年人生活质量的必要举措 · 6

　　四、社区是有效实现老年认知障碍健康服务管理的绝佳场所 ······ 8

　第二节　国内外研究现状 ······································· 9

　　一、管理理念 ··· 9

　　二、管理技术 ··· 11

　　三、管理实践 ··· 17

　　四、管理策略 ··· 18

　第三节　研究定位与目标 ······································· 20

　　一、研究定位 ··· 20

　　二、研究目标 ··· 20

　第四节　研究思路与内容 ······································· 21

　　一、研究思路 ··· 21

　　二、研究内容 ··· 21

第2章　材料与方法 ·· 25

　第一节　理论基础 ··· 25

　　一、系统论 ··· 25

　　二、SPO 模型 ··· 25

　　三、ICOPE 理论框架 ······································· 25

　　四、ICF 理论框架 ··· 26

　第二节　资料收集方法 ··· 26

　　一、二手资料 ··· 26

　　二、调查资料 ··· 27

　第三节　资料分析方法 ··· 28

　　一、内容分析法 ··· 28

　　二、数据描述与统计 ······································· 28

　第四节　技术路线图 ··· 29

第3章 老年认知障碍社区健康服务管理理论框架构建 ·················31

第一节 概念梳理··················32

    一、老年期··················32

    二、认知障碍··················32

    三、社区服务管理··················33

第二节 内涵界定··················34

    一、典型分析··················34

    二、内涵界定··················51

第三节 框架构建··················52

    小结··················54

第4章 相关政策与认知障碍老年人健康状况分析 ·················56

第一节 老年认知障碍相关政策分析··················57

    一、老年认知障碍社区健康服务管理政策文本选择··················57

    二、老年认知障碍社区健康服务管理内容分析框架确定··················59

    三、老年认知障碍社区健康服务管理政策内容分析··················60

第二节 样本地区的现状分析··················68

    一、样本地区老年人记忆力减退情况··················68

    二、样本地区失智老年人健康相关情况··················71

    小结··················97

第5章 老年认知障碍社区健康服务管理关键问题确认 ·················99

第一节 基于文献途径系统收集问题··················100

    一、文献纳入过程··················100

    二、文献基本特征描述··················100

    三、基于文献途径形成问题清单··················107

第二节 基于访谈途径系统收集问题··················109

    一、访谈对象及访谈过程··················109

    二、基于访谈途径形成问题清单··················111

第三节 问题清单形成及问题描述··················112

    一、问题清单的形成··················112

    二、问题描述与论证··················114

    三、问题归类及系统形成··················126

第四节 明确主题领域的关键问题··················129

    一、明确问题优序··················129

    二、明确关键问题··················136

    小结··················137

第 6 章　老年认知障碍社区健康服务管理关键问题机制分析 ·················· 140

第一节　关键问题的影响因素分析·· 141

一、基于文献的关键问题影响因素现状分析······················ 141

二、基于访谈的关键问题影响因素分析·························· 149

三、老年认知障碍社区健康服务管理关键问题影响因素总集合······ 157

第二节　关键问题的作用机制分析·· 163

一、关键问题一的机制分析···································· 163

二、关键问题二的机制分析···································· 164

三、关键问题三的机制分析···································· 165

四、关键问题四的机制分析···································· 166

五、关键问题五的机制分析···································· 167

六、关键问题六的机制分析···································· 168

第三节　关键问题的整合机制分析·· 169

一、关键问题的逻辑关系······································ 169

二、关键问题的整合机制分析·································· 169

小结·· 171

第 7 章　老年认知障碍社区健康服务管理发展策略构建 ·················· 172

第一节　确定发展目标·· 172

一、确定总目标·· 172

二、确定子目标·· 173

第二节　确定措施集合·· 173

一、基于文献途径措施集合···································· 173

二、基于访谈途径措施集合···································· 176

三、综合确定措施总集合······································ 177

第三节　发展策略构建·· 187

小结·· 189

第 8 章　讨论与建议 ·· 191

第一节　老年认知障碍健康管理已成为重大公共卫生问题·············· 191

第二节　解决老年认知障碍健康管理问题是一项复杂的系统工程········ 192

第三节　构建理论框架为科学开展认知障碍管理提供依据·············· 193

第四节　重视失智老年人健康状况，完善相关政策···················· 194

第五节　我国老年认知障碍社区健康服务管理仍存在诸多问题·········· 195

第六节　明确关键的影响因素是开展认知障碍管理的重要支撑·········· 197

第七节　社区健康服务管理关键问题的作用机制分析是有效管理的基础······ 199

第八节　科学构建发展策略是实现社区健康服务管理目标的重要手段······ 200

第9章 创新点、不足及未来展望 ·············· 204

第一节 创新点 ·············· 204

一、基于SPO模型构建理论框架 ·············· 204

二、通过多元途径，梳理和明确存在的关键问题 ·············· 204

三、明确关键问题的影响因素、作用机制，构建发展策略 ·············· 204

第二节 研究局限 ·············· 205

第三节 未来展望 ·············· 205

第 1 章 绪 论

第一节 研究背景

一、认知障碍已成为重大公共卫生问题

认知障碍（cognitive impairment，CI）是指脑局部组织病变或受损而产生的对知觉、记忆、思维等认知功能损害的总体描述。根据进展程度，认知障碍通常可分为轻、中、重度等（图 1-1）。

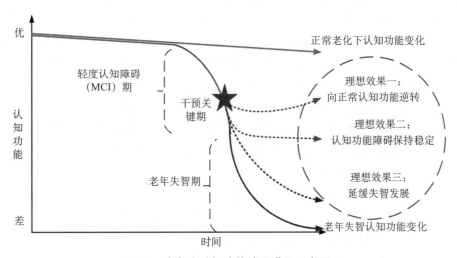

图 1-1 老年人认知功能减退进展示意图

轻度认知障碍（mild cognitive impairment，MCI）是介于正常老化与失智（又称痴呆症）之间的一种中间状态，轻度认知障碍老年人是老年期失智的高危人群。失智症（dementia）是中、重度认知障碍的主要形式，可导致老年人记忆和认知功能衰退，还可引发跌倒等，是老年人致残和照护依赖的主要原因。阿尔茨海默病（Alzheimer's disease，AD）俗称老年失智症，占失智症的 60%～70%，是导致老年人失智的首要原因。本研究的重点是管理问题，因此提及的认知障碍包含早期的轻度认知障碍、中晚期失智症或阿尔茨海默病。随着老龄化程度进一步加深，认知障碍发病率持续上升，发病年轻化，易发展为不可逆转且无法治愈的老年失智症，不仅严重降低患者的生活质量，而且会给个人、家庭和社会带

来巨大的经济负担。全球失智症患病率高，对家庭、照护者及社区造成巨大的经济负担，并因此产生耻辱感和社会隔离，这都足以说明失智症已成为重大的公共卫生问题。2008年世界卫生组织（WHO）发起精神卫生差距行动计划（mhGAP），已将失智症列为需要关注的重点问题之一，引起社会广泛的关注。

（一）老龄化加剧使认知障碍的老年人总量增加

世界正快速进入老龄化，预计到2050年，约1/5的人口将超过60岁。年龄在80岁以上的人数将从2019年的1.43亿人增加到2050年的4.26亿人，增长了近2倍。2019年末，我国60岁和65岁以上人口总数（占人口比例）已分别达2.53亿人（18.1%）和1.76亿人（12.6%），总量位居世界首位。

随着老龄化加剧，认知障碍的老年人总量增加。尽管每个老年人的身体和精神状态不尽相同，但均会随着年龄的增长而下降。有研究表明，患有失智症的60岁及以上人群的比例在5%～7%。多项国际回顾性研究表明，轻度认知障碍患病率在16%～20%，且呈现随年龄的增长而上升的规律，如一项以社区为单位，面向非洲裔美国人开展的研究结果显示，65～74岁老年人轻度认知障碍患病率为19.2%，75～84岁老年人患病率为27.6%，85岁及以上老年人患病率高达38%。遗忘型轻度认知障碍患者向失智进展的概率在20%～40%，平均每年有10%～15%的轻度认知障碍患者发展为失智。全球约5000万人患有失智症，每年有近1000万人的新增病例，且每20年约翻1倍，预计2030年将达到8200万人，2050年增至1.52亿人，其中60%的患者来自中、低收入国家。许多人的认知功能在相对年轻时就开始减退，不同功能的减退速度不同。轻度认知障碍的认知缺损程度低于失智症，患者的日常功能和独立性仍可以维持。患有这些慢性症状的人群中有1/3将发展为失智症，预计有20%的60岁及以上老年人处于轻度认知障碍状态，据此推算目前全球有轻度认知障碍老年人1.8亿人，到2050年将达到近4亿人。

随着年龄的增长，我国失智症患病率呈指数增长趋势（图1-2）。目前我国失智老年人有1200万人（约占老年人口的5%），居世界第一位，分别占亚太地区和全球失智老年人总数的40%和20%。预计2050年将超过2500万人，将是所有发达国家失智老人的总和。随着老龄化加剧，我国轻度认知障碍的老年人口也不断增加，根据2019年数据估算目前有轻度认知障碍老年人3700万人，预计到2050年将达到6000万人。

（二）认知障碍位居死因谱与致残谱前列

阿尔茨海默病和其他失智症进入死因谱前十位。2019年，全球前十大死亡原因占5540万例死亡的55%。按死亡总数排序的全球主要死亡原因与以下3个主题相关：心血管疾病（缺血性心脏病、卒中）、呼吸道疾病（慢性阻塞性肺疾病、下呼吸道感染）和新生儿疾病（包括出生窒息和出生创伤，新生儿败血症和感染，以及早产并发症）。死亡原因可分为三类：传染性（传染性和寄生虫性疾病，以及产妇，围生期和营养状况）、非传染性（慢性）和伤害。10个主要死亡原因中有7个是非传染性疾病，因这7个原因而死亡的人数占所有死亡人数的44%，或占前十名死亡原因总人数的80%。然而，2019年因所有非传染性疾病死亡的人数加在一起，占全球死亡人数的74%。非传染性疾病随着阿尔茨海默病和其他失智症及糖尿病进入2019年的死亡原因前十名变得更加突出，而传染性疾病的排名却在下降，艾滋病和结核病都跌出死亡原因的前十名。

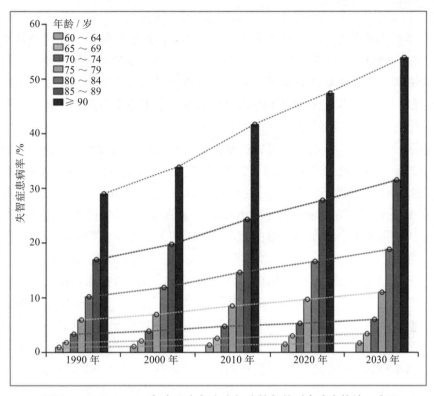

图 1-2　1990—2030 年中国老年人失智症的年龄别患病率估计示意图
注：该图通过一项 1990—2010 年系统评价的数据，以及一项 2020—2030 年的预测研究显示

全球死因谱中阿尔茨海默病与失智症排序由 2000 年第 14 位跃升至 2019 年第 7 位。尽管阿尔茨海默病和其他失智症在世界许多地区只是呈上升趋势，但在美洲和欧洲，它们却是最主要的死亡原因之一。此外，女性受到认知障碍的影响尤其严重，有关数据显示，各类失智症致死人数中约 65% 为女性。认知障碍致死人数在全球范围内呈现上升趋势，如美洲、欧洲地区，认知障碍已上升为第三大死亡原因。

阿尔茨海默病和其他形式的失智症成为失能调整生命年（DALY）的重要原因之一。在 2000—2019 年，来自阿尔茨海默病和其他形式的失智症的 DALY 几乎翻了一番。尽管 DALY 总体下降，但与 2000 年相比，2019 年全球残障人口（YLD）的年数增加了 2.1 亿年，部分抵消了因过早死亡（YLL）造成的 3.6 亿多年的损失。糖尿病、慢性阻塞性肺疾病、卒中、道路伤害、阿尔茨海默病和其他失智症、缺血性心脏病和癌症是造成死亡人数增加及全球死亡原因的主要因素。由于阿尔茨海默病和其他失智症引起的 DALY 都在增加，在几乎所有地区和群体中，针对这些条件的 DALY 也翻了一番。我国第二次全国残疾人抽样数据分析结果提示因失智症而死亡的人数约为 98.16 万人，约占精神残疾成年人的 12.3%，已成为导致我国成年人精神残疾的第二大原因。因此，可以认为阿尔茨海默病和其他失智症已成为导致残疾的重要原因。

（三）认知障碍给个人和家庭带来巨大挑战

我们每个人都无法避免老龄化，健康老龄化是个人和社会的共同追求，而一旦产生认知障碍，随着程度加重，晚年生活会面对一系列"难题"：无端猜忌、莫名生气、身陷绝望、记忆减退、认知障碍、走失或迷路，甚至导致跌倒、营养不良、失能等老年综合征。失智症不仅对老年患者的身体、心理和社会融入产生影响，产生羞耻感和社会隔离，还给他们的照护者、家庭和整个社会带来负担，若不重视，其必然成为影响社会经济发展和健康老龄化的重大障碍。老年失智患者走失、跌倒、失能和受虐时有发生，关注老年人的今天也是关注我们的明天。老年认知障碍使老年人身心受损，家庭不堪重负，易产生矛盾，不利于健康老龄化的实现，影响整个家庭的生活质量。

失智症是全球老年人残疾和依赖的主要原因之一。它不仅对个人，还对照护者和家庭带来巨大挑战。由于缺乏对失智症的认识和理解，而产生耻辱感，以及诊断和照护障碍。失智症对照护人员、患者家庭和整个社会的影响是身体、心理、社会和经济等多方面的。在对患者家庭和照护者的影响方面，对失智症患者的家属及其照护者来说是不堪重负的。身体、情感和经济压力会给家庭和照护者带来巨大压力，并且需要健康、社会、财政和法律体系的支持。

失智症患者需要接受更多的长期综合性照料服务，重度失智患者需要不间断的看护以保障其人身安全，该人群常见的并发症（如尿失禁、骨折等）进一步加重了照护负担。各项研究表明，我国认知障碍老年人以居家养护为主，绝大部分由家属提供照护服务，家庭是对其提供情感支持、日常照护等的重要场所。长期照护认知障碍老年人的压力及其日益增加的照护需求将逐渐加重家庭的照护负担、经济负担、生理负担和精神负担，严重影响照护者的身心健康，易产生焦虑、抑郁、负罪感等不良情绪，甚至出现虐待、冷漠等不道德行为。失智症带来的经济负担，使国家在开展和提升失智症患者服务方面面临挑战，特别是在早期诊断、社区支持，以及建设一个能积极应对卫生保健和社会保健部门等方面面临的挑战尤甚。

（四）认知障碍的社会负担和经济负担沉重

严重认知障碍导致经济生产率下降，护理成本升高，医疗费用增加，疾病负担加重，给政府与社会带来沉重负担。失智症导致政府、社区、家庭和个人费用增加，经济生产率下降。有研究估算，2015 年我国失智症患者人均年花费高达 20 万元，全国总的失智症费用达 1.2 万亿元（占全国 GDP 的 1.74%，高于全球平均水平），预计到 2030 年将达到 3.5 万亿元。目前针对失智尚无有效治愈手段，一旦发生则无法逆转，给家庭和社会造成巨大的经济和照护负担。随着老龄化程度进一步加深，我国失智症防控形势日益严峻。2011 年 9 月，联合国召开了非传染疾病峰会，通过了一项"政治宣言"，其中包括确认"非传染性疾病给全球带来的负担和威胁是 21 世纪发展的主要挑战之一"（第 1 款），且承认"神经和精神疾病，包括阿尔茨海默病，是致病的重要原因，加剧了全球非传染性疾病的负担"（第 18 款）。

二、我国老年认知障碍健康管理尚存诸多的局限与现实困境

《健康中国行动（2019—2030 年）》提出"老年人及其家属要了解老年期痴呆等疾病的有关知识，发现可疑症状及时到专业机构检查，做到早发现、早诊断、早治疗"。因此，有学者对认知障碍老年人开展探索研究，如洪震教授团队在上海建立了我国第一个研究老年失智症的社区人群队列。2013 年，上海市静安区开展了"老年失智社区非药物

干预"项目，探索和实践针对老年失智症的社区进行非药物干预，居民健康素养水平和满意度有所提升。此外，还有研究探索了医院 - 社区 - 家庭协作网模式；以区精神卫生办公室为依托，社区卫生服务机构为干预主体，省级精神病专科医院为指导机构和上级转诊机构的社区三级管理模式等。理论上，以医院或专业精神卫生机构为主导的机构 - 社区 - 家庭三级管理模式可以较好地开展老年认知障碍的识别、干预与转诊治疗，但实践中仍面临巨大的困境，导致老年人轻度认知障碍发现率低、诊断不及时、持续性干预与管理不足等。

（一）理念层面

1. *家庭层面*　老年人及其家属对认知障碍的认识不足，寻求帮助表现消极，甚至出现畏惧。上海一项调查显示，近 50% 被调查者认为认知功能下降是衰老的自然现象，即使出现症状也没有主动采取行动，还产生焦虑和畏惧情绪。理念上不重视，个人和家庭成员认为其症状是衰老带来的自然现象，即使出现症状也没有及时就医或采取行动，错过干预窗口期。还有的被调查者担心失智症带来的污名化会受到歧视而产生焦虑，甚至抑郁。

2. *社区层面*　社区医疗卫生机构医务护理人员对老年人认知障碍的重视程度有待加强，由于大多没有相关考核要求，没有主动筛查和干预的动力，如基本公共卫生服务老年人体检项目中有对认知功能的调查工作，但实践中通常不属于考核项目，甚至有的全科医师并不知道有这项工作，反映了以老年人为中心的理念上的欠缺。

3. *社会层面*　尚未形成关注老年人失智症的氛围。社区老年人对认知障碍的了解、关注程度较低，分析其原因可能是：无论是轻度认知障碍还是失智，都属于慢性疾病，其起病隐匿，进行性加重，病程较长，到疾病的中晚期才会出现典型的临床表现而被患者及其家人发现。疾病早期所出现的记忆、执行功能或其他认知功能减退多会被误以为是正常衰老，难以得到患者及其家人的重视。据上海市精神卫生中心统计，绝大多数到医院就诊的老年失智患者病情已经发展到中重度，重度更是占了 2/3 以上，贻误了最佳的治疗时机。

（二）技术层面

老年人及其家属常缺乏认知障碍自我识别与管理的能力和技术，客观上导致不知何时采取措施，采取何种措施。社区层面多数社区卫生技术人员缺乏有效开展社区识别和干预的能力与技术。老年人认知功能减退等问题未被及时识别、干预或监测。令其不知如何进行筛查，也不知如何进行社区干预，社区卫生技术人员想做但不知如何做。

（三）人力层面

从专业精神卫生人力资源层面讲，提供专业诊断服务的精神卫生人力资源不足。截至 2020 年底，我国精神科执业（助理）医师 3.55 名 /10 万人，与《全国精神卫生工作规划（2015—2020 年）》提出的东部地区精神科执业（助理）医师不低于 3.8 名 /10 万人的目标有一定差距，区域资源配置不均衡。匮乏的精神卫生人力资源，难以实现机构 - 社区 - 家庭三级管理模式的理论价值，而专业精神卫生人才的培养不够和短缺难以在短期内解决。

（四）政策层面

随着社会的发展，尽管我国人民获得卫生服务的机会有所改善，但失智症诊断和管理不足仍然普遍存在，特别是在农村地区。我国出台了一项新政策，增加 65 岁及以上老人的护理设施，但大多数失智症患者仍在家中接受治疗。尽管失智症患病率迅速增加，但我国政策层面仍未将失智症作为公共卫生的优先事项，尚未颁布专门针对失智症的专项规划或政策文件，也未向患者及其家人提供足够、急需的失智症护理和支持。

（五）管理层面

我国基于社区层面的认知障碍健康管理研究尚十分欠缺，预防认知障碍的干预措施和保健服务还不完善。尽管我国针对老年人健康问题采取国家行动，建立了社区健康管理模式，包括向全体老年人（65岁及以上）免费提供国家基本公共卫生服务项目（老年人健康管理）。服务内容包括生活方式和健康状况评估、每年进行一次较全面的健康体检、辅助检查和健康指导等，其中健康评估中就有对认知功能的初筛，但现实中存在落实不到位的情况。相比发达国家和国际组织制订的认知障碍管理的操作指南，我国在该领域的工作尚处于空白阶段，难以与国际接轨。当前更多聚焦于长期照护等失智发生后的支持性措施，通常成本高、成效弱，没有做到关口前移，缺乏识别和干预。既没有成熟的认知障碍社区健康服务管理模式，也没有规范化的防控执行标准。因此，不知如何发现、发现了怎么办、如何支持、如何管理认知障碍等问题亟须解决。

三、加强认知障碍健康服务管理是提高老年人生活质量的必要举措

（一）健康服务管理基本内容

轻度认知障碍具有可逆性（向正常认知功能总体逆转率为18%～26%）、可控性（患者可在一段时间内保持稳定的认知水平，且经过及时干预和治疗后，能有效延缓疾病进展），认知障碍服务管理应遵循三级预防原则，将早期发现和诊断作为优先事项，将实现患者的功能逆转、维持稳定、延缓认知减退和失智进展作为重要目标。认知障碍健康服务管理应涵盖疾病的一级预防、二级预防与治疗，具体内容包括各种类型失智的诊断、治疗和管理，注重提升多学科团队（全科医师为主）的诊断水平、研制诊断和决策工具、完善相关转诊机制等，通过整合现有医疗资源，为认知障碍的高危人群及患者提供早发现、早诊断、早干预服务，包括健康教育项目、开展认知刺激、地中海饮食、记忆诊所服务等，从而实现科学评估、定期随访、长期监测、系统干预等综合管理。针对重度认知障碍的失智症，目前尚无有效治疗手段，在出现明显症状就诊时通常已有严重的精神或行为改变，现行治疗手段很难使之逆转，主要依靠照护、长期照护及对照护者的支持。

（二）服务管理的必要性

1. 延缓甚至逆转疾病进展　研究证实，与失智症相比，轻度认知障碍具有可逆性，多数轻度认知障碍老年人将在一段时间内保持稳定，如未经及时干预和治疗，轻度认知障碍进展为失智症的概率可达每年10%～15%，且患病率随着年龄的增长而增高，明显高于正常老化的1%～2%。轻度认知障碍向正常认知功能总体逆转率为18%～26%，基于社区的逆转率可高达31%。如图1-1所示，在干预关键期开展轻度认知障碍的早期干预与管理，可实现3个理想效果，即功能逆转、保持稳定、延缓发展。综上可知，对轻度认知障碍期老年人实施早期干预，为预防和延缓失智和阿尔茨海默病等重度认知障碍的进程提供了一个绝佳的干预窗口期。在许多早期开展社区健康服务管理的国家，失智症已经被推迟了数年。

2. 落实各项政策目标要求　联合国《2030年可持续发展议程》和可持续发展目标（SDG）提到，没有任何人会落伍，每个人将有机会发挥自己在尊严和平等方面的潜力。

世界各地的人口正在迅速老龄化，这种人口转变对社会的几乎所有方面都有影响。健康权适用于所有人，无论年龄、能力、性别、地理位置和社会经济地位如何，均不受任何歧视。世界各地的许多卫生系统都在努力应对老年人复杂多样的健康需求。

WHO 将全民健康覆盖（UHC）定义为所有人都可以在需要的时间和地点获得所需的全方位优质卫生服务，而不会造成经济困难。如果不考虑越来越多的老年人的健康和社会照护需求，UHC 将无法实现。此外，为应对这一重大公共卫生问题，全球已经开始采取行动：WHO 在 2017 年发布《2017—2025 年公共卫生领域应对失智症全球行动计划》，国际阿尔茨海默病协会（Alzheimer's Disease International，ADI）每年发布报告指导阿尔茨海默病防控。WHO 发布的《老龄化与健康的全球战略和行动计划（2015—2020）》提出"使卫生系统适合老年人口的需要""构建提供长期照护的系统"等战略目标（认知障碍老年人为重点人群），均要求政府、卫生机构在开展服务过程中，与老年人家庭与社区密切合作，强调提供基于社区的服务与管理，开展以老年人为核心的整合性优质照护服务，保证覆盖率，开发创新性的、非机构性的、以社区为基础的照护服务模式。WHO 发布的《2020—2030 年健康老龄化行动十年》强调十年行动应为改善老年人、其家庭和社区生活而采取行动，强调家庭、照护者和社区应共同参与，将确保社区提高老年人的能力作为十年行动的重要领域，提供以人为本并满足老年人需求的综合照护和初级保健服务。

《中共中央关于制定国民经济和社会发展第十四个五年规划和二〇三五年远景目标的建议》提出，实施积极应对人口老龄化国家战略，构建居家社区机构相协调、医养康养相结合的养老服务体系。《国务院关于实施健康中国行动的意见》也提出，到 2022 年和 2030 年，65～74 岁老年人失能发生率有所下降，65 岁及以上人群的老年期痴呆患病率增速下降。《关于进一步加强精神卫生工作的指导意见》指出，应将精神卫生的防治工作重点逐步转移到社区和基层，建立老年性痴呆干预网络，普及预防知识，开展心理咨询，提高老年人生活质量。《关于探索开展抑郁症、老年痴呆防治特色服务工作的通知》提出，将社区作为重要的健康服务管理场所，提出了具体的工作目标，包括到 2022 年在试点地区初步实现全民关注老年痴呆，建立健全综合自我管理、家庭管理、社区管理、医院管理相结合的预防干预服务模式，保障社区（村）老年人认知功能筛查率达 80%。可见，从传统的机构提供老年人照护服务，延伸至以社区为主体开展老年认知障碍服务管理的政策趋势，机构外的服务一方面能提供更高的生活质量，另一方面也能减少公共部门的财政开支，提高服务资源的利用率。

3. **实现提高患者生活质量** 认知障碍严重威胁着人类的晚年健康和生活质量。老年人失智症发展到中晚期后，会逐渐丧失各种生活能力，照护成本和医疗成本给家庭带来了极大的经济负担。美国国立卫生研究院的一份报告指出，为了防止轻度认知障碍发展为失智症，可能需要多模式干预。重要的是，虽然年龄是已知的导致认知功能下降的主要风险因素，但失智并不是老化的自然现象，且可以避免。最近的几项研究表明，认知障碍的发展与生活方式相关的风险因素如缺乏体育活动、吸烟、不健康饮食和酗酒之间存在关系。患某些疾病会增加患失智症的风险，如高血压、糖尿病、高胆固醇血症、肥胖和抑郁。其他潜在的、可改变的危险因素包括社交孤立和认知不活跃。潜在的可改变的危险因素的存在意味着通过公共卫生管理的方法，实施延迟、延缓认知衰退和失智的关键干预措施，可预防失智症，提高患者的生活质量。

四、社区是有效实现老年认知障碍健康服务管理的绝佳场所

（一）国际社区健康管理实践被证明有效

对老年期失智进行早期识别和干预已达成全球共识，在认知障碍老年人群不断增加的背景下，加强社区的识别与干预，实现"关口前移"，成为防控失智发生发展的主要手段。

（二）我国社区具备健康服务管理的条件

社区是一、二级预防的主战场，家庭是老年人生活的主要空间，在我国现已推行的家庭医生制度背景下，具备开展老年认知障碍健康服务管理的基础和条件。解决以上问题的核心在于如何在有限的资源条件背景下，充分发挥社区卫生人员作用和老年人及其家庭的主观能动性，开展以"社区主导、家庭参与"的老年认知障碍健康管理模式，一方面帮助老年人及家庭增强认知和应对能力，另一方面提升社区卫生技术人员的识别与管理服务能力，实现认知障碍"早发现、早干预"的目标和价值。由于老年失智症患者众多，住院式或居住式费用昂贵，加之养老机构资源有限，难以容纳众多患者，绝大多数患者的照护工作都需要在社区、家庭内部完成。社区作为目前我国居民生活的基本组织形式，在照护老年失智患者方面起到的作用不容忽视。因此，基于我国现实情况，探索基于社区的老年认知障碍健康服务管理框架、辨析问题、科学拟定发展策略显得尤为重要。考虑到我国已建立三级预防体系，基本公共卫生服务体系将社区作为认知功能干预的主要阵地，绝大部分认知障碍老年人接受社区服务，进行居家养护，早期识别、早期干预，产生了良好的经济效益。

一方面，我国已有的公共卫生服务为老年认知障碍健康服务管理奠定了坚实的基础。2009年起国家制订基本公共卫生服务项目和增加部分重大公共卫生服务项目，逐步为城乡居民提供服务。到2011年，促进基本公共卫生服务均等化的机制基本建立，公共卫生服务的城乡、地区和人群之间的差距逐步缩小。到2020年，促进基本公共卫生服务均等化的机制趋于完善。基本公共卫生服务项目主要由乡镇卫生院、社区卫生服务中心（站）负责具体实施，居民只需要到居住辖区范围内的医疗机构与家庭医生团队签约就可免费享受基本公共卫生服务。可见，我国公共卫生服务体系正在完善，且随着基本公共卫生服务内容的扩增、服务覆盖范围不断扩大，重大疾病和主要健康危险因素进一步控制。在老年认知障碍健康服务管理中，非药物治疗为重点内容，包括身体活动、营养健康、酒精控制、体重管理等干预措施，大部分内容与国家基本公共卫生服务一致。目前基本公共卫生服务的重要落脚点为社区，依托各项社区规划，在社区进行老年认知障碍健康管理，可提高服务可及性，减少一定比例的人力、财力支出，改善卫生和社会服务系统人员不足的现状，具有很好的经济效益。

另一方面，在初级卫生保健中，临床重点一般是发现和治疗疾病，但由于一些问题不被认作疾病，卫生保健提供者可能不了解如何进行处理，而且在识别和管理老年综合征方面缺乏指导或培训，导致老年人脱离卫生服务，不遵从治疗或未前往初级卫生保健诊所就诊。功能衰退的早期标志，如步行速度变慢或肌肉力量减退，常得不到识别、治疗或监测，而这将影响推迟和逆转能力下降。如果要预防照护依赖并维持固有能力，需要在初级卫生

保健层面采用新的做法和干预模式。

综上所述，我国迫切需要在初级卫生保健层面制订一套综合的、以社区为基础的方法及实施干预措施，以防止认知障碍患者的内在能力下降。

第二节　国内外研究现状

老年认知障碍给个人、家庭及社会发展带来一系列的问题与挑战，为实现老年认知障碍的系统化健康管理，国内外均开展了相关研究。本研究基于上述研究背景，结合老年认知障碍健康管理的迫切性与必要性，对国内外文献进行评阅、分析和归纳。从研究背景上看，涉及研究者的学科背景，包括临床医学、心理学、卫生管理学、预防医学、护理学、社会学等学科；从研究内容上看，涉及老年认知障碍现况调查、筛查与识别工具的研制与验证、社区干预与效果评价、社区服务模式等方面。本研究基于研究目标与定位，从老年认知障碍社区健康服务管理理念、管理技术、管理实践三个维度出发，展开国内外现状的具体分析。

一、管理理念

（一）典型国家相关理念

发达国家（如日本、美国、瑞典等）强调以健康为中心，在进行老年认知障碍健康管理时，关注认知障碍的不同发展阶段，并以此为依据，进行服务的分阶段管理，不同障碍阶段的服务内容略有不同，实现了分阶段全病程管理。在早期认知障碍阶段，卫生系统领域将认知障碍的早发现、早诊断、早治疗作为重要的服务目标，进行认知障碍的筛查与识别，而后提供相应的服务管理，包括信息支持、护理知识的教育等。该阶段的老年人具备一定的生活自理能力，照护需求相对较小，通常家庭非正式照护即可满足需求，考虑到该阶段的早期干预可有效控制认知障碍的疾病进展，仍应对该患者及家庭进行服务管理，采取一系列的措施延缓失智症。在中期认知障碍阶段，以维持患者的认知水平为重要服务目标，继续提供信息、教育等支持，并根据患者情况提供更为专业的服务咨询服务。该阶段的老年人已丧失部分生活自理能力，照护需求逐渐增大，在家庭非正式的照护服务上，应注入更多的专业服务。在晚期认知障碍阶段，将控制相关症状、减轻患者痛苦感作为重要的服务目标，提供支持/姑息治疗、临终关怀服务，尽可能提高生活质量。该阶段的老年人几乎丧失了全部的生活自理能力，完全依赖于照护者的帮助。此时，家庭非正式的照护服务远不能满足其需求，需要专业人员提供支持，需要入住长期照护机构。

《2017—2025 年公共卫生领域应对失智症全球行动计划》提出"预防失智症，保障该人群的照护和支持服务，使其在有尊严、受尊重、自主与平等的情况下，发挥其社会功能"，制订了全球失智症观察行动区，该行动区提示老年认知障碍社区健康服务管理理念是以健康为中心的全人群视角。如图 1-3 所示，从管理对象上看，在服务管理的过程中，仅关注功能障碍人群是远远不够的，还应考虑群体层面、政府层面，这就意味着做好该事业的服务管理是需要全人群的共同努力，属于多主体参与。从管理内容上看，以不同人群视角、不同领域视角提出具体的管理内容。从人群视角出发包括个体层面的疾病诊断、治疗、支持等；群体层面上对疾病的认知、降低人群的疾病风险等；政府层面上将失智症的管理作为公共卫生的优先事项，重视失智研究与创新等。从领域视角出发包括政策领域的策略及行动计划的制订、法律法规的完善、指导方针及照护协调等；服务提供领域的劳动力管理、服务支持等；信息与研究领域的服务管理监控、流行病学研究、疾病负担研究、危险因素研究等。

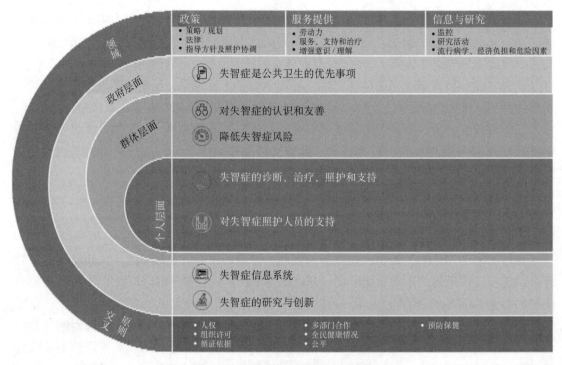

图 1-3　全球失智症观察行动领域

（二）我国服务管理理念

2020 年 8 月国家卫生健康委员会发布了《关于探索开展抑郁症、老年痴呆防治特色服务工作的通知》，根据《健康中国行动（2019—2030 年）》有关要求，确定了失智老年人健康管理的重点内容，包括老年失智防治知识宣传、采用 AD8 与简明社区失智筛查量表开展老年人认知功能评估、开展老年人失智预防与干预服务、建立学科协作的老年认知障碍的诊疗与照护服务团队、提升各级医疗卫生机构工作人员的专业服务能力、搭建信息共享服务平台。

根据政策文件中对于试点地区的指导思想，结合重点工作任务，可认为我国目前的管理理念为"全民关注老年失智、支持和参与防治工作"，从管理对象上看，将关注可疑失智症患者、轻度认知障碍的老年人、确诊失智症患者、多学科服务提供者作为重要主体，属于多主体参与；从管理内容上看，重视试点地区认知障碍的早发现、早干预工作；提出建立协作服务团队，提供专业的诊疗与照护服务；重视信息化管理，搭建信息共享服务平台；重视人才队伍建设，提升专业的服务能力，包括建立专家工作组为试点地区提供技术支持，开展多层次、多主体参与的老年认知障碍防治的技术培训等。

从理念上看，国际上基本形成了老年认知障碍服务管理理念的人本性、系统性、阶段性和整合性。我国目前老年认知障碍服务管理理念符合世界卫生组织提出的战略要求，与发达国家一致，将其作为公共卫生的优先事项，重视早期筛查、疾病防治，强调多主体联合，发展信息化平台，促进相关研究与创新。但我国目前的政策文件未明确不同认知障碍老年人相应服务内容，未提出分阶段的管理理念。从宏观水平看，我国逐渐重视认知障碍老年人服务管理，管理理念符合 WHO 的要求；从微观水平看，缺少具体的服务规范，理念不够具体化，缺乏系统性。

二、管理技术

全球范围存在失智症未被充分诊断的情况，做出失智症诊断时，通常已到疾病晚期。即使在高收入国家，只有 1/5～1/2 失智症病例在初级保健病案记录中得到确认和记录。来自中低收入国家的研究中只有一项（印度），研究表明 90% 的失智症患者并未进行任何就诊、治疗或照护。来自供求双方的因素相互作用，突显了理解求诊行为与现有的健康和社会服务之间联系的重要性，并对诊断和治疗之间的差距有所准备。

（一）老年认知障碍识别工具

筛查与识别工具对识别老年认知障碍、开展针对性干预和管理至关重要，社区筛查工具大多经历借用、借用联合、专用、专用联合 4 个阶段。大范围开展老年认知障碍社区识别与筛查，心理评估量表成为评价和识别老年认知障碍社区的主要方法和工具。

国外开展认知障碍识别与筛查的时间较早，出现了较为丰富的识别工具，如简易精神状态检查量表（Mini-Mental State Examination，MMSE）、蒙特利尔认知评估量表（the Montreal Cognitive Assessment，MoCA）和 GPCOG 等，还包括 Mattis 失智评定量表（Dementia Rating Scale，DRS）、老年人认知功能减退调查（Informant Questionnaire on Cognitive Decline in the Elderly，IQCODE）、AD8 等（表 1-1），其中 IQCODE 和 AD8 主要用于自我评估。

表 1-1 常见认障碍识别工具汇总表 *

评估工具	敏感度	特异度	时间	特点
MMSE	一般	较高	5～10min	题目设置简单，主要是筛查失智，检测结果易受到教育水平的影响，在社区基层医疗机构应用受到限制，不易区分正常人群和轻度认知障碍
MoCA	高	高	10～15min	题目难度较高，耗时长，但 MoCA 识别认知障碍的敏感度和特异度明显优于 MMSE
DRS	高	较高	—	DRS 评分系统较为完善，题量多、测试难度逐渐提升，较少应用于社区认知障碍识别筛查
Mini-Cog	高	高	3～4min	耗时短，受语言、文化程度影响小，容易被患者及门诊医师接受，社区应用少
CDT	高	较高	1～3min	简便、用时短，不易受文化差异、教育程度等因素干扰，缺乏社区筛查应用的有力证据
GPCOG	高	高	3～6min	可靠、有效且高效，能够早期发现轻度认知障碍患者，尤其适用于基层医疗机构

续表

评估工具	敏感度	特异度	时间	特点
IQCODE	高	较高	8～10min	不受教育程度、文化背景、病前能力等因素影响，具有良好的信效度，中等有效地区分不同程度的认知障碍，但单独使用准确性欠佳
AD8	较高	较高	2～3min	8个条目进行评估患者因认知问题导致的改变，相对简便，耗时短，适合于非专业的基层医疗卫生人员使用

* 笔者根据文献整理

我国绝大部分量表是借鉴相对成熟的国际量表而形成的。最常见的识别筛查工具有MMSE、MoCA 和简易认知量表（Mini-Cog）等。其中，MoCA 量表经过我国本土转化形成了 MoCA-BJ（北京版）、MoCA-CS（长沙版）等。此外，学者采用画钟测验（the Clock Drawing Test，CDT）、全科医生认知功能评估量表（GPCOG）等工具进行筛查识别，总体是对记忆、认知的评估。

综合国内外比较得到以下提示：①认知障碍识别的工具非常多，特异性、敏感性、操作时间与操作条件不尽相同，使用时需考虑实际情况进行遴选和集成；②既有的研究方法很多，已验证在社区开展应用的可行性，提示既有的识别方法在我国完全可以应用；③筛查工具分为他评和自评两种。提示在实践中，需要针对不同对象遴选和研制适宜的筛查识别技术。

（二）老年认知障碍干预工具

目前各国针对老年人轻度认知障碍社区干预进行了诸多探索，总体干预的技术和方法分为两大类：药物干预与非药物干预。研究表明，常规药物对老年人轻度认知障碍改善作用有限，不能很好地抑制老年人轻度认知障碍向失智症转化，不良反应较为明显，患者服药依从性差。因此，在社区情境下，轻度认知障碍人群的干预推荐采用非药物干预方法。

国际开展轻度认知障碍人群干预较早，如健康教育、饮食干预、运动干预、认知干预（认知训练、认知刺激和认知康复）等。此外还有许多研究探索了用音乐等特异方法对轻度认知障碍人群进行干预。2019 年 5 月，WHO 发布的《降低认知衰退和失智症风险指南》提出了通过定期锻炼、戒烟、限酒、进行认知锻炼、控制体重、健康饮食及保持健康的血压、胆固醇和血糖水平等 12 项干预措施来降低失智症风险，相关干预技术内容及效果案例梳理详见表 1-2。

表 1-2　干预技术实施案例汇总表

干预技术	案例地点	发表时间	干预措施	干预频率	干预效果
健康教育项目（HEP）、正念意识计划（MAP）	新加坡	2019	HEP：护士主持会议，为社区内老年人进行健康教育讲座；MAP：定期由正念导师教授正念技巧，训练身心协调能力	HEP：每周一次，40分钟/次，持续3个月，然后每月一次，40分钟/次，持续6个月；MAP：每周一次，40分钟/次，持续3个月，然后每月一次，40分钟/次，持续6个月	MAP 和 HEP 均改善社区内轻度认知障碍老年人的情绪状态和焦虑

续表

干预技术	案例地点	发表时间	干预措施	干预频率	干预效果
体育运动训练（PET）	日本	2018	包括热身、放松和柔韧性练习	6 个月内，每周进行 2 天锻炼	干预后 30% 老年人轻度认知障碍逆转为非轻度认知障碍
地中海饮食	西班牙	2015	地中海饮食，同时添加混合坚果和橄榄油	保持地中海饮食，研究跟踪 6 年	可改善认知功能
老年人独立高级认知训练（ACTIVE）	美国	2014	10 次关于记忆、推理或处理速度的培训课程	持续干预，在 1、2、3、5 和 10 年进行结果评估	IADL 下降较少。推理和速度训练可提高认知能力
八段锦	中国	2017	八式中国传统健身气功锻炼	每周健身 6 天，一般在清晨进行，1 次 / 天，干预时间为 6 个月	改善老年轻度认知障碍患者的认知功能，缓解抑郁情绪，提高生活质量

2010 年，我国就有开展老年人轻度认知障碍社区非药物干预技术应用的探索，后续也采用照护干预、体育运动干预、认知干预、中医康复干预等技术，取得了一定效果。由于轻度认知障碍的异质性，其成因复杂，表现出来的症状也不尽相同，所以内容也难以统一。由于单一的认知干预或是药物治疗的临床效果不理想，还有采用多成分非药物干预（multimodal non-pharmaceutical intervention，MNPI）即 2 种或 2 种以上的非药物组合干预技术应用的研究。

通过综合国内外文献提示：①国内外已应用了多项轻度认知障碍人群的干预方法和技术，并得到验证，提示可以在我国社区层面进行应用，而且需考虑开展联合干预方案；②在诸多干预技术中心，我国特有的中医特色干预技术具有一定群众基础，可以作为补充；③目前有大量的自我干预技术和集体干预技术，受到空间、时间、依从性的局限，持续性不足。提示需要开展自我干预技术的管理机制。

（三）老年认知障碍社区健康服务管理路径

各国对于老年认知障碍社区健康管理路径早已进行探索，现就 WHO 提出的两项指导性管理路径和我国学者提出的专家共识性路径进行梳理。WHO 颁布的 ICOPE 和精神卫生差距行动计划（Mental Health Gap Action Programme，mhGAP）等普适性的规划（后者针对更多的是中低收入国家）对社区的认知障碍或失智的防控提供了详细的指南和实施路径。

1. WHO 老年人整合照护（ICOPE）框架　ICOPE 是以社区为基础，强调以老年人为中心而不是以疾病为中心的理念，对内在功能下降的老年人群体形成了一个通用的、从识别、干预到社区支持一体化的具体操作流程（图 1-4），为认知能力下降在内的老年人功能和能力的维持与逆转提供了思路和指导（图 1-5），进一步为服务整合、体系整合和规划制订提供了参考。

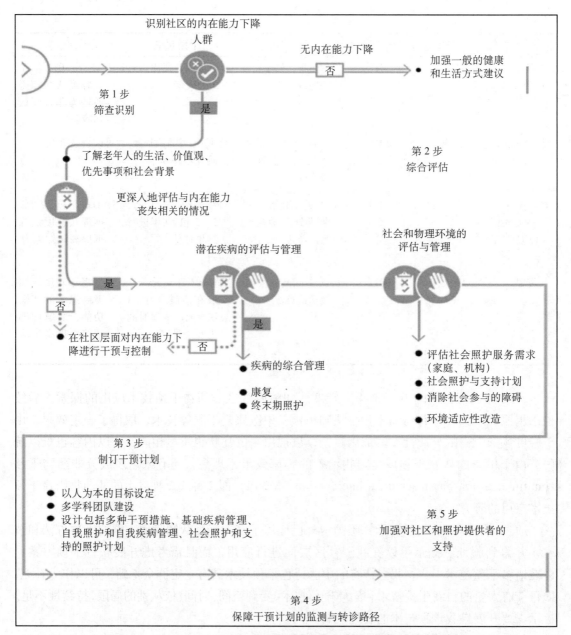

图 1-4 ICOPE 以人为本社区老年人内在能力下降的管理路径示意图

注：图片引自世界卫生组织老年人综合照护（ICOPE）初级保健中以人为中心的评估和途径指南

2. WHO 精神卫生差距行动计划干预指南（mhGAP-IG） WHO 精神卫生差距行动计划（Mental Health Gap Action Programme，mhGAP）旨在为中低收入国家扩大精神、神经和药物滥用疾病的服务，扩大非专业卫生环境中的精神卫生服务，以实现全民健康覆盖。计划认为只要有适当的照护、社会心理援助和药物治疗，就可以在资源匮乏的情况下治疗数千万的抑郁症、精神分裂症和癫痫病，预防自杀并使之融入正常生活。2016 年 WHO 发布了 mhGAP-IG 的 2.0 版本，其中就有专门针对失智的筛查和治疗干预的路径建议方案（图 1-6）。

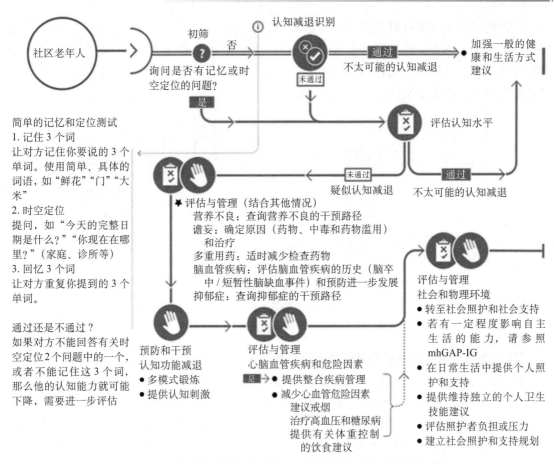

图 1-5　ICOPE 认知功能减退老年人社区识别与管理的路径示意图

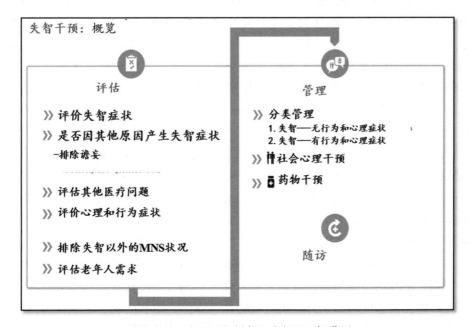

图 1-6　mhGAP-IG 框架下失智干预概览图

　　尽管我国尚未形成针对失智早期的识别和干预机制，但也探索了与失智相关的筛查流程和专家共识。图 1-7 是中国老年保健医学研究会老龄健康服务与标准化分会组织有关专家在查阅文献的基础上，结合国内外认知初筛的实践经验，制订的适用于我国社区认知障碍老年人初筛的建议及流程。

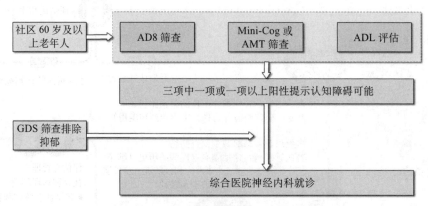

图 1-7　社区认知障碍老年人初筛流程图

（四）老年认知障碍社区健康服务管理评价

　　目前，大部分干预效果的测量都是以量表评估的方式来体现的，主要的评价指标包括总体认知功能及某些具体的认知功能，如执行能力、记忆或加工速度、即时记忆和延迟记忆等。结局指标一般分为主要结局指标和次要结局指标。主要结局指标具体如下。①总体认知功能：采用总体认知功能筛查量表，包括简明精神状态检查量表（Mini-Mental State Examination，MMSE）、阿尔茨海默病评估量表认知量表（Alzheimer′s Disease Assessment Scale-Cognition Subscale，ADAS-cog）、蒙特利尔认知评估量表（Montreal Cognitive Assessment，MoCA）、临床失智评定量表（Clinical Dementia Rating，CDR）等；②失智发生率：试验组和对照组患失智症的患者比例。次要结局指标具体如下。①日常生活能力：用于评价轻度认知障碍患者日常生活能力的改善，包括日常生活能力量表（Activities of Daily Living，ADL）、失智症状功能等级评分量表（Functional Rating Scale of Symptoms of Dementia，FRSSD）、拜尔日常生活能力量表（Bayer Activities of Daily Living Scale，B-ADL）等；②生活质量：采用阿尔茨海默病生活质量测评量表（Quality of Life in Alzheimer′s Disease，QOL-AD）、SF-36 生活质量评价量表等；③抑郁情绪：采用蒙哥马利 - 艾森贝格抑郁量表（Montgomery-Asberg Depression Rating Scale，MADRS）、贝克抑郁问卷（Beck Depression Inventory，BDI）、老年抑郁量表（Geriatric Depression Scale，GDS）等。上述研究中的干预效果评价指标为本研究开展社区干预研究的效果评估提供了借鉴。

　　根据国内外研究，国际开展社区认知障碍或失智老年人的综合治理已形成了相对成熟的模式和路径，社区轻度认知障碍老年人的识别、诊断，以及干预技术日趋成熟和完善，影响社区识别与干预的障碍因素也逐渐克服，此外各国在 ICOPE 理念下整合了各方资源，为有效预防和延缓失智或阿尔茨海默病进展提供了支撑。而我国仍然处于探索阶段，诸多影响社区的识别和干预的因素仍然存在，对于老年认知障碍的筛查仅体现在基本公共卫生服务中的初筛中，尚未形成识别 - 干预配套的一体化综合治理机制，致使潜在轻度认知障碍老年人的数量不清楚，干预效果不明显，无法有效实现"早发现、早干预"的目标。

三、管理实践

轻度认知障碍的健康管理服务一般是针对失智的早期防控服务。WHO 发布了《降低认知衰退和失智症风险指南》，以此指导各国采取公共卫生行动，延缓认知衰退和失智症进展。

大多数发达国家已形成了家庭 - 社区 - 机构的一体化服务模式。目前已有 32 个国家和地区，如澳大利亚、英国、法国、芬兰、日本等通过了失智规划，将早期发现和诊断作为优先事项。英国国家卫生与临床优化研究所（NICE）发布的《失智的评估和管理指南》主要内容涵盖了对各种类型失智的诊断、治疗和管理。这些国家政府均将失智症早期识别与诊断纳入国家的相关规划中，保障各项工作开展。主要服务包括开展大众健康教育、提升多学科团队（全科医生为主）诊断水平、研制诊断和决策工具，建立转诊机制等。此外，还整合现有医疗资源，如日托中心、咨询服务设施及建立记忆诊所，从而加强轻度认知障碍的管理和服务，干预服务内容包括健康教育项目、开展认知刺激、地中海饮食等。加拿大一项队列研究表明，记忆诊所通过采取定期科学评估、定期随访、监测和转诊等综合管理措施积极干预轻度认知障碍，极大地增强了轻度认知障碍患者的生活质量，患者满意度非常高。

个别发达国家重视老年认知障碍的管理，提出"以人为本"的服务模式，将家庭 - 社区 - 机构 - 社会进行协同，实现多方联动，强调将患者及其家庭作为服务管理核心，以需方需求为导向，尊重其偏好与选择，关注患者的生理健康、社会心理、精神健康，为其制订人性化的服务内容，对认知障碍的预防、筛查、诊断、治疗、社会保障、照护支持、临终关怀等方面进行系统的健康服务管理。

1. 家庭服务管理 服务对象主要包括高危人群家庭、认知障碍患者家庭，为不同的服务对象提供相应的服务管理。面向高危人群家庭，照护者是与认知障碍高危人群接触最多的人，通过提高他们对认知障碍的认识，可提高发现认知障碍的可能性。因此，管理重点在于认知障碍的预防与筛查，从生活习惯出发，预防疾病，促进其掌握疾病征兆，为早发现认知障碍提供必要的信息支持；服务重点为科普宣教。面向认知障碍患者家庭，维持患者的认知水平，以提高患者及其照护者的生活质量为重要管理内容，对其提供照护支持、信息支持（服务信息、政策信息等）、专业技术支持（照护知识、认知干预知识等）、经济支持等服务内容。

2. 社区照护服务管理 大多数针对老年失智症患者的社区服务是在每个国家的一般长期照护系统内提供的，而目前大多未提供针对失智症患者的家庭帮助服务，德国、瑞典、英国等少数国家引入了以失智症为服务主体的家庭照护项目。例如，2002 年 1 月，德国《长期照护保险法》完善了老年失智症患者长期照护保险政策；20 世纪 90 年代初，瑞典开始为失智症患者提供日间照护；2003 年，澳大利亚政府继续致力于社区照护发展，对社区照护系统进行了非正式审查，建立了社区照护综合服务模式。

而目前，我国国家层面对老年失智症的防治重视程度有待提高，针对轻度认知障碍的管理和保健服务有待加强。根据地点不同，相关照护分 4 种模式：一是家庭照护模式，如江熏英提出对轻度认知障碍患者进行早期家庭照护，有助于缓解病情发展；二是社区 - 医院模式，中国老年保健医学研究会老龄健康服务与标准化分会组织有关专家结合国内外认知初筛的实践经验，制订了我国社区认知障碍老年人初筛的建议及流程；三是机构 - 社区 - 家庭模式，汤悦通过建立医院 - 社区 - 家庭协作网开展对失智老年人的社区干预工作；四是其他模式，王芬芬在杭州探索了建立以区精神卫生办公室为依托，社区卫生服务机构为干预主体，省级精神病专科医院为指导机构和上级转诊机构与社区三级管理模式。

四、管理策略

（一）国家层面建立失智症的战略规划

发达国家为明确认知障碍的服务管理方向和内容，从国家层面出发，提出了各类战略规划。例如，加拿大将"让所有的失智症患者和照护者都得到重视与支持，有效提高其生活质量，实现失智症的预防、治疗与控制"为战略目标，将"预防失智症，推进治疗方法的发展，找到治疗方法，提高失智症患者及其照护者的生活质量"作为国家目标，并设置了五大原则，引导服务管理，提供战略实现要素的具体信息。

1.优先考虑提高生活质量　帮助该人群及其家庭明确获取支持的途径与方式，促进其理解服务意义，尽可能过好每一天；保障照护服务的可用性、可及性、高质量，保障该人群获得优质照护和有效支持；建立包容性社区环境，提高服务公众对于认知障碍的认识，提高社会参与度。

2.尊重和重视多样性，以包容的态度考虑该人群的不同需求　制定和实施相关政策、倡议时，考虑多样化形式；根据人群需要，适时为高风险服务对象定制干预措施，实现健康公平；考虑本土人群需求，在本土的组织文化基础上，以安全和谐的方式解决疾病问题；收集社区意见，制订相关倡议。

3.尊重人权　强调以人为本，尊重和维护个人的权利、自主和尊严；采取相关措施，保障服务覆盖率，使每一个患者都在管理中；尊重、理解患者个人自主决策的权利；询问、听取、积极接纳患者的意见；考虑患者家人、朋友的需求。

4.参与战略的合作伙伴应积极参与循证决策　明确、收集已有的研究成果、数据、知识等证据；采取各类方法，收集各种类型的数据，包括专业知识、照护经验等；强调研究成果的共享；通过对收集数据的科学分析，为政策制订提供依据。

5.以结果为导向，持续跟踪战略实施进展　将战略目标、服务管理内容与国家发展目标挂钩；收集相关数据和证据，进行效果评价，为今后服务管理的开展提供信息；制订、明确工作指标，支持服务跟踪；实施问责制；通过持续对话与合作、新证据和信息的循证分析，保证优先事项能够根据需要发展。

尽管在发展的早期阶段，诊断阿尔茨海默病存在困难，但许多国家都制订了早期发现重要性的卫生保健战略。这些战略依赖于一套完善的阿尔茨海默病诊断指南。例如，在英国，"国家长者服务架构"（NSF）已清楚认识到及早识别失智症的重要性。NSF 的标准 7 提供了如何诊断失智症的指南，包括病史、认知障碍评估和体检。总体而言，针对阿尔茨海默病的战略，无论是在法国、西班牙或英国等国家层面，还是在安大略省（加拿大）、斯德哥尔摩市（瑞典）或南加州（美国）等次国家层面，都强调及早发现阿尔茨海默病的重要性，以帮助患者及其家人为未来的照护负担做好准备。

（二）加强非正式照护者的教育与培训

家庭成员是最有可能提供非正式照护的人。大多数主要的非正式照护者是妇女，妇女作为照护者意味着她们最有可能遭受许多问题，如健康问题、与家人和其他人的紧张关系及不太积极的态度。在不同程度上，成年子女或配偶在非正式照护中发挥着重要作用。在日本，为年老体弱的父母提供照护的责任主要由中年子女承担，通常是儿媳或女儿。在瑞典，女性比男性更有可能成为非正式的照护者。

随着机构照护向社区照护的普遍转变，非正式照护人员面临的负担增加了。老年失智症患者的照护人员尤其如此，他们需要的照护比一般残疾人更多，也需要持续的关注。这种向更多依赖家庭护理的转变，部分是由于政府认识到，大多数需要居家养老和居家养老护理的患者希望尽可能长时间地待在家里。

非正规照护人员还可以利用教育和培训计划，帮助他们为失智症患者提供适当的照护。其中许多计划都是通过阿尔茨海默病组织提供的，其方式与向一般公众提供信息的方式大致相同。各国政府也积极向非正式照护者提供必要的支持（表 1-3）。

表 1-3　对非正式照护者的教育和培训

国家	是否专门针对失智症	概述
澳大利亚	是	照护员教育和劳动力培训项目是一个短期方案，为照护失智症和有攻击性行为的人的照护者和临时工提供协调国家教育和培训课程。失智症教育和支持计划为失智症患者和他们的照护者提供教育、支持和信息服务，包括全国免费失智症帮助热线
德国	否	根据社会法第十一条，参加教育方案是免费的
法国	是	在一些阿尔茨海默病组织（如南方阿尔茨海默病 - 巴黎法国协会，法国阿尔茨海默病协会）中提供教育和培训
瑞典	否	大多数城市都有这项计划。它是由小团体组成的，以鼓励彼此相互支持
美国	否	通常由私营组织提供关于特定疾病和失智的信息，并帮助非正规照护者学习如何提供亲身照护

（三）为失智症家庭提供相关社会支持

为患有失智症的家庭成员或配偶提供照护的后果之一是财务困难。针对非正式照护人员的财务支持计划可以帮助缓解家庭在照护患有阿尔茨海默病的家庭成员时面临的一些财务困难。非正式照护人员可获得 2 种类型的财政支持：税收抵免和直接财政支持。加拿大、西班牙和美国为非正式照护人员提供税收减免；在加拿大，有每年 400 加元的固定金额，而在美国，税收减免相当于照顾残疾成人所发生费用的 30%。澳大利亚、法国和瑞典向照护者提供直接现金支付。除了现金支付，澳大利亚还为家庭改造提供财政援助。

通过国内外实践比较，得到以下提示：①国家层面应加强对认知障碍人群的重视，需尽早制订国家层面防治失智症的规划；②我国以科研项目的支持形式探索为主，但项目缺乏持续性；③国际已有相对成熟的老年人轻度认知障碍管理服务，形成了家庭 - 社区 - 机构的一体化服务模式。但我国发展相对滞后，在专业精神卫生资源不足的背景下，提示我们亟须建立起基于我国实际的、基于地区社会经济发展特点的老年认知障碍的社区管理框架来指导实践工作。

第三节　研究定位与目标

一、研究定位

综上分析，国际开展社区老年认知障碍社区健康服务管理较早，已经形成了相对成熟的模式和路径，认知障碍社区识别与干预的技术已日趋成熟和完善，影响社区识别与管理的障碍因素也逐渐克服，WHO-ICOPE 等也提供了理念、理论、技术和路径上的参考和借鉴。而目前我国仍然处于探索阶段，尽管已有地区探索老年认知障碍的不同管理模式和实践，但在专业精神卫生资源不足的背景下，模式尚未得到推广，缺乏持续性。而老年认知障碍逐步受到关注，如何做好老年认知障碍服务管理，实现老年认知障碍的早发现、早干预，减轻其健康损害，降低其疾病负担，显得尤为重要。当前实践中存在不知如何开展及开展什么等方面的困惑。缺乏开展老年认知障碍社区健康服务管理的指导框架，现有实践中问题诸多，哪些是需要优先解决的关键问题还不明确。影响这些关键问题解决的因素、作用机制、构建老年认知障碍健康社区服务管理的策略等尚待回答，亟须基于国情构建我国老年认知障碍社区健康服务管理框架，分析现存问题，提出发展策略。

二、研究目标

围绕以上定位，本研究主要回答以下问题，如社区开展老年认知障碍健康管理应当依托何种框架、当前实践存在的诸多问题主要有哪些、其中关键问题及其作用机制如何、应该采取何种发展策略等。

（一）构建老年认知障碍社区健康服务管理理论框架

对老年认知障碍社区健康服务管理的内涵进行界定，通过基于"结构 - 过程 - 结果"理论框架，结合 WHO-ICOPE 理念框架和 ICF 的健康理念辨析，构建指导实践的老年认知障碍社区健康服务管理理论框架。

（二）明确老年认知障碍社区健康服务管理关键问题

基于文献和访谈梳理研究和实践中关于老年认知障碍社区健康服务管理的问题集，结合文献频次分析和专家论证咨询确定问题清单，进一步通过严重性、重要性分析确定关键问题，对关键问题的影响因素和作用机制进行分析。

（三）研制老年认知障碍社区健康服务管理发展策略

确定老年认知障碍社区健康服务管理总目标，并将总目标分解为若干子目标，通过文献和专家访谈形成措施集，基于不同的目标组合构建发展策略。

第四节 研究思路与内容

一、研究思路

本研究首先通过理论框架的构建和认知障碍老年人健康现况与我国政策现况分析，为后续问题界定提供指导和参考，然后基于文献和实践访谈，从研究角度和实践角度收集问题，进一步通过专家论证确定问题清单，进一步确定关键问题。对关键问题的影响因素和作用机制进行分析，最后基于机制和问题，明确目标，拟定发展策略，总体的研究思路结构如图 1-8 所示。

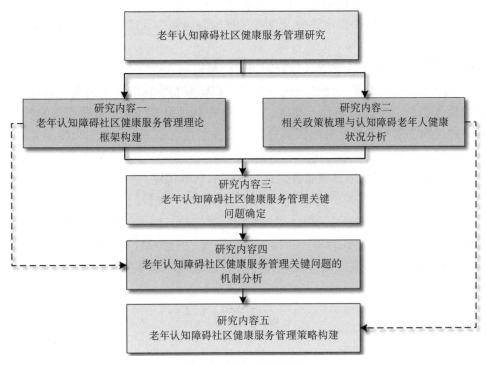

图 1-8 研究主要思路图

二、研究内容

（一）老年认知障碍社区健康服务管理指导理论框架构建

首先，对老年认知障碍社区健康服务管理所涉及的主要概念进行梳理，确定本研究的概念内涵；其次，对几个国际或区域组织，以及典型国家提出的开展老年认知障碍社区健康服务管理相关政策文件、实践等情况与构成要素进行分析，如服务主体、服务内容、服务标准、评估评价等进行梳理，比较分析；最后，结合我国国情和管理目标，明确老年认知障碍社区健康服务管理内涵。基于多纳贝迪安（Donabedian）"结构 - 过程 - 结果"模型，结合 WHO-ICOPE 和 ICF 理论形成理论框架，即老年认知障碍社区健康服务管理理论框架，为后续问题梳理、问题系统形成及策略构建等提供指导。

（二）相关政策梳理与认知障碍老年人的健康状况分析

首先，系统检索国家、上海市和山东省提及认知障碍相关的文件和政策文本，根据政策基本特征，如名称、发文时间、发文主体、发文层级等建立政策库。其次，按照内容分析法对政策文本内容的相关字段进行分析，通过对老年认知障碍健康管理相关政策分析，明确政策体系沿革。然后，通过国际比较分析，找到我国政策体系中的短板和不足。最后，对样本地区数据进行分析，呈现老年人认知功能减退及失智老年人的健康状况、需求和健康行为等，为下一阶段问题梳理提供现实数据的支撑。

（三）老年认知障碍社区健康服务管理领域关键问题确定

依据理论框架，从文献途径和访谈途径系统收集老年认知障碍社区健康服务管理问题，形成问题清单；然后，为了确保问题符合实际，开展专家意向论证理论层面上收集的问题是否存在；之后，对形成的问题清单进行详细描述与论证，并通过专家意向评分获得问题严重程度、重要程度、可解决程度评分及排序，根据各问题得分情况确定本研究聚焦的关键问题。

（四）老年认知障碍社区健康服务管理关键问题机制分析

首先，对所确定的关键问题分别进行基于文献研究和访谈的影响因素分析，形成关键问题影响因素集合，并进行编码。其次，分别对关键问题进行基于问题系统的机制分析，结合各关键问题的逻辑关系及影响因素分类，明确老年认知障碍社区健康服务管理关键问题的作用机制，为进一步策略构建奠定基础。

（五）老年认知障碍社区健康服务管理科学发展策略构建

首先，从解决老年认知障碍社区健康服务管理领域的关键问题出发，在所形成的关键问题影响因素和作用机制分析基础上，提出解决问题的总目标和子目标；其次，针对目标集，通过文献内容分析，系统寻找针对子目标的解决措施，并形成针对子目标的措施集；最后，以促进老年认知障碍社区健康服务管理目标实现为导向，进行措施集成，构建策略集合，形成发展策略。

参 考 文 献

丁晓沧，2018. 老年失智社区非药物干预的实践与探索 [J]. 上海预防医学，30(4): 249-250.

霍永彦，陆媛，于德华，2019. 老年轻度认知障碍初筛识别与健康管理现状 [J]. 山东医药，59(5): 111-113.

贾让成，2019. 老年失智症给公共卫生带来的重大挑战与应对策略研究 [J]. 中国卫生经济，38(7): 44-47.

江熏英，王飞，2019. 早期家庭护理干预对老年痴呆患者轻度认知功能障碍的影响 [J]. 当代医学，25(21): 187-188.

李丹丹，周建荣，谢世麒，等，2018. 蒙特利尔认知评估量表用于社区老年人轻度认知障碍筛查 [J]. 护理学杂志，33(15): 80-82.

李澎，庄建华，李根茹，等，2019. 上海市虹口区社区老年人轻度认知功能障碍的危险因素调查研究 [J]. 卒中与神经疾病，26(6): 697-701.

梅晓凤，赵雪，王云云，等，2019. 多成分非药物干预用于轻度认知功能障碍效果的 meta 分析 [J]. 中国循证医学杂志，19(2): 180-188.

欧阳雁玲，尹尚菁，2019. 我国老年痴呆流行现状及防治策略研究 [J]. 中国软科学，(6):50-58.

裴亚平，刘丹，程桂荣，等，2018. 老年人轻度认知功能障碍社区中医康复保健一体化干预模式构建 [J]. 中国老年学杂志，38(19): 4783-4786.

彭希哲，王伟，2019. 中国认知障碍老人照护支持面临的风险及政策应对 [J]. 西南民族大学学报 (人文社会科学版), 40(12): 40-47.

史晨辉，马宁，王立英，等，2019. 中国精神卫生资源状况分析 [J]. 中国卫生政策研究，12(2): 51-57.

王丽娜，赵岳，2018. 轻度认知障碍的早期识别及相关理论模型的研究进展 [J]. 中华护理杂志，53(5): 612-617.

王伟，高凤乔，张瀚文，等，2018. 重视痴呆的诊断和生活质量提高：2018 NICE《痴呆的评估和管理指南》解读 [J]. 中国全科医学，21(33): 4037-4040.

谢峥，吴永华，杨云龙，等，2017. 不同 CDT 评分系统在筛查认知功能障碍中的比较研究 [J]. 中国卫生标准管理，8(22): 67-69.

杨瑞，陈炫羽，李蓝江，等，2020. MMSE 和 MoCA 量表在老年痴呆患者认知功能评估中的效果 [J]. 心理月刊，15(1): 103.

张鹤，2019. 基于 G-formula 模型的中国中老年人认知功能障碍的模拟干预研究 [D]. 厦门：厦门大学.

张林，周玮，徐家俊，等，2019. 轻度认知障碍干预方法的研究进展 [J]. 中国康复医学杂志，34(7): 869-874.

中国痴呆与认知障碍诊治指南写作组，中国医师协会神经内科医师分会认知障碍疾病专业委员会，2018. 2018 中国痴呆与认知障碍诊治指南 (七)：阿尔茨海默病的危险因素及其干预 [J]. 中华医学杂志，98(19): 971-977.

朱敏捷，肖世富，林翔，等，2018. GPCOG 中文版对轻度认知功能障碍和正常老人的评分比较 [J]. 东南大学学报 (医学版), 37(2): 289-292.

Alzheimer's Disease International, [2020-02-07]. Dementia plans [EB/OL]. https://www.alz.co.uk/dementia-plans.

Boycheva E, Contador I, Fernández-Calvo B, et al, 2018. Spanish version of the Mattis Dementia Rating Scale-2 for early detection of Alzheimers disease and mild cognitive impairment[J]. International Journal of Geriatric Psychiatry, 33(6): 832-840.

Chan KY, Wang W, Wu JJ, et al, 2013. Epidemiology of Alzheimer's disease and other forms of dementia in China, 1990-2010: a systematic review and analysis[J]. Lancet, 381(9882):2016-2023.

Domínguez-Chávez C J, Murrock CJ, Guerrero PIC, et al, 2019. Music therapy intervention in community-dwelling older adults with mild cognitive impairment: a pilot study[J]. Geriatric Nursing, 40(6): 614-619.

Edmonds EC, Ard MC, Edland SD, et al, 2018. Unmasking the benefits of donepezil via psychometrically precise identification of mild cognitive impairment: a secondary analysis of the ADCS vitamin E and donepezil in MCI study[J]. Alzheimer's & Dementia: Translational Research & Clinical Interventions, 4: 11-18.

Foroughan M, Jafari Z, Ghaemmagham Farahani I, et al, 2019. Validity and reliability of the informant questionnaire on cognitive Decline in the elderly (IQCODE): Preliminary Findings Among the Older Population of Iran[J]. GeroPsych: The Journal of Gerontopsychology and Geriatric Psychiatry, 32(3): 145-151.

He WB, Wang M, Jiang LL, et al, 2019. Cognitive interventions for mild cognitive impairment and dementia: an overview of systematic reviews[J]. Complementary Therapies in Medicine, 47: 102199.

Huang YQ, Wang Y, Wang H, et al, 2019. Prevalence of mental disorders in China: a cross-sectional epidemiological study[J]. The Lancet Psychiatry, 6(3): 211-224.

Jia LF, Quan MN, Fu Y, et al, 2020. Dementia in China: epidemiology, clinical management, and research advances[J]. The Lancet Neurology, 19(1): 81-92.

Klainin-Yobas P, Kowitlawakul Y, Lopez V, et al, 2019. The effects of mindfulness and health education programs on the emotional state and cognitive function of elderly individuals with mild cognitive impairment: a randomized controlled trial[J]. Journal of Clinical Neuroscience, 68: 211-217.

Lee LD, Hillier LM, Gregg S, 2019. Partnerships for improving dementia care in primary care: extending access to primary care-based memory clinics in Ontario, Canada[J]. Health & Social Care in the Community, 27(6):

1574-1585.

Li SS, Zhang XJ, Fang Q, et al, 2017. Ginkgo biloba extract improved cognitive and neurological functions of acute ischaemic stroke: a randomised controlled trial[J]. Stroke and Vascular Neurology, 2(4): 189-197.

Li XY, Dai J, Zhao SS, et al, 2018. Comparison of the value of Mini-Cog and MMSE screening in the rapid identification of Chinese outpatients with mild cognitive impairment[J]. Medicine, 97(22): e10966.

Nara M, Sugie M, Takahashi T, et al, 2018. Japanese version of the Montreal Cognitive Assessment cut-off score to clarify improvement of mild cognitive impairment after exercise training in community-dwelling older adults[J]. Geriatrics & Gerontology International, 18(6): 833-838.

National Institute for Health and Care Excellence, (2018-06-20) [2020-03-04]. Dementia: assessment, management and support for people living with dementia and their carers[R/OL]. https: //www.nice.org.uk/guidance/ng97.

The European Brain Council, 2017. Policy White Paper: Towards optimizing research and care for brain disorders[R]. Brussels: EBC.

World Health Organization, (2019-09-21) [2021-06-20]. Dementia [EB/OL]. https: //www.who.int/en/newsroom/fact-sheets/detail/dementia.

World Health Organization, [2020-01-08]. Global Health Observatory (GHO) data [DB/OL]. https: //www.who.int/gho/mortality_burden_disease/causes_death/top_10/en/.

World Health Organization, 2010. Dementia: a public health priority[R]. Geneva: WHO.

World Health Organization, 2015. China country assessment report on ageing and health[R]. Geneva: WHO.

World Health Organization, 2015. The epidemiology and impact of dementia: current state and future trends[R]. Geneva: WHO.

World Health Organization, 2015. World report on ageing and health[EB/OL]. https://www.who.int/publications/i/item/9789241565042.

World Health Organization, 2017. Integrated care for older people: Guidelines on community-level interventions to manage declines in intrinsic capacity [R]. Geneva: WHO.

World Health Organization, 2018. Towards a dementia plan: a WHO guide[R]. Geneva: WHO.

World Health Organization, 2019. Integrated care for older people (ICOPE): guidance for person-centred assessment and pathways in primary care[EB/OL]. https://www.who.int/publications/i/item/WHO-FWC-ALC-19.1

World Health Organization, 2019. Risk reduction of cognitive decline and dementia: who guidelines. [R]. Geneva: WHO.

Xu JF, Wang J, Wimo A, et al, 2017. The economic burden of dementia in China, 1990-2030: implications for health policy[J]. Bull World Health Organ, 95(1):18-26.

Xue JA, Li JR, Liang JM, et al, 2018. The prevalence of mild cognitive impairment in China: a systematic review[J]. Aging & Disease, 9(4): 706-715.

Zhuang L, Yang Y, Gao JQ, 2021. Cognitive assessment tools for mild cognitive impairment screening[J]. Journal of Neurology, 268(5): 1615-1622.

第2章 材料与方法

第一节 理 论 基 础

一、系统论

系统论的核心思想是系统的整体观念。任何系统都是一个有机的整体，它不是各个部分的机械组合或简单相加，系统中要素之间相互关联，构成了一个不可分割的整体，各要素不是孤立存在着，而是各司其职，起着特定的作用。该理论强调把所研究和处理的对象，当作一个系统，分析系统的结构和功能，研究系统、要素、环境三者的相互关系和变动的规律性，并优化系统，使之达到优化目标。该理论是总体研究的理论基础，揭示了老年认知障碍社区健康服务管理是一个系统工程，需要有不同子系统的支持，并强调调整系统要素、功能、结构的协同互补，从而使系统达到优化目标。

二、SPO 模型

结构 - 过程 - 结果（structure-process-outcome，SPO）模型是由美国医疗质量管理之父 Donabedian 在《医疗服务质量评价》中提出的，成为卫生事业管理领域应用较为成熟的研究方法。该方法将医疗卫生服务系统看作由结构、过程、结果三个部分构成的系统，结构反映了卫生系统的服务供给能力，过程反映了卫生系统潜在服务能力发挥程度，结果反映了人群健康状况因卫生服务发生的变化。卫生服务系统的结构特征可以影响服务过程，进而影响服务结果。结构要素使过程要素成为可能，过程要素促使产生短期结果，最终产生健康结果。该模型发展成为医疗质量评估的三维内涵，并成为各国沿用至今的医疗质量评估经典模板。老年认知障碍社区健康服务管理对服务的管理流程，可以借鉴SPO 模型三维架构，结构层包括开展服务的人员、经费、物资、组织、技术、信息等内容；过程层包括老年认知障碍社区服务过程中有关技术服务提供、效率等；结果层可以包括服务后的满意度、意识提高情况、生活质量改善等。本研究借助 SPO 模型，构建老年认知障碍社区健康服务管理的理论框架，用于分析老年认知障碍社区健康服务管理问题，明确问题的影响因素和作用机制，构建发展策略。

三、ICOPE 理论框架

WHO 老年人整合照护（ICOPE）聚焦社区。以老年人的内在能力提升为中心，为我国实践提供权威指导。ICOPE 理论上是卫生服务整合理论在老年人医疗和照护领域的应用，在理念上以老年人为中心进行内在能力的评估和管理，在技术上提供认知功能减退识别和干预的具体方法和操作规范，路径上围绕老年人内在能力的下降，在社区层面开展"筛查识别-综合评估-多元管理-连续照护"的服务实施路径。ICOPE 与老年人轻度认知障碍社区"早发现、早干预"的目标不谋而合，为开展老年人轻度认知障碍识别与管理提供了理论、技术和路径参考和借鉴。

四、ICF 理论框架

ICF 是 WHO 应用于与卫生有关领域的分类系统之一。ICF 为从生物、心理和社会角度认识损伤所造成的影响提供了一种理论模式，从身体健康状态、个体活动和个体的社会参与方面探索老年人认知功能的影响因素和整体评估提供理论框架，本研究主要应用于系统结果部分对老年人健康结果的呈现（图 2-1）。

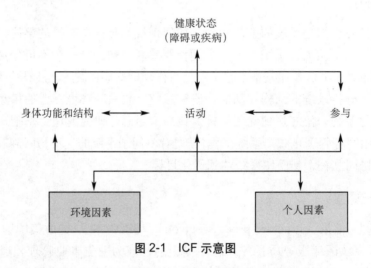

图 2-1　ICF 示意图

第二节　资料收集方法

一、二手资料

（一）期刊文献

本研究以"SU=（'认知障碍'+'认知功能障碍'+'认知减退'+'失智'+'阿尔茨海默'+'痴呆'+'智退'）AND SU=（'老年人'+'老龄'+'老化'+'老人'）AND SU=（'政策'+'法律'+'管理'+'评价'+'条例'+'路径'+'策略'+'服务'+'模式'+'预防'）AND FT=（'社区'+'家庭'）"为检索式，在中国知网学术期刊检索库检索 2010—2021 年期刊论文，共检出 65 篇，通过阅读标题和摘要，排除与主题不相关的文献后纳入 21 篇；以上述检索式在万方数据库学术期刊全文库检索 2010—2021 年期刊论文，共检出 193 篇，通过阅读标题和摘要，排除与主题不相关的文献后纳入 89 篇；以上述检索式在中国生物医学文献期刊数据库检索 2010—2021 年期刊论文，共检出 77 篇文章，通过阅读标题和摘要，排除与主题不相关的文献后纳入 37 篇；以上述检索式在维普期刊数据库检索 2010—2021 年期刊论文，共检出 44 篇文章，通过阅读标题和摘要，排除与主题不相关的文献后纳入 13 篇。对上述检索结果进行汇总后，排除重复文献 45 篇，最终筛选出 136 篇文献。

（二）政策资料

本研究通过在 WHO、国家卫生健康委员会、上海市及山东省卫生健康委员会等官方网站及北大法宝检索平台系统检索政策文本，以"老年人""失智""认知障碍"等作为检索关键词，相互组合对发布的政策文本进行搜集。此部分资料将用于研究老年认知障碍社区健康服务管理政策对比分析，了解国内外和我国各省（市）层面的政策概况，经过筛选和去重，密切相关的国家层面的政策文本共纳入 354 项，包括行政法规、司法解释、省级地方性法规、国务院规范性文件、工作文件、地方政府规章、地方性法规、地方规范性文件、地方工作文件、部门规章、部门规范性文件等。

（三）报告指南

通过搜索国际组织如 WHO、ADI，以及典型国家（美国、英国、日本、德国等）政府机构或第三方组织的官方网站，收集如 WHO 的《降低认知衰退和失智症风险指南》《2017—2025 年公共卫生领域应对失智症全球行动计划》、ICOPE 社区干预指南、mhGAP 干预指南、《中国老龄化与健康国家评估报告》、ADI 世界阿尔茨海默病年度报告、英国 NIH《老年失智的初级卫生保健：预防、早期诊断与早期管理》、美国神经病学学会（AAN）轻度认知障碍的实践指南及我国《2018 中国痴呆与认知障碍诊治指南（五）：轻度认知障碍的诊断与治疗》和《老年人认知障碍评估中国专家共识》等指南、文件等资料。

二、调查资料

（一）相关调查数据资料

1. 上海金山区专项调查数据　数据来源于上海市金山区老年人衰弱调查中关于记忆减退情况的调查资料。2020 年，对上海市金山区的城乡老年人进行了一项老年人衰弱专项调查，选取两个乡镇，每个乡镇 500 人，采用方便抽样的方法进行调查。共调查 60 岁及以上老年人 1052 人。

2. 山东省卫生服务调查数据　数据来源于山东省卫生服务调查 2018 年数据中失智老年人群的调查资料。2018 年，山东省卫生服务调查样本总户数为 12 938 户，其中有 60 岁及以上老年人口的住户有 5468 户，占总户数的 42.3%，调查样本总人口数为 35 264 人，其中 60 岁及以上老年居民 8847 人，占总人口的 25.1%。其中失智老年人 261 人。

（二）专家访谈论证资料

1. 基于实际访谈收集老年认知障碍社区健康服务管理问题　研究初始阶段，通过对上海市、山东省潍坊市等老年认知障碍社区服务提供者和管理者开展访谈和函询，收集上海市、山东省潍坊市等老年认知障碍社区健康管理实践中存在的问题。共对 11 名管理者、实践者和老年人进行咨询与访谈。对象均遵循"知情同意"原则。为保证访谈的质量，调查人员事先设计好访谈提纲进行引导对话；在征得访谈对象同意的前提下，调查员对访谈过程全程记录和录音，以保障所收集资料的真实性和完整性。访谈结束后由专人整理录音和访谈记录，并将相关音频资料转写为文字资料，结合内容分析法对访谈资料进行进一步分析。

2. 基于专家咨询与论证明确老年认知障碍社区健康服务管理关键问题　在通过文献途径和访谈途径获得老年认知障碍社区健康服务管理问题清单的基础上，通过专家访谈与论证，明确当前老年认知障碍社区健康服务管理的问题，以及需要优先解决的问题。本报告设计《老年认知障碍社区健康服务管理领域问题评分表》作为论证工具，选取 10 名实践者（全科医师、护士、机构管理者、卫生行政管理者）、20 名研究者（高校教师、研究机构研究者）建立共计 30 名的咨询论证专家库。首先，邀请 30 名专家逐一论证收集的问题在老年认知障碍社区健康服务管理实践中是否存在，筛选出专家认可率大于 70% 的问题，形成老年认知障碍社区健康服务管理的问题清单。然后，邀请 30 名专家使用论证工具，按问题重要程度、严重程度、可解决程度进行 0～10 分评分。重要程度和严重程度得分越高，代表该问题对老年认知障碍社区健康服务管理系统目标影响力和社会影响力越大；可解决程度评分越高，代表该问题得到解决的可能性越大。专家论证发出评分问卷 30 份，回收 28 份，回收率达 93.3%。根据专家访谈与论证结果明确需要优先解决的关键问题。

第三节　资料分析方法

一、内容分析法

内容分析法是以文本内容为研究对象，将文本内容定性分类后转变为数据进行定量分析的综合研究方法。按照一定标准将老年认知障碍社区健康服务管理法律法规及相关政策的文字内容转变为统计数据，能够更为客观地反映合理用药相关政策的本质特征。本研究采用内容分析法，通过政策样本选择，确定政策类别，确定分析单元、频数统计与维度分析的分析思路，来进行老年认知障碍社区健康服务管理相关政策的内容分析，了解老年认知障碍社区健康服务管理的政策现状，明确国家政策与上海市、山东省地方政策之间的差异和不足。

本研究采用内容分析法进行文献内容评阅和访谈内容分析。以文献发表年份、发表刊物、作者单位来源、关键词分布、老年认知障碍社区健康服务管理问题、影响因素、解决措施等为评阅维度，形成文献评阅库。对访谈全程录音，逐字转录后形成 11 份访谈文本，进行访谈内容分析。文献和访谈内容分析均根据老年认知障碍社区健康服务管理理论框架，从涉及老年认知障碍社区健康服务管理相关问题、影响因素、解决措施等各维度提取文献和访谈资料，用于形成问题清单、问题影响因素和作用机制分析、措施集，形成及构建发展策略。

二、数据描述与统计

定量数据是进行描述性统计分析、统计检验、单因素分析、多因素分析方法及其他常用的统计分析方法。采用电子表格对期刊文献、政策等资料的频数和频率进行一般统计描述，了解国内外，以及上海市和山东省地方相关政策的差异。

对调查数据的资料，利用统计分析软件 SPSS22.0 对上海金山老年人衰弱专项调查、山东省服务调查中重度认知障碍（失智）老年人的人口学、社会经济学特征进行描述性统计分析，采用卡方检验等数理统计方法，对居民认知减退状况和健康相关影响因素进行 Logistic 回归分析。

第四节　技术路线图

本研究的技术路线如图 2-2 所示。

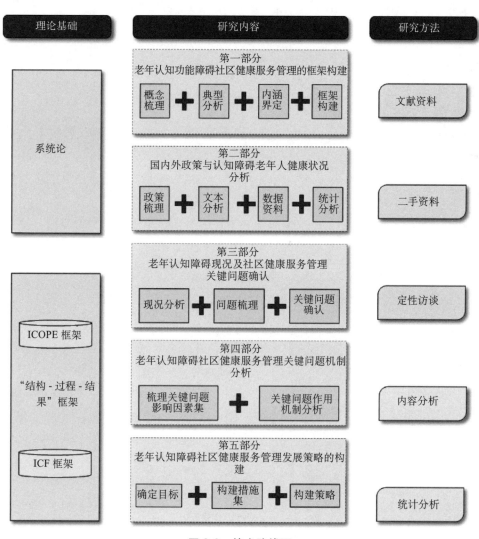

图 2-2　技术路线图

参 考 文 献

姜静远, 邱卓英, 王国祥, 等, 2020. 世界卫生组织国际健康分类家族在康复中系统应用的方案与路线图 [J]. 中国康复理论与实践, 26(11): 1241-1255.

李澎, 庄建华, 李根茹, 等, 2019. 上海市虹口区社区老年人轻度认知功能障碍的危险因素调查研究 [J]. 卒中与神经疾病, 26(6): 697-701.

田文华, 龙俊睿, 2019. 医疗联合体绩效评估 [M]. 上海 : 复旦大学出版社 .

韦靖怡, 黄维, 韦艺娴, 等, 2021. 国内基于结构 - 过程 - 结果模型的老年人长期照护服务质量评价指标体系研究的系统综述 [J]. 现代临床护理, 20(4): 79-86.

第3章 老年认知障碍社区健康服务管理理论框架构建

老年人失智症已成为21世纪全球医疗卫生和社会照护的最大挑战，成为影响健康老龄化的重大公共卫生问题。老年认知障碍问题引起社会广泛关注。尽管WHO提出了各国建立国家失智症计划的倡议，但在全球各国进展不一。我国关于失智老年人颁布了各项政策和意见保障其照护和养老情况，《国务院关于实施健康中国行动的意见》也明确提出65岁及以上老年人痴呆患病率增速下降的目标，但落实到社区层面的实践尚缺乏指导性框架。

社区是开展老年认知障碍防治的理想场所，建立指导社区开展老年认知障碍服务管理理论框架十分必要，目前尚存空白。本章试图从理论层面构建起指导和促进老年认知障碍社区健康服务管理的框架，也就是要做好这项工作，应该具备哪些要素和条件。因此本章基于Donabedian的"结构-过程-结果"模型、WHO-ICOPE（老年人整合照护）框架和ICF理念构建指导社区完善健康服务管理的理论框架，研究思路见图3-1。

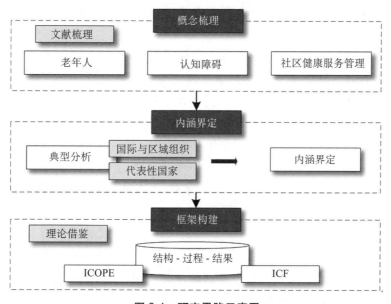

图 3-1　研究思路示意图

第一节   概 念 梳 理

一、老年期

老年期是人生历程的最后阶段，一般以年龄作为区别不同阶段的标准。年龄可分为日历年龄、生理年龄、心理年龄、社会年龄等。目前学界对老年人口的界定存在多种标准，日历年龄是主要衡量依据。日历年龄是指从出生时刻到统计时刻所经历的整年数。国际上通常把一个国家 60 岁及以上人口占总人口比重达到 10%，或 65 岁及以上人口占总人口的比重达到 7%，作为衡量这个国家是否进入老龄化社会的标准。根据 2020 年第七次全国人口普查数据，我国 60 岁及以上人口为 2.64 亿人，占 18.70%，其中 65 岁及以上人口约为 1.91 亿人，占 13.50%，说明我国已步入老龄化社会。在国家基本公共卫生服务中，老年人健康管理的对象是指 65 岁及以上年龄的老年人。而《中华人民共和国老年人权益保障法》（2018 年 12 月 29 日第三次修正）第一章总则第二条规定"本法所称老年人是指六十周岁以上的公民"。

二、认知障碍

1. 认知障碍（cognitive impairment，CI）   是指由于脑局部组织病变或受损而产生的对知觉、记忆、思维等认知功能损害的总体描述。认知障碍是指一个人在记忆、学习新事物、集中注意力或日常生活的决定方面存在困难。认知障碍从轻微到严重不等。轻度损伤的人可能开始注意到认知功能的变化，但仍能进行日常活动。严重的损伤可能会导致失去理解事物的意义或重要性的能力，以及说话或写作的能力，从而无法独立生活。通常被用来描述因各种因素导致的认知障碍，不常用于老年人具体症状的描述。

2. 轻度认知障碍（mild cognitive impairment，MCI）   是介于正常老化与失智之间的一种中间状态，轻度认知障碍老年人是老年期失智的高危人群。轻度认知障碍也称无失智的认知障碍，被认为是各种失智性、神经变性疾病的前驱阶段，分为遗忘型（amnestic MCI，aMCI）和非遗忘型（non-amnestic MCI，naMCI），轻度认知障碍会导致认知变化，但不影响日常活动。多数轻度认知障碍老年人的认知功能在一段时间内保持稳定，但若未及时发现和干预，导致每年的进展速率可达 10% ～ 15%。轻度认知障碍老年人中的老年失智患病率为 14.9% ～ 50%，而正常老化仅为 3%。这种状态为针对性干预提供了机会，许多研究开始关注并有其专有的筛查标准。

3. 失智症   失智（dementia）是医学专业名词，或称神经认知障碍。社会管理、服务部门和团体多称"失智症"，有的地方称智退症，我国香港地区称脑退化症。失智是由脑部疾病所致的综合征，它通常具有慢性或进行性的性质，出现多种高级皮质功能的紊乱，其中包括记忆、思维、定向、理解、计算、学习能力、语言和判断功能。这些疾病会明显干扰人维持其日常活动的能力。尽管年龄是已知的失智症最强的危险因素，但它并不是正常的衰老过程。失智症患者不同阶段常见症状见表 3-1。

表 3-1　失智症患者不同阶段常见症状

早期	中期	晚期
早期常常被忽视。家属和朋友（有时专业人员也同样）认为是"年纪大了"，这些表现只是老化过程的正常表现。由于失智缓慢起病，因此难以明确发病时间 ●变得健忘，尤其是刚发生的事情 ●可能变得交流困难，如说话时找词困难 ●在熟悉的地方容易迷路 ●没有时间概念，包括日期、月份、年份、季节等时间 ●在做决定和处理个人钱财方面有困难 ●做复杂的家务有困难 ●情绪和行为 —可能变得更被动，缺乏动力，对活动和曾经的爱好失去兴趣 —可能表现出心境改变，包括抑郁和焦虑 —可能偶尔会超乎寻常地生气或很有攻击性	随着病情进展，患者表现出的困难会更加明显，而且能力也更受限制 ●变得更加健忘，尤其是近期的事件和人名 ●对时间、日期、地点和事件的理解有困难；可能在家里和社区也会找不到方向 ●个人照护需要帮助（即如厕、洗漱、穿衣） ●不能顺利准备食物、做饭、洗衣或购物 ●在不提供很多帮助的情况下无法独自安全生活 ●行为改变，包括徘徊、反复问问题、喊叫、缠人、睡眠紊乱、幻觉（看见不存在的东西或听见不存在的声音） ●可能在家里或社区里表现出行为举止不当（如脱抑制、攻击行为）	最后阶段是患者几乎完全依赖他人，不能活动的阶段。记忆障碍非常严重，疾病的躯体表现变得更为明显 ●通常不知道时间和地点 ●难以理解周围发生的事情 ●不认识亲戚、朋友和熟悉的物品 ●无人帮助时不会进食，可能吞咽困难 ●协助自理的需求增加（洗澡和如厕） ●可能有大小便失禁 ●活动能力改变，可能不会走路或只能坐轮椅或卧床 ●行为改变，可能会加重，包括对照护者的攻击行为、非言语性激越（踢人、打人、尖叫或呻吟） ●在家里找不到方向

4. 阿尔茨海默病（Alzheimer's disease，AD）　又称老年失智症，占失智的 60%～70%，是导致失智的首要原因。其他原因的失智有血管性失智、路易体失智及一组导致额颞叶失智的疾病。不同亚型失智之间的界限并非很分明，常会有不同原因共存的混合型失智。

三、社区服务管理

1. 社区卫生服务管理　社区（community）是若干社会群体或社会组织聚集在某一个领域里所形成的一个生活上相互关联的大集体，是社会有机体最基本的内容，是宏观社会的缩影。community 英文一词含有公社、团体、社会、公众，以及共同体、共同性等多种含义。因此有的社会学者有时又在团体或非地域共同体这种意义上使用"community"一词。而中文"社区"一词是中国社会学者在 20 世纪 30 年代自英文意译而来。2020 年出版的《健康管理学》提出社区是"若干社会群体或社会组织聚集在某一个领域里所形成的一个生活上相互关联的大集体，是社会的基本构成单元，也是人们的主要生活场所。人群的社会生活多在所属的社区范围内进行，包括生活社区、工作场所、学校等"。2020 年，WHO 报告《初级卫生保健业务框架——将愿景化为行动》提出 WHO"社区"的定义："人口单位，根据共同特征（如地理、利益、信仰或社会特征）来定义，是履行基本的政治和社会责任的核心，人们在社区中进行日常的社会交往，包括进行全部或大部分生活活动"。

生活社区是聚居在一定地域范围内的人们所组成的社会生活共同体，由若干家庭组成。一个成熟的生活社区具有政治、经济、文化、教育、卫生服务等多方面的功能，能够满足社区成员的多种需求，特点为有一定的地理区域，一定数量的居住人口，居民之间有共同的意识和利益，以及较密切的社会交往。

卫生服务旨在促进个人和人口健康的改善或诊断、治疗和康复的任何服务（不仅限于医疗或临床服务），而综合卫生服务是管理和交付保健服务，以便人们借助卫生系统的不同职能、活动和服务点，获得一系列的健康促进、疾病预防、诊断、治疗、疾病管理、康复和姑息治疗服务。

社区卫生服务中心是为生活社区提供卫生服务的主体机构，是公益性、综合性的基层医疗卫生机构，承担着生活社区常见病和多发病诊疗、基本公共卫生服务和健康管理等功能任务，是城乡医疗卫生服务体系的基础。社区卫生服务中心的主要职责是提供预防、保健、健康教育、计划生育等基本公共卫生服务。

社区卫生工作者是向当地社区成员提供卫生和医疗保健的人，通常与卫生保健专业人员合作。社区卫生工作者又可称为乡村卫生工作者、社区卫生辅助人员或促进者、卫生教育工作者、非专业卫生咨询人员、社区志愿者等。

2. 社区健康服务管理　健康管理（health management）是指以现代健康理念，即以生物、心理及社会适应能力为基础，在现代医学模式及中医思想指导下，应用医学和管理学知识，对个体或群体的健康进行监测、分析、评估，对健康危险因素进行干预、管理，提供连续服务的行为活动及过程，达到以最低的成本预防与控制疾病，提高人群生存质量。

3. 社区照护服务管理　社会照护被定义为"对日常生活正常活动的帮助，包括持续向老年人提供个人功能和家庭维持，和（或）为阿尔茨海默病或其他形式的失智症患者提供日常生活工具活动"。具体的社会照护活动包括个人照护、家务助理服务，以及由非正式和正式照护者每天提供的监督/监视。社区照护服务管理是在社区围绕社会照护的服务内容进行的管理活动。

第二节　内涵界定

一、典型分析

围绕失智症发生发展，各国及诸多国际组织已经意识到开展行动的重要性和紧迫性。世界阿尔茨海默病协会早在 2009 年起即开始了每年一度的失智症年度报告，OECD 早在 2004 年出版了 9 个国家开展失智症策略的对比报告，美国、加拿大、英国、荷兰等国家近几年也发布了未来 5～10 年应对失智症的国家规划。2008 年 WHO 发起精神卫生差距行动计划（mhGAP），其中已经把失智列为需要关注的重点问题之一。2011 年联合国大会非传染性疾病的预防与控制高级别会议通过了一项政治宣言，承认"非传染性疾病给全球带来的负担和威胁是 21 世纪发展的主要挑战之一"，也认识到"神经和精神疾病，包括阿尔茨海默病，是致病的重要原因，加剧了全球非传染性疾病的负担"。正是在这种背景下，

WHO 也在 2012 年发布了名为"失智：一个公共卫生重点"的报告。从全球的角度呼吁各国政府、政策决策者及其他相关机构认识到失智的影响将是一个不断增长的全球卫生威胁，并为做出全球和各国政策响应提供知识基础。所有相关机构都应积极行动，让卫生和社会照护体系日益认识到这一迫在眉睫的威胁，并做出积极响应。各国际或区域组织、各国失智症战略中均涉及主要的愿景、目标、行动内容等方面，如下所述。

（一）国际或区域组织

1. WHO

（1）《失智：一个公共卫生重点》（2012）

基本原则：该报告旨在提升失智症作为公共卫生重点的意识，并基于包容、整合、平等和证据等原则之上，明确提出公共卫生解决手段，倡导国际和各国家层面的实际行动。

目标：早期诊断，使身体健康、认知能力、活动和幸福水平达到最优状态，识别、治疗行为和心理症状，为照护者提供信息和长期支持。

预防策略：一项具有很强证据效力的以人群为基础的队列研究表明，更好的心脑血管健康状况、更多的教育和更高水平的体力活动能降低潜在风险。政策制订者和公众需要意识到，失智症与心脏病、卒中和癌症一样，能通过采用有效公共卫生策略来预防。

关键领域：应当包括提升社区认识，在整个患病的过程中获得健康和社会关怀，发展拥有高技能的卫生和社会支持网络，支持非正式照护者，加强针对预防和治疗的研究。

失智症常伴随有复杂的需求，特别是在晚期阶段，存在高度依赖和高发病率情况。照护需求包括识别、诊断和症状管理，以及长期支持，通常给劳动力和服务的技术和能力带来挑战（表 3-2）。

表 3-2 接受失智症的六个阶段

第一阶段	第二阶段	第三阶段	第四阶段	第五阶段	第六阶段
忽视问题	忽视问题 首次媒体报道 首个照护者支持	构建失智基础设施 阿尔茨海默病协会 专业会议 培训照护者	倡导努力 协会更好发展 数据的发表 制订专业指南	政策与失智规划 或策略 失智保健的标准 法律框架 公共卫生视角	常态化 接受失智是一 种残疾

具体措施：该报告的资料研究表明，失智是一个全球性的公共卫生挑战，必须采取一系列行动来改善失智症患者及其照护者的保健与服务。具体措施包括宣传倡导和增强意识，制订并实施失智症规划，加强卫生系统，开展能力建设，支持照护者和研究。具体行动措施需要结合特定的环境和文化背景。

（2）《2017—2025 年公共卫生领域应对失智症全球行动计划》（2017）

愿景：失智症得到预防，失智症患者及其照护者生活良好，并得到他们需要的照护和支持服务，使其在有尊严、受尊重、自主与平等的情况下发挥其社会功能。

目标：改善失智症患者及其照护者和家庭的生活，同时减少失智症对他们及对社区和国家的影响。

行动领域：将失智列为公共卫生优先事项。到 2025 年，75% 的国家将制订或更新国家失智政策、策略、规划或框架，或单独制订，或将其纳入其他政策、规划。具备一项针对失智症的可操作的国家政策、策略、规划或框架，要么是专门针对失智症的独立工具，要么是将失智症纳入其他相关政策、策略或规划（如关于精神健康、老龄化、非传染性疾病和残疾的）。对于拥有联邦系统的国家，该指标指该国 50% 或以上的州或省是否有失智政策或规划。

认识并友好对待失智症患者。提高普通民众识别失智症早期症状和体征的能力，以及对失智症有关风险因素的认识，从而促进健康，减少风险。

到 2025 年，所有国家至少开展一次失智症公众认识运动，50% 的国家至少发布一项有利于老年失智症的倡议，以形成包容失智症的社会。

增加体育锻炼，预防和减少肥胖，促进均衡和健康饮食，停止吸烟和饮酒，积极参加社交活动，预防和管理糖尿病、高血压，特别是中年糖尿病、高血压和抑郁，降低患失智症风险。为卫生专业人员，特别是初级卫生保健系统内的卫生专业人员，制订和推广基于证据的年龄、性别和文化敏感的干预措施。

失智症的诊断、治疗、照护和支持。失智症患者不太可能被诊断为共病健康状况，如果不及时治疗，可能导致更快的衰退，也不太可能得到所需的护理和支持。他们需要的服务包括病例发现、诊断、治疗、康复、姑息治疗/临终护理和其他支持，如家庭帮助、交通、食物和提供一天有意义、有组织的活动。到 2025 年，至少有 50% 的国家至少有 50% 的失智症患者得到诊断。

对失智症照护人员的支持。到 2025 年，75% 的国家为失智症患者的照护者和家庭提供支持和培训方案。

失智症信息系统的管理。到 2025 年，50% 的国家每 2 年通过其国家卫生和社会信息系统收集一套核心的失智症指标。

失智症的研究与创新。人们越来越关心并呼吁照护者的日常生活，特别是基于证据的对年龄、性别和文化敏感的照护者的需求。与失智症有关的预防、减少风险、早期诊断、治疗、护理和支助方面使用创新保健技术。2017—2025 年，全球失智症研究的产出翻一番。

（3）2018 年应对失智的全球公共卫生行动计划大会会议报告

本次会议报告主要围绕《2017—2025 年公共卫生领域应对失智症全球行动计划》开展研讨活动，提出了具体的指标要求、实现机制和监测框架。总结如表 3-3 ~ 表 3-6 所示。

表 3-3　改善诊断、治疗、照护和支持服务的关键机制

获得服务和可及性内容	关键机制
改进诊断和评估	通过向所有人提供基本培训，向少数保健工作者提供专门培训，提高初级保健工作者和社区工作者识别失智症的能力，以分级方式诊断失智症
改善获得保健的机会	有公平的单一进入点，如少数群体和农村地区；分享有效公共卫生方法的信息，以改善获得服务的机会

续表

获得服务和可及性内容	关键机制
改善保健协调和过渡	拥有多学科照护团队，更好地整合健康和社会照护系统，重点改善诊断后护理和支持
以人为本的保健	医疗保健决策中包含针对个人需求和失智症患者的护理；改善家庭支持，包括改善长期照护和临终照护；为有失智症行为和心理症状的人提供支持和咨询服务
照护者和家庭支持	确保获得临时服务、同伴支持，减少社会孤立，获得信息；衡量对失智症患者及其照护人员的影响

表 3-4　建设国家研究能力和多边研究合作的策略

障碍和挑战	策略
缺乏支持研究能力的基础设施和资金	利用信息技术 / 虚拟学习作为资源，首先在我国建立失智症知识库，提升失智症防控能力建设
国家层面缺乏研究氛围	将研究理念和文化嵌入服务交付计划中 推动实施研究、边做边学、持续评估 考虑建立可用于研究的、基于服务的群组
使用自上而下的治理结构	建设和加强本地能力，使用不集中信息的协作、联合方法 在本地存储数据，使用共同的研究议程和协议作为多边合作的一部分 邀请各国参与咨询委员会，以帮助制订议程

表 3-5　全球失智症观测站框架

政策	服务提供	信息研究
策略 / 规划 法律 指南，照护协调	人力资源 服务、支持、治疗 增强意识	监测 研究活动 流行病学研究、经济负担和危险因素

管理	将失智症作为公共卫生的优先事项
人口	对失智症的认识和友善 降低失智症风险
个人	失智症的诊断、治疗、照护和支持 支持失智症照护者
支撑	治疗失智症的信息系统 失智症的研究与创新
交叉	人权、多部门合作、预防保健、组织许可、全民健康情况、循证依据、公平

表 3-6   GDO 监测指标与全球失智症行动计划对照

领域	指标	行动领域
政策	1. 失智症治理	公共卫生优先事项
	2. 失智症政策 *	
	3. 失智症立法	
	4. 失智症标准 / 指南 / 方案	
	5. 失智症照护协调	
	6. 失智症卫生与社会工作人员	失智症的诊断、治疗、照护和支持
	7. 失智症诊断率 *	
	8. 失智症社区服务	
	9. 失智症健康和社会护理设施	
服务提供	10. 抗失智症药物和护理产品的可用性	
	11. 专门针对失智症的非政府组织	
	12. 照护者支持服务 *	对失智症照护人员的支持
	13. 开展降低患失智症风险的活动 *	认识并友好对待失智症患者
	14. 对失智症患者友好的环境 *	
	15. 非保健专业人员的失智症教育和培训 *	
	16. 失智症信息系统 *	失智症的研究与创新
	17. 失智症研究议程	
	18. 失智症研究投资	
	19. 失智症研究参与	
信息与研究	**20. 失智症相关出版物 ***	
	21 ～ 22. 预计失智症患病率和发病率	失智症信息系统的管理
	23 ～ 24. 因失智而导致的总死亡人数和 YLL	
	25 ～ 26. 老年失智症	
	27. 失智症的总经济成本	
	28 ～ 35. 失智症风险因素的流行率 *	降低患失智症的风险

* 和粗体指标用于衡量实现《2017—2025 年公共卫生领域应对失智症全球行动计划》中概述的全球目标的进展情况

（4）《降低认知衰退和失智症风险指南》（2019）

本指南的准则与世界卫生组织其他行动计划和战略在概念上和战略上具有密切协同作用，即《2013—2020 年综合心理健康行动计划》《2013—2020 年预防和控制非传染性疾病全球行动计划》《2016—2020 年老龄化与健康全球战略和行动计划》《减少有害使用酒精全球战略》和《饮食、身体活动与健康的全球战略》等。此外，这项工作与 WHO 以人为中心的保健服务方向所采取的行动是一致的，将有助于实现可持续发展目标中的

"实现全民健康覆盖"目标，包括财务风险保护、获得优质基本医疗保健服务，以及人人享有安全、有效、优质和负担得起的基本药物和疫苗接种。

目标受众：该准则主要针对一级、二级医疗机构的初级卫生保健提供者，包括基本的门诊和住院服务。卫生保健提供者可以是医师、护士或其他保健工作人员。系统所有级别的质量改进团队都将从这项工作中获益。此外，准则及其衍生产出对国家和国际决策者、保健规划人员、方案管理人员及普通民众都有影响。

目的与目标：就生活方式行为和干预措施提供循证建议，以延缓、预防普通人群的认知衰退和失智症。本指南提供了最新的 WHO 循证建议，以促进实施《2017—2025 年公共卫生领域应对失智症全球行动计划》《2013—2020 年综合心理健康行动计划》《2013—2020 年预防和控制非传染性疾病全球行动计划》《2016—2020 年老龄化与健康全球战略和行动计划》《减少有害使用酒精全球战略》《饮食、身体活动与健康的全球战略》等国际战略。

干预措施：运动干预、戒烟干预、营养干预、限酒干预、认知干预、社会参与、体重管理、控制高血压、糖尿病管理、管理血脂异常、抑郁症管理和听力损失管理。对于 65 岁及以上的老年人，平时的活动主要有娱乐、家务和计划锻炼，在日常和社区活动的背景下，进行干预是为了改善心肺、肌肉、骨骼功能，降低非传染性疾病、抑郁症和认知能力减低的风险。

2. 国际阿尔茨海默病协会（ADI）

ADI 是一个国际性阿尔茨海默病协会联盟，在 2004 年发布了京都宣言。该宣言基于 WHO 2001 年世界卫生报告中针对精神卫生提出的总体建议，提出了失智症照护的最低推荐内容。基于各国资源开发进程的差异，该宣言提供了一系列可行且现实的目标和行动计划，以适应不同发展阶段的卫生系统。这份宣言还在高、中、低 3 个资源水平上定义了 10 项行动领域的应对措施。①提供初级保健治疗；②能够获得恰当的治疗；③在社区中提供照护；④公众教育；⑤社区、家庭及患者共同参与；⑥建立国家政策、程序和立法；⑦发展人力资源；⑧与其他机构联合；⑨监控社区健康；⑩支持更多研究。

2009—2021 年，除了 2017 年以外，ADI 每年发布一份主题年度报告，具体为：《2009 年世界阿尔茨海默病报告：失智症全球流行现况》《2010 年全球阿尔茨海默病报告：失智症对全球经济的冲击》《2011 年全球阿尔茨海默病报告：失智症早期诊断及干预的益处》《2012 年全球阿尔茨海默病报告：战胜失智症污名化现象》《2013 年全球阿尔茨海默病报告：照护的历程——失智患者长期照护分析》《2014 年全球阿尔茨海默病报告：失智症与风险消除——保护和可干预因素的分析》《2015 年全球阿尔茨海默病报告：失智症对全球的影响——流行率、发病率、成本与趋势分析》《2016 年全球阿尔茨海默病报告：改善失智症患者的医疗保健——当前和未来的医疗保险覆盖、质量和成本》《2018 年全球阿尔茨海默病报告：失智症研究的最新进展》《2019 年全球阿尔茨海默病报告：对失智的态度》《2020 年全球阿尔茨海默病报告：设计、尊严、失智症：与失智症相关的设计和建筑环境》及《2021 年全球阿尔茨海默病报告：失智症诊断之旅》。其中《2009 年世界阿尔茨海默病报告：失智症全球流行现况》总体的建议和要求如下。

倡导政策变化和增强意识：倡导政策变化和增强意识是两个不同的行动，至关重要且相互补充。目标定位为地方、国家和国际层面的组织。关注失智症患者、其家庭及广泛的社会层面，提升对失智症的理解，改变大众态度。

开展和实施失智症的政策和计划：制订和实施相关政策需要多部门合作，包括相关政府部门、民众团体和私立机构。国家行动对于政策的制订和实施十分重要。相关政策可以作为单独的战略、政策或计划，也可以在一般的健康、老龄化和精神卫生政策中，根据具体情况而定。

离开实施，政策和计划都是纸上谈兵。一套纲领性的政策和计划，需要以持续的方式加以实施。例如提升意识、降低风险、及时诊断和治疗，卫生部门和社会照护部门进行持续照护，财政支持和法律保护，劳动力教育和研究。国家和各级政府有责任实施相关政策。政策的落实者还包括大学、非营利组织、民众团体组织、中低收入国家的社会经济发展机构。

加强卫生和社会系统：只有通过加强卫生和社会系统，才能够改善失智症患者及其照护者状况。在卫生和社会服务中配备失智症患者和照护者所需要的照护和服务，提高卫生和社会照护者的能力，使其积极、公平和有效地工作，在可用资源基础上实现最优的结果。对卫生信息系统进行投资，开发、改进和规范失智症患者及照护者的数据收集。此外，还需要良好的卫生财政系统以确保相关服务，免于可能造成的财政灾难或贫困。

对于资源缺乏地区、中低收入国家，WHO精神卫生差距行动计划（mhGAP）明确指出需要建设卫生系统，如果要将有效照护扩大到所有需要的人群，必须开展能力建设和任务调整。

研究和评估：研究证据是一切行动的基础，是关键因素。每个国家都需要确定研究日程和优先选题。需要国际合作和私营/公共部门合作，解决共同关心的问题，如开发更新和更有效的治疗。需要更多项目，将已知信息转化为行动和实施的知识，涵盖基础科学、卫生服务、卫生系统和卫生政策研究。国家需要监控失智症病程，发病率和患病率变化，消除治疗差距。需要更多的研究以理解失智症病因，以及生活方式等因素影响患病的风险。需要将研究转化为照护和治愈，同时在进行药物治疗和心理干预之间做出平衡。

目前相关研究主要在高收入国家开展。可以将高收入国家已知的有效方法应用于中低收入国家。在资源匮乏的中低收入国家开展卫生系统和服务创新，提高失智症照护的效益和效用。初级保健的重要功能是对疑似失智症病例的最初确认。正式诊断需要由专家做出。初级照护有重要职责，如果没有来自初级保健和专家服务的有效合作，即使在高收入国家也很难减少发病率。

在中低收入国家，由于缺乏专家，初级保健和非专业人员在诊断和管理失智症的工作中承担更多责任（图3-2）。社区推广和家庭随访对失智症早期筛查十分重要。WHO在其精神卫生差距行动计划（mhGAP）中，将失智症作为关注重点，特别是在中低收入国家。开展证据基础上的指导，非专家的失智症管理，目的是扩展治疗范围，缩短治疗差距。

在经历了卫生系统主导的诊断前和诊断阶段后，有效而持续的诊后卫生和社会保健服务，对提升失智症患者及其照护者的生活质量至关重要。一系列针对就诊后支持、社区服务、持续照护服务和临终前的姑息照护也同样重要。

诊断前	诊断	诊断后支持	协调与照护管理	社区服务	持续照护	临终前的姑息照护
公众知晓失智症的症状，知道患病后应到何处求助	接受诊断	通知并支持失智症患者和照护者，使他们了解疾病，利用好当前的情况，为将来做计划；继续做患者可以做的事情，不去关注那些衰退的能力	评估（并定期重新评估）失智症患者的需求，安排患者及其照护者在内的相关照护内容	患者照护需求的间隔越来越短，精神行为症状更加频繁，患者自理能力越来越差；可向患者家里或其所在社区提供服务	此时对照护的需求是持续的，不可预知的，精神行为症状更加需要照护。此阶段应包括失智症患者住院治疗（不论什么原因）	当失智症患者临近生命终点时，给予特殊形式的持续照护
协调与照护管理阶段应贯穿诊断到临终关怀的整个过程						

图 3-2　失智症服务计划的七阶段模型示意图

卫生保健和社会保健工作者对失智症患者的态度受他们的经验、专业知识和技能影响，反过来影响卫生保健系统的地位。例如，在一些国家全科医师是卫生保健系统的看门人，对诊断失智症至关重要，然而早期诊断并不常见。全科医师缺乏对社区服务的认识，缺乏区别失智和正常老化，以及诊断的沟通能力。其他影响诊断的因素包括缺乏专业知识、后期表现和从业人员自身的情绪反应等。

庞大的人口、不断增加的功能减退老年人所带来的卫生保健和社会照护需求应当成为各国政策制订者高度重视的问题，尤其是人口结构在未来几十年将处于快速老龄化的中低收入国家。为满足失智症患者和照护者不断变化的需求，政府应开展和改善失智症患者服务，早期诊断，提供社区支持，建设能积极响应的卫生保健和社会照护部门。建立整合、协调的卫生和社会途径与服务，这些途径需要满足特殊群体或少数群体的需求。

建议：每个国家都应有国家级失智症策略，提升民众对失智症的认识、培训医疗人员与照护者、强化医疗系统，促进失智症的早期诊断与介入。所有基层医疗单位都应有能力早期发现失智症，并提供初步诊断与治疗。如果情况允许，应建立专家诊断的网络，早期确诊失智症，制订照护计划。在资源有限或缺少失智症专家的单位，仍然可以诊断早期失智症，如可以利用 WHO mhGAP 实证指引作为协助。现有的有效药物与非药物治疗，应在初期与持续教育训练中传达给医疗与照护人员，进而传递给普通民众。失智症照护服务的提供者与使用者，应确保对早期失智患者提供实证治疗介入，并监督介入过程，委托并赞助更多的研究。

早期诊断：患者若符合现有失智症诊断标准，即可被发现。为了能够早期介入，需要全面筛检。国家失智策略强调，早期诊断的目的在于及时提供建议、支持，以及从诊断到临终有效的治疗与照护。临床上，疾病被确诊前，有一段关键时期，某些治疗在此期间介入非常重要。也就是说，某些我们可以提供的治疗介入，只在早期有用，或在早期较有效。在很多中低收入的国家，因为缺乏对疾病的认识，或以此病为耻，或服务提供者技能不足，成为诊断失智症的障碍。在高收入国家，基层医疗机构的医师和护士依靠医护人员的知识、病历记录的信息及其常规的评估就能诊断失智症，且有合理的准确度。在印度和巴西，经过几个小时培训的社区医护人员，可以完全基于自己的知识，在社区诊断失智症患者。在高收入国家，对民众进行失智症普查，并非符合成本效益的做法，但是在高度怀疑失智症的患者身上，使用筛检工具可以快速诊断失智症。专家建议用筛检工具时应该在 5 分钟内完成，高收入国家可选用 GPCOG、MIS、Mini-Cog，中低收入国家可选用 CSI-D。

记忆门诊：所有的基层医疗照护者应具备基本的筛检能力，给予暂时的诊断（排除其他可逆性的病因）、初步处理（提供支持，制订最佳的医疗照护计划）和转介，促进专科服务间的共同照护机制发展。在医疗资源贫乏、有限、欠缺失智症专科诊断及照护服务的地区，应在基层医疗服务中扩大 WHO mhGAP 实证介入指南的实施，还应建立全国失智症专科医疗网，转介疑似或确诊的失智症患者（图 3-3）。

3. OECD 国家

《9 个经济合作与发展组织国家的失智症照护：一项比较分析》（2004）提出，在提供护理的质量方面，早期诊断的潜在重要性，以确保在适当的时候提供药物治疗和其他干预措施，并对患者及其家属进行支持和教育。

有许多利益相关者参与了失智症的照护，其中的核心是患者和照护者。其他利益相关者还包括政府、非政府组织和志愿者团体等。政府在失智症护理方面的作用至关重要，服务领域的潜在角色包括资金、监管、标准制订和规划。失智症医疗保健的关键是诊断和管理，在减缓疾病症状的发展和恶化时提供护理。对阿尔茨海默病患者的照护避开了健康和社会护理之间的界限。从诊断到生命终期分 4 个阶段，即诊断阶段、早期 - 中期阶段、中期 - 晚期阶段和生命终期。在一般情况下，被检查的特定干预跨越不止一个阶段（图 3-4）。

如果经常与老年人接触的社会和卫生保健专业人员能够早期察觉到失智症的迹象，准确诊断的可能性就会增加。因此，全科医师，特别是那些在执业中有相当大比例的老年患者的全科医师，需要参加发现失智症的基本培训，学习如何在失智症的早期阶段进行治疗，及时将患者转介给合适的专科医师。家人和朋友是与失智症患者接触最多的人，通过提高他们对这种疾病的认识，可以提高发现失智症的可能性。有关失智症的教育活动可以让公众认识失智症的危险因素和征兆，帮助患者及其家属为疾病的后续阶段做好准备。

截至 2000 年，关于认知障碍的科研已在 11 个国家开展，占总数的 37%；关于认知提升的科研已在 10 个国家开展，占总数的 33%。例如，日本认同教育公民可以战胜与失智症相关的偏见和歧视（图 3-5）。风险降低项目（8 个国家，占总数 27%）、社区照护服务（8 个国家，占总数 27%）、居所照护（7 个国家，占总数 23%），以及劳动力教育和培训（7 个国家，占总数 23%）同样被确定是重要措施领域。

自 2013 年峰会以来，在 21 个经济合作与发展组织国家中，只有 9 个国家能够衡量国

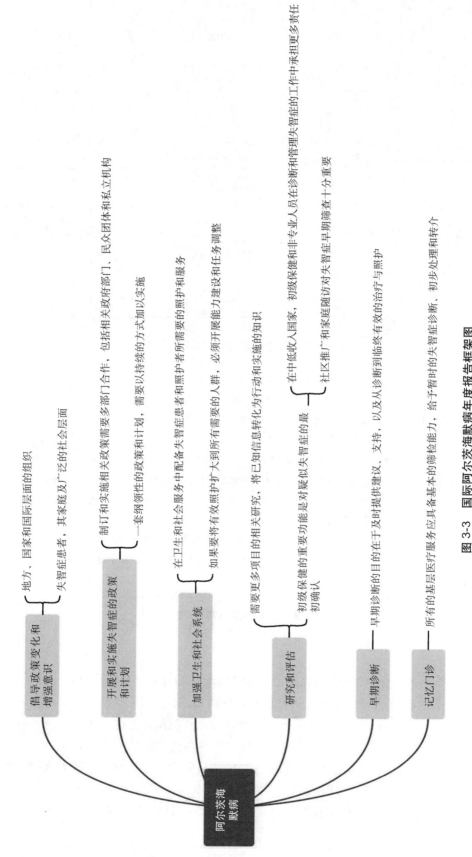

图 3-3　国际阿尔茨海默病年度报告框架图

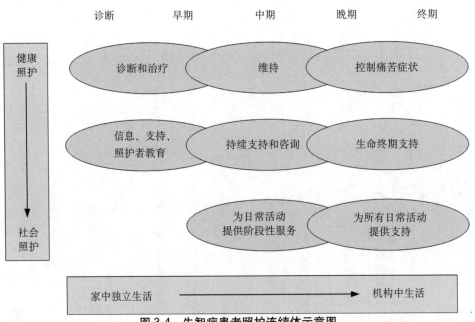

图 3-4　失智症患者照护连续体示意图

日本十年全国性计划

　　日语中"痴呆"一词具有贬义。"痴"意味着傻，"呆"则表示麻木或者糊涂，这一叫法加重了疾病的耻辱感，使得人们无法尊重痴呆患者。因此，在 2004 年底日本政府将"痴呆"一词改为"认知症"，意思是"与认知有关的疾病"。政府把行政上的相关名称都改成这个新名词，媒体和学术团体也都接受了这一新名词。同时，政府启动了十年全国性运动，以提高公众对认知症的认识和理解。该项运动的核心是"全国巡回培训一百万失智症支持者"。在这一运动中，全国各地开办面向公众的专业讲座。随着对疾病及其影响的理解不断深入，与会者有望成为认知症的支持者，并为认知症患者进行活动倡导。截至 2011 年 3 月，日本已有 240 多万人参加过专业讲座，成为认知症的支持者。历经 7 年，新名词"认知症"在日本被广泛使用，人们对疾病的了解也越来越深，使得人们对这一疾病的耻辱感逐渐减少。

图 3-5　关于日本大众认知项目的总结
引自世界卫生组织官网

　　家层面的诊断率，没有一个 G7 国家设定了提高诊断率的目标（英国除外）。在经济合作与发展组织国家中，超过一半的失智症患者未被诊断出来。在 26 个经济合作与发展组织国家中，初级保健是人们关注记忆问题的第一个接触点。在制订了国家失智症计划和策略的国家中，有 1/2 以上国家强调初级保健在失智症诊断和持续护理方面的作用，但是初级保健专业人员和服务机构还没有准备好承担这个角色。医学院在失智症护理方面的培训平均只有 12 小时，初级保健医生正确诊断这种疾病的概率只有 50% ~ 75%。

　　至少有 25 个经济合作与发展组织国家在使用记忆门诊，这些门诊是诊断和照护失智症患者的专科门诊。然而，缺乏指导方针和规范，导致后续护理等服务的质量和可及性差异很大。

（1）加强对失智症护理的有效性、安全性和以患者为中心的监测。加快识别和诊断失智症患者，通过衡量失智症护理质量来提高护理标准。

（2）利用医疗保健机构中可用的数据，提高失智症患者的生活质量。努力将数据连接起来，确保有关患者的信息在失智症患者经常使用的卫生系统之间共享。

（3）加强利益攸关方之间的合作，增加对失智症研究的公共投资，改善失智症患者的生活。

（二）部分代表性国家

1. 美国

《应对阿尔茨海默病国家计划》（以下简称《国家计划》）提到很多人不能察觉与失智症相关的症状。人们常把记忆减退作为失智症状，而忽视了兴趣丧失、行为变化等其他症状。当患者及其家人认为记忆衰退是老年化的自然表现时，不会寻求医疗帮助。这时，医务人员需要发挥作用，积极开展老年人口失智患者症状的评估，向高危患者提供信息。美国阿尔茨海默病协会提出"了解十大征兆"宣传以提升对失智症及时诊断的意识。《国家计划》以以下三项原则为指导。

一是优化现有资源，改进和协调正在进行的活动。制订《国家计划》的第一步是设立联邦机构间工作组，对涉及发展和反发展问题的所有联邦活动进行清点。在制订该计划时，美国卫生与公众服务部及其合作伙伴寻求利用这些资源和活动，改善协调，减少重复工作，以更好地应对 AD/ADRD（阿尔茨海默病相关失智症）的挑战。联邦工作组将继续改善美国卫生与公众服务部联邦政府内部的协调意识，并启动进一步合作的承诺。这一过程有助于确定非 AD 特异性的项目和资源，促进 AD/ADRD 的护理和预防。

二是公私伙伴关系的支持。AD/ADRD 问题的范围大，与众多公共和私人利益攸关方的伙伴关系至关重要。最初的国家计划通过咨询委员会来确定公私伙伴关系，以改善成果的关键领域。

三是改变应对阿尔茨海默病和相关失智症的方式。根据上述两项原则，以及联邦政府承诺的愿景，美国卫生与公众服务部（HHS）及其联邦合作伙伴寻求采取第一批所需的变革举措，以解决这些疾病。通过与咨询委员会的持续对话，联邦政府确定取得进展的最有前途领域，调动来自政府内外的资源采取行动。

2. 加拿大

《加拿大失智症策略》确定了 3 个国家目标：预防失智症；找到治愈方法；提高失智症患者及其照护者的生活质量。着重从 4 个重点领域来支持预防失智症：推进研究，以识别和评估可改变的风险和保护因素；建立证据基础，以促进采取有效的干预措施；提高对可变风险、保护因素及有效干预的认识；改善社会和建筑环境对健康生活和采纳健康生活行为的措施。提高失智症患者和照护者的生活质量，包括消除病耻感，促进采取措施，创建支持性和安全性的包容失智症患者的社区；促进并实现早期诊断，支持提高生活质量的规划和行动；增强从诊断到生命终期获得高质量护理的重要性；建设护理提供者的能力。《加拿大失智症诊断和治疗指南》建议在初级保健中对记忆问题或失智症进行初步评估。

初级保健是个人与卫生保健系统的第一个接触点，可以检测思维和行为的变化。

3. 荷兰

自 2004 年以来，卫生、福利和体育部针对失智症制订了以下方案：《国家老年失智症方案（2004—2007 年）》《老年失智症照护链方案（2008—2012 年）》和《失智症三角洲计划（2013—2020 年）》。上述发展情况不仅为卫生、福利和体育部在同一层面上继续开展失智症领域的工作提供了有力的论据，也为 2021 年通过的《失智症国家策略 2021—2030》提供了有力的论据。

任务：国家失智症策略的出发点可以根据以下任务来制订，分别为没有失智症的"世界"、失智症患者的重要性和为失智症患者提供支持。对预防和治愈失智症的可能性进行了充分的科学研究。

没有失智症的"世界"：自 2013 年以来，"记忆"研究项目一直致力于失智症的各个方面。目标是实施一项研究计划，该计划将为失智症研究领域带来更多的关注和协同作用。例如，资助开创性研究，专门从事失智症研究，多学科联盟。最终目标是治愈和预防失智症。此外，我们将重点放在提高失智症患者的生活质量上，在生命科学与健康这一领域的研究中，与国内外其他研究倡议合作和协调，实现最终目标。

失智症患者的重要性：失智症患者是社会中有价值的成员，有权得到承认，而不是遭受偏见或被污名化。目标是确保失智症患者有机会根据自己的意愿和能力继续在社会中发挥作用。这意味着，一方面，努力为失智症患者提供参与活动的机会。另一方面，促进其他人行为的结构性改变，以便失智症患者能够继续感到他们是社会的一部分。

为失智症患者提供支持："失智症互相关怀"方案的实施，改善了对失智症患者及其亲人提供的支持和照护。目标是通过加强区域失智症照护网络，在国家层面集中收集、扩大、维护和传播关于支持和照护失智症患者及其亲人等方面的知识。

根据前述的国际或区域组织的报告、指南及个别国家的国家失智症规划的初步描述和分析发现，失智症已明确被列为全球公共关注的问题。笔者根据一些国家的情况对相关的规划进行了初步整理，如表 3-7 所示。

表 3-7　各国关于失智症的相关计划

国家	政策 / 规划名称	愿景 / 目标 / 目的 / 原则 / 基础 / 支撑 / 支柱 / 保障措施 / 行动领域	政策发布或实施时间
澳大利亚	现行失智症计划	目标：提高失智症患者及照护者的生活质量 原则：①人权方面：失智症患者受到重视和尊重，包括其选择权、尊严、安全（身体、情感和心理）和生活质量；失智症患者、护理人员及其家人在需要照护时不受歧视 ②患者权利赋予和参与：积极支持社会参与，并采取促进赋权、健康和包容的方法；护理人员和家庭受到重视和支持，他们的选择受到尊重 ③全民健康和社会保障：失智症患者、护理人员和家庭能够获得胜任的、负担得起的、及时的服务	2019 年

续表

国家	政策/规划名称	愿景/目标/目的/原则/基础/ 支撑/支柱/保障措施/行动领域	政策发布或 实施时间
加拿大	加拿大失智症策略	愿景：所有患有失智症的患者和照护者都得到重视和支持，生活质量得到优化，失智症得到预防和有效治疗 目标：预防失智症；找到治愈方法；提高失智症患者及其照护者的生活质量 原则：优先考虑失智症患者和照护者的生活质量；尊重和重视多样性，以确保采取包容性的方法，重点关注风险最大或有独特需求的人；尊重失智症患者的人权，保护他们的自尊；参与循证决策，收集和分享知识和数据；保持以结果为中心的进度跟踪方法，根据需要评估和调整行动 支撑：协作；研究和创新；监测；信息资源	2019 年
英国	与失智症患者同享美好生活：一项国家失智策略	愿景：无论患者疾病处于什么阶段或他们处在什么健康和社会照护系统，为失智患者和他们的家庭照护者提供帮助，以便与失智症患者同享美好生活 行动领域：提高对失智症的认识和理解；早期诊断和支持；开展服务，帮助人们与失智症患者共享美好生活	2009—2014 年
法国	法国阿尔茨海默病计划	愿景：提高失智症患者及其照护者的生活质量；提高对疾病的理解；动员社会参与对抗失智的行动 行动领域：加强所有参与者之间的协调，使患者及其家庭能够在家选择支持服务；改善获得诊断和照护的路径；改善家庭照护，使阿尔茨海默病患者拥有更好的生活质量；开展卫生专业人员的技能培训；组织流行病学监测和随访；为普通民众提供信息；促进伦理思考，建立一个伦理学方法	2008—2012 年
北爱尔兰	提高北爱尔兰的失智症服务	愿景：提高失智症患者及其照护者的生活质量；为专业人员提供有效的照护工具 行动领域：降低失智症风险或延缓失智症发生；促进早期评估和诊断；失智症患者支持；照护者支持；立法；研究	2011—2015 年
日本	提高失智症患者医疗照护和生活质量的紧急计划	愿景："建立一个人民感到安全且无忧无虑的社会，即使罹患失智症；他们可以得到适宜且整合的医疗照护、长期照护和社区照护服务支持" 行动领域：现状研究；加速研究和发展；促进早期诊断和照护的准备；推广照护与支持的传播；开展早发性失智症的检查措施	2008 年（无结束日期）

国家	政策/规划名称	愿景/目标/目的/原则/基础/ 支撑/支柱/保障措施/行动领域	政策发布或 实施时间
韩国	现行所有失智症计划	目标：建立保护患者及其权利的支持体系，减轻家庭照护者负担 目的：通过咨询、教育，为失智症患者的家庭成员建立支持；实施对失智患者家属心理评估和咨询的支持；提高税收优惠，完善就业政策，支持家庭护理人员 全民健康和社会保障福利原则：在福利和卫生保健之间取得平衡、有针对性的治疗和管理	2019年
荷兰	失智症策略2021—2030	愿景：没有失智症的"世界"、失智症患者的重要性和为失智症患者提供支持。对预防和治愈失智症的可能性进行了充分的科学研究	2021—2030年
挪威	失智症计划2015	愿景：提高失智症患者、家庭照护者及专业照护者的生活质量 行动领域：通过开展研究，提高照护质量；提高员工的知识和技能；增进行业间的协作，支持"积极的照护"，如日间照护计划；支持家庭及专家之间的伙伴关系	2007—2015年
苏格兰	苏格兰国家失智症策略	愿景："在苏格兰传递世界级照护和治疗，确保失智症患者及其家庭尽可能得到最佳方式支持，并与失智症患者美好生活" 行动领域：聚焦两个关键的服务传递领域：提高诊断后的信息和支持；综合医院的照护，包括住院的选择	2010—2013年
瑞士	现行所有失智症计划	原则：患者权力赋予和参与：赋予失智症患者、护理人员和家人的权力；保护其身心健康和社会关系 适当重视失智症的预防、保健和护理：在疾病的各个阶段获得高质量的失智症服务，以获得综合的社会心理和医疗保健；为失智症患者提供适当的补偿和符合需求的经济、可行性服务	
美国	应对阿尔茨海默病国家计划	愿景：要实现消除AD/ADRD负担 目标：到2025年预防和有效治疗阿尔茨海默病及相关失智症；提高照护质量和效率；扩大对阿尔茨海默病及相关失智症患者及其家人的支持；提高公众意识和参与；跟踪进度并推动改进 原则：优化现有资源，改进和协调正在进行的活动；公私伙伴关系支持；改变治疗阿尔茨海默病及相关失智症的方式	2019年

续表

国家	政策 / 规划名称	愿景 / 目标 / 目的 / 原则 / 基础 / 支撑 / 支柱 / 保障措施 / 行动领域	政策发布或实施时间
卡塔尔	卡塔尔国家失智症计划 2018—2022	愿景：为失智症患者及其照护者提供支持，使他们能够有尊严、受尊重、自主地生活 行动领域：将失智症列为优先事项；对失智症的认识和友善；降低患失智症风险；失智症的诊断、治疗、照护和支持；对失智症照护者的支持；失智症信息系统；失智症的研究与创新	2018—2022 年
芬兰	现行失智症计划	愿景："记忆友好型"芬兰重视大脑健康。任何被诊断出有认知问题或失智的人都可以获得适当的治疗、护理和康复。患者可以有尊严地生活，不会失去支持	2012 年
印度尼西亚	现行失智症计划	愿景：阿尔茨海默病及相关失智症的管理 目标：实现阿尔茨海默病及相关失智症的管理，向健康和有生产力的老年生活迈进	—
马耳他	现行失智症计划	目标：提高失智症患者及其照护者和家庭成员的生活质量 目的：提高对失智症的认识和理解；促进及时诊断和早期干预；培养一支以患者为中心的失智症照护队伍；改善治疗和照护；推广失智症管理和护理的最佳方法；促进失智症领域的研究	—
墨西哥	现行失智症计划	目标：通过与其他负责机构协同改善墨西哥卫生系统的应对措施，提高阿尔茨海默病和类似疾病患者及其家人的生活质量 目的：增强对阿尔茨海默病和其他失智症的认识，减少或消除耻辱感及相关的负面影响，从而提高对失智症患者的接受度	—

4. 中国

尽管我国在失智症防治方面起步较晚，实践中存在诸多局限和困难，但我国建立的三级预防体系和慢病防控网络可以很好地为老年认知障碍的防治工作提供支撑。根据《老年健康服务与管理》，老年失智症及其危险因素主要为三级预防（图 3-6）。

（1）一级预防：在阿尔茨海默病未发生时针对危险因素采取的措施。由于阿尔茨海默病无特效治疗手段，一级预防显得尤为重要，是预防阿尔茨海默病最重要的环节。社区卫生服务中心向社区居民普及阿尔茨海默病的相关知识，及时发现早期征兆，及时就诊。将阿尔茨海默病的高危人群纳入一级预防重点人群。

①生活方式指导。合理膳食：热量、脂肪摄入过多会增加阿尔茨海默病发病的危险性，故应限制总热量及脂肪的摄入量；补充烟酸、维生素 B_{12} 和叶酸，摄入含烟酸较多的食物，

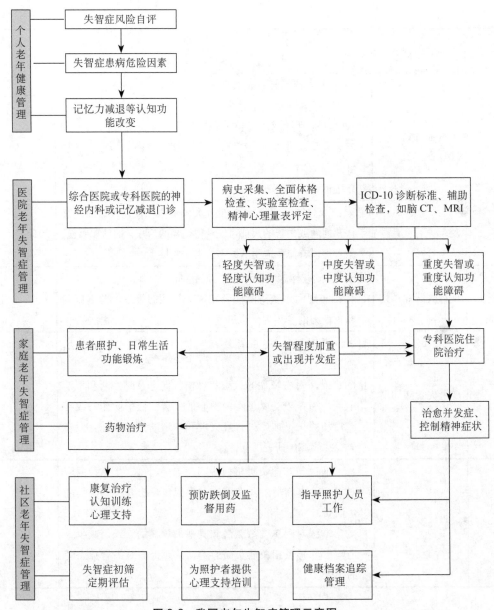

图 3-6 我国老年失智症管理示意图

如鸡蛋、家禽、乳制品、鱼及全谷类食物。戒烟限酒：研究认为吸烟是认知功能降低的强危险因子，吸烟越多，患病率越高，吸烟者比不吸烟者患阿尔茨海默病的风险高。大量饮酒可导致脑损伤，加重阿尔茨海默病的症状。适量运动：缺乏体育锻炼是阿尔茨海默病的重要危险因素之一。研究表明经常进行太极拳、散步、手部健身操、球和棋牌运动，可以有效预防阿尔茨海默病。脑功能锻炼可明显增加脑血流量，是防治阿尔茨海默病的重要措施。脑功能锻炼包括多动脑、多学习，加强左半身肢体及双手手指锻炼等。②预防和治疗与阿尔茨海默病相关的疾病。高血压、高血脂、动脉硬化、糖尿病等各种心脑血管疾病与代谢性疾病，以及抑郁症、甲状腺功能减退等治疗，可降低阿尔茨海默病的发病风险。③减少镇静催眠药与促进阿尔茨海默病发生的相关药物的使用，并加强管理。

④减少与阿尔茨海默病有关的其他危险因素的接触。

（2）二级预防：重点是早发现、早诊断、早治疗。①做好阿尔茨海默病的科普宣传，提高社区居民对阿尔茨海默病的认识，特别是危险因素的认知，减少与危险因素的接触机会，提高对阿尔茨海默病早期征兆的识别能力，及时就医。②加强对医务人员阿尔茨海默病基本技能的培训，提高医务人员的诊断、治疗水平，特别是社区卫生服务中心的医护人员。③对老年人每年进行轻度认知障碍筛查和简易智力状态检查量表（MMSE）筛查，以及记忆、言语、定向、注意及行为方面的测定。④对已出现轻度认知障碍的对象，包括记忆及智力下降到二、三级的对象做到早发现，及时转至综合医院神经内科进行早诊断、早治疗，阻止或延缓向阿尔茨海默病进展。

（3）三级预防：目的是促进功能恢复，降低或延缓伤残，提高生活质量和生存能力，减少并发症，降低死亡率，延长寿命。在药物治疗的基础上，对症治疗，预防并发症和伤残。三级预防的重点是康复治疗和康复训练，康复治疗包括功能康复、心理康复、社会康复和职业康复。康复训练包括日常生活能力的训练，认知功能的训练，合适的体力活动、文娱活动和社交活动等。相关研究发现综合康复训练可有效改善患者的认知功能、日常生活能力和精神行为等症状。

综上可知，部分代表性国家对老年失智症从筛查到干预再到照护，从制度到体制再到机制，是一体化、系统化的。

二、内涵界定

根据全球与区域性组织及多个典型国家的分析，失智症的早期筛查、诊断后的照护与维持等均是有效提升老年人生活质量的重要内容，也是实现全生命周期健康的必然要求。①服务目标：早发现、早干预，延缓失智症的进程，提高生活质量。每个社区都建立识别干预机制，形成关注失智症患者的环境，使现有的卫生系统适应失智症患者的需求，形成个人-家庭-社区-专门机构协调机制，提高失智症的识别率和诊断率。②服务主体：政府、民众团体和私立机构、私营部门、卫生和社会照护者、倡导团体、非政府组织和志愿者团体。这些团体的角色因国家不同而不同。③服务对象：老年人、照护者和失智症患者。④服务内容：卫生健康服务（早期诊断、药物治疗、非药物干预、患者及其家属进行健康教育和疾病管理）、社会服务（在失智症逐渐恶化时提供社会生活照护）。

本研究参考有关文献，是基于社区老年认知障碍早期服务管理的工作，只涉及筛查和干预早期认知障碍。我国已经建立起相对成熟的基层医疗卫生服务体系，国家基本公共卫生服务项目已推行多年，需要依托社区卫生服务中心这一平台开展老年认知障碍的社区服务管理工作。因此，研究老年认知障碍的社区服务管理内涵主要以社区卫生服务中心为主体，多部门协作，以60岁及以上老年人为对象，为实现老年认知障碍"早预防、早发现、早干预、早管理"提供"防、筛、评、管、转"一体化的综合服务管理。

第三节　框架构建

内在能力（intrinsic capacity，IC）是指"个体在任何时候都能动用的全部身体机能和脑力的组合"，其中包括认知功能。内在能力下降非常典型的特点是老年人常见的一些问题，如在进行日常或社会活动时出现认知障碍。由于潜在的疾病和衰老过程，老年人的内在能力随着年龄的增长出现下降，他们的健康需求变得更加复杂，所以 WHO 健康老龄化的公共卫生体系更关注维护功能这一目标（图 3-7）。

现有的卫生系统整合程度不够，呈碎片化，缺乏协调，难以有效满足老年人的健康需求。老年人常见的内在能力下降，认知减退等问题未被识别、干预或监测。加之老年人及其家庭对功能减退的认识不足，得不到服务，不坚持治疗或不去社区就诊。因此，迫切需要在基层和社区制订一套综合的、以社区为基础的方法和干预措施，防止老年人内在能力下降。

WHO 提出的老年人整合照护是以社区为基础，帮助社会照护的主要利益相关者理解、设计和实施以人为中心的照护模式。WHO 在 2017 年提出，老年人整合照护应聚焦内在能力下降的老年人，形成一系列建议、指南、框架等。《老年人整合照护：针对老年人内在能力减退的社区干预措施指南》提出，对老年人的内在能力下降开展社区干预 5 大步骤，即筛查识别、综合评估、制订干预计划、计划监测与转诊、社区与照护者支持，以帮助卫生系统支持健康老龄化，提高老年人的内在能力和功能。

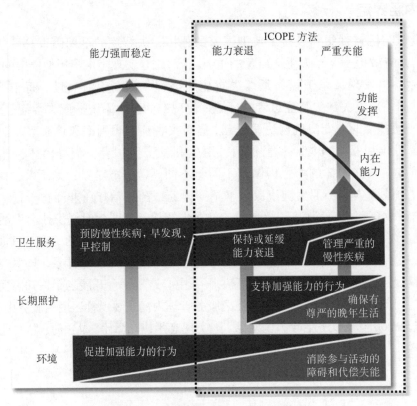

图 3-7　健康老龄化的公共卫生框架
引自世界卫生组织《世界老龄化与健康报告》

理论框架对于健康治理至关重要，而老年认知障碍社区健康服务管理涉及老年人的卫生服务、照护等，体现了医养结合和整合照护的内涵，其实际开展涉及政策法规、管理制度、人员配备、设备设施等诸多结构性因素。本研究基于医疗质量评估中最常用的结构 - 过程 - 结果（Structure-Process-Outcome，SPO）模型，结合 ICOPE 理念和 ICF 理念构建老年认知障碍社区健康服务管理的理论框架。包括：①老年认知障碍社区健康服务管理的结构，即有序开展社区服务的客观条件，如理念环境、制度建设、人力资源等；②老年认知障碍社区健康服务管理的过程，即针对老年认知障碍，社区层面可以提供的服务，如预防、筛查识别、综合评估、制订干预计划等；③老年认知障碍社区健康服务管理的结果，即通过社区的服务管理，为老年人群或认知障碍老年人群带来的系统结果与健康结果（图 3-8，表 3-8）。

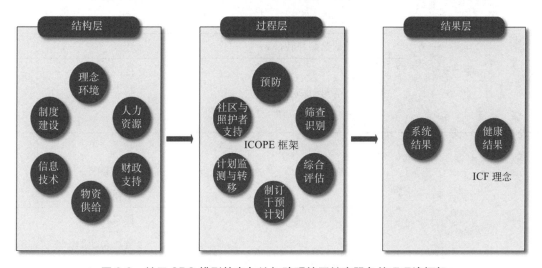

图 3-8　基于 SPO 模型的老年认知障碍社区健康服务管理理论框架

表 3-8　基于 SPO 模型的老年认知障碍社区健康服务管理理论框架表

一级维度	二级维度	三级维度
结构	理念环境	理念与认识
		环境与服务
	制度建设	组织体系
		管理及服务
		政策与制度
	人力资源	配备数量
		人员素质
		培训与认证
	财政支持	经费投入
	物资供给	物质设施
	信息技术	信息化
		研究缺口

续表

一级维度	二级维度	三级维度
过程	预防	预防服务
	筛查识别	筛查工具
		筛查结果
	综合评估	评估标准
	制订干预计划	方案与标准
		干预服务
		患者依从性
	计划监测与转诊	转诊
	社区与照护者支持	社区支持
		家庭支持
		照护者支持
结果	系统结果	筛查结果
		产生影响
		干预结果
	健康结果	健康状态
		身体与功能
		社会参与
		环境因素
		个人因素

小结

本研究通过对老年人认知障碍、社区健康管理和社区照护等概念进行梳理和分析，对国际、地区组织发布的有关失智症的政策规划文件，以及部分代表性国家的国家规划实践等的目标、愿景和行动计划等也进行了梳理，明确了老年认知障碍社区服务的管理内涵，主要涉及老年认知障碍的一级、二级预防和部分照护概念，符合当前推行的医养结合内涵。主要包括在社区情境下开展"防、筛、评、管、转、护"等服务在内的管理工作。还有实现这一管理目标结构层相关的理念环境、制定建设、人力资源等。结合 WHO-ICOPE 框架和 ICF 理念，形成了老年认知障碍社区健康服务管理理论框架，其中一级维度包括结构、过程和结果；二级维度包括理念环境、制度建设、人力资源、财政支持、物资供给、信息技术、预防、筛查识别、综合评估、制订干预计划、计划监测与转诊、社区与照护者支持、系统结果、健康结果；三级维度包括理念与认识、环境与服务、组织体系、管理及服务、政策与制度等。

参 考 文 献

陈秀芝，吕军，孙梅，等，2017. 残障人群健康治理的内涵及理论框架思考 [J]. 残疾人研究 , (4): 3-12.

励晓红，郝超，吕军，等，2013. 基本公共卫生服务均等化的内涵及实现机制探讨 [J]. 医学与社会，26(6): 13-15.

中国痴呆与认知障碍诊治指南写作组，中国医师协会神经内科医师分会认知障碍疾病专业委员会，2018. 2018 中国痴呆与认知障碍诊治指南 (七): 阿尔茨海默病的危险因素及其干预 [J]. 中华医学杂志，98(19): 1461-1466.

周慧，2020. 老年人需要满足与福利政策 : 基于时间利用的分析 [D]. 济南 : 山东大学 .

Clegg A, Young J, Iliffe S, et al, 2013. Frailty in elderly people[J]. Lancet (London, England), 381(9868): 752-762.

Daniels R, van Rossum E, de Witte L, et al, 2008. Interventions to prevent disability in frail community-dwelling elderly: a systematic review[J]. BMC Health Services Research, 8: 278.

Daniels R, van Rossum E, Metzelthin S, et al, 2011. A disability prevention programme for community-dwelling frail older persons[J]. Clinical Rehabilitation, 25(11): 963-974.

Jia LF, Quan MN, Fu Y, et al, 2020. Dementia in China: epidemiology, clinical management, and research advances[J]. The Lancet Neurology, 19(1): 81-92.

Petersen R C, Lopez O, Armstrong M J, et al, 2018. Practice guideline update summary: mild cognitive impairment: report of the Guideline Development, Dissemination, and Implementation Subcommittee of the American Academy of Neurology[J]. Neurology, 90(3): 126-135.

Roberts R, Knopman D S, 2013. Classification and epidemiology of MCI[J]. Clinics in Geriatric Medicine, 29(4): 753-772.

World Health Organization, 2001. World health report 2001[R]. Geneva: WHO.

World Health Organization, 2017. Global action plan on the public health response to dementia 2017-2025[R]. Geneva: WHO.

World Health Organization, 2017. Integrated care for older people: guidelines on community-level interventions to manage declines in intrinsic capacity[R]. Geneva: WHO.

World Health Organization, 2019. Integrated care for older people (ICOPE) implementation framework: guidance for systems and services[R]. Geneva: WHO.

World Health Organization. (2019-10-07)[2021-06-20]. Dementia: a public health priority [EB/OL]. https://www.who.int/multi-media/details/dementia-a-public-health-priority.

World Health Organization. (2020-09-21) [2021-06-20]. Dementia [EB/OL]. https：//www.who.int/news-room/fact-sheets/detail/dementia.

World Health Organization. [2021-06-20]. Dementia [EB/OL]. https：//www.who.int/health-topics/dementia#tab=tab_1.

World Health Organization, 2019. Integrated care for older people (ICOPE): Guidance for person-centred assessment and pathways in primary care[R]. Geneva: WHO.

第4章　相关政策与认知障碍老年人健康状况分析

我国逐步重视老年认知障碍问题，加强了政策中关于失智症筛查、诊断、干预及照护等方面的要求，本章系统收集国内相关政策，对政策文本的发文时间、发文主体等进行分析，了解老年认知障碍社区健康服务管理政策的基本情况，分析我国老年认知障碍社区健康服务管理政策的现状。同时，分析研究国外相关政策，以便对国际相关的先进经验加以借鉴。用数据分析的方式直观反映记忆减退和重度认知障碍老年人的相关健康状况及影响因素，为下一步研究提供依据。如图 4-1 所示。

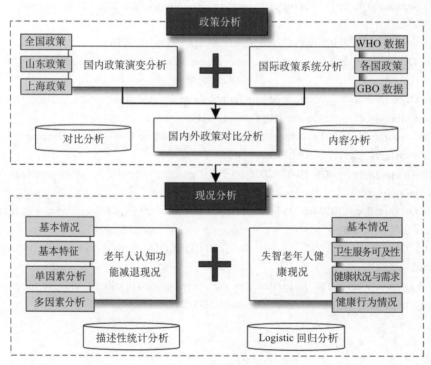

图 4-1　研究思路示意图

第一节 老年认知障碍相关政策分析

一、老年认知障碍社区健康服务管理政策文本选择

1. 我国政策文本搜集 政策文本的搜集采用多元途径，多元途径搜集能够纳入多层次、多部门颁布的政策文本，保证相关政策的多样性，同时要尽量做到不遗漏重大政策文本。本节以国家法律法规、地方性法规，以及全国政策、山东政策和上海政策为研究对象，借助国家卫生健康委员会、中国政府网、上海市卫生健康委员会和山东省卫生健康委员会等官方网站及北大法宝检索平台，以"认知功能障碍""认知障碍""失智""阿尔茨海默"和"痴呆"等为主题，对颁布的政策文本进行搜集，共计 354 项政策文本（表4-1）。

表4-1 老年认知障碍社区健康服务管理相关政策法规一览表

编号	名称
1	"健康中国 2030"规划纲要
2	国家基本公共服务标准（2021 年版）
3	国务院办公厅关于印发国家残疾预防行动计划（2016—2020 年）的通知
4	中国银保监会关于使用《中国人身保险业重大疾病经验发生率表（2020）》有关事项的通知
5	国家卫生健康委员会、国家发展和改革委员会、教育部等关于建立完善老年健康服务体系的指导意见
……	……
352	民政部、国家发展和改革委员会、财政部等关于加快实施老年人居家适老化改造工程的指导意见
353	民政部办公厅关于印发《新冠肺炎疫情高风险地区及被感染养老机构防控指南》的通知
354	国家卫生健康委员会、民政部、国家发展和改革委员会等关于深入推进医养结合发展的若干意见

可以看出有关老年认知障碍社区健康服务管理的法律架构初步形成，框架体系基本完整，开展老年认知障碍社区健康服务管理的法律保障基本形成。

2. 我国政策文本基本情况分析

（1）发文时间分析：摘录 354 项法律法规及相关政策的发文时间和数量，对政策文本的颁布时间和数量进行统计分析，了解我国老年认知障碍社区健康服务管理法律法规及相关政策的发展趋势。总体来看，在 2020 年及以前，老年认知障碍社区健康服务管理相关政策发文数量逐渐上升，2018 年为峰值（图 4-2）。"十三五"之后，我国对老年认知障碍健康管理的重视程度不断提升，影响了后续政策的数量，如 2016 年国务院先后发布了

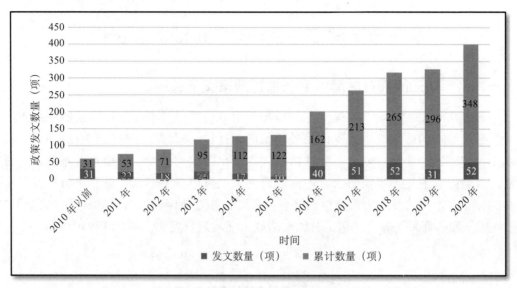

图 4-2　发文时间与数量的分析

《"健康中国 2030"规划纲要》和《"十三五"卫生与健康规划》，其在各方面对老年认知障碍的服务与管理进行了强调，2017—2020 年是相关政策文件发布的高峰期，表明在"十三五"期间对老年认知障碍的相关服务管理不断加强和规范。我国老年认知障碍社区健康服务管理正处于起步阶段。

（2）发文主体分析：对政策发文主体分析，了解不同主体的参与程度，明确老年认知障碍社区健康服务管理的主要部门。依据层级发文主体分为三级，即第一层级为国家层面；第二层级为地方规范；第三层级为具体工作文件（表 4-2）。

表 4-2　不同主体老年认知障碍社区健康管理相关政策法规发文数量分析

发文机关	数量（项）	发文机关	数量（项）
青岛市民政局	28	上海市财政局	6
上海市民政局	27	上海市科学技术委员会	5
上海市人民政府	26	山东省人力资源和社会保障厅	5
青岛市人民政府	17	浦东新区人民政府	5
山东省人民政府	12	上海市老龄工作委员会	5
上海市卫生和计划生育委员会	12	淄博市人民政府	5
青岛市社会保险事业局	7	上海市宝山区人民政府	5
威海市人民政府	7	……	……
国务院	7	国家中医药管理局	3
山东省民政厅	6	国家市场监督管理总局	3

二、老年认知障碍社区健康服务管理内容分析框架确定

研究时选择的老年认知障碍社区健康服务管理政策文本众多，但发文时间和发文主体不同，不同的发文时间涉及的现实事件与适用情况不同，不同的发文主体发布的政策文件的关注目标与实施措施也不同，因此在不同政策下存在多种影响老年认知障碍社区健康服务管理的因素，涉及认知宣传、预防筛查、疾控转诊、后续管控、体系建设等多个方面，因此需要对政策文本进行系统的分析。

1. 确定政策内容分析的分类框架　内容分析法的核心步骤在于根据政策分类选择每一项政策的分析单位，因此确定政策分类尤为重要。研究以系统论为基础，确定政策文本分类框架：根据"结构 - 过程 - 结果"模型，将结构、过程、结果三个分析维度作为一级分类；根据理论基础与政策评阅，收集汇总作为二级分类。

"结构"维度主要指老年认知障碍社区健康服务管理所需的资源，具有相对稳定的特征，包括理念环境、人力资源、财政支持、物资供给、信息技术、制度建设 6 个方面。"过程"维度依据过程性终点的属性，借鉴成熟的国际经验，分析老年认知障碍社区健康服务管理，将目前较为先进的老年认知障碍服务路径作为过程指标，包括筛查识别、综合评估、制订干预计划、计划监测与转诊，以及社区与照护者支持 5 个方面。"结果"维度主要是老年认知障碍社区健康服务管理相关政策发布的目标，是从顶层设计的角度体现政策期望达到的效果，一方面要从关注服务系统的直接服务角度考虑系统结果，另一方面要从提升人群健康的角度考虑健康结果。老年认知障碍社区健康服务管理相关政策文本分类框架见表 4-3，从不同的方面对老年认知障碍社区健康服务管理相关政策进行分析。通过对国内外相关政策进行比较，确定发展方向。

表 4-3　老年认知障碍社区健康服务管理相关政策文本分类框架

一级分类	二级分类
结构	理念环境
	人力资源
	财政支持
	物资供给
	信息技术
	制度建设
过程	预防
	筛查识别
	综合评估
	制订干预计划
	计划监测与转诊
	社区与照护者支持
结果	系统结果
	健康结果

2.确定分析思路　我国对老年认知障碍社区健康服务管理政策内容分析的目的在于明确我国老年认知障碍的社区健康服务管理政策现状。同时,了解老年人社区健康服务管理较为成熟的发达国家的现状。

三、老年认知障碍社区健康服务管理政策内容分析

1.政策文本层级及时间分析　老年认知障碍社区健康服务管理相关政策中共提及2542次政策分类。有关"结构"维度的政策发布数量最多,对老年认知障碍社区服务开展的人、财、物等结构层面的发展关注度较高,频数为1604次,频率达63.10%。其次是"过程"维度,频数为847次,频率达33.32%,"结果"维度,频数为91次,频率为3.58%。从不同层级来看,国家层面政策分类共提及1106次,占43.51%;地方(上海和山东)层面政策分类提及1436次,占56.49%。国家与地方层面均对"结构"维度的政策比较关注,频率分别为67.54%和59.68%。国家层面对"结果"维度的政策分类比例略高于地方层面,国家层面提及56次,占5.06%(表4-4)。

表4-4　老年认知障碍社区健康服务管理相关政策不同层级的分类情况

政策分类	国家政策		地方政策		合计	
	频数(次)	频率(%)	频数(次)	频率(%)	频数(次)	频率(%)
结构	747	67.54	857	59.68	1604	63.10
过程	303	27.40	544	37.88	847	33.32
结果	56	5.06	35	2.44	91	3.58
合计	1106	43.51	1436	56.49	2542	100.00

根据政策发布时间,早期阶段对"结果"维度的关注度较高,反映了政策的出台有一定的预见性,起到了目标提示的作用,在早期阶段提出"老年认知障碍社区健康服务管理"的目标。"十三五"期间,老年认知障碍社区健康服务管理政策处于高发布期。对"结构"维度关注度较高,关注度达65.95%(表4-5)。

表4-5　"十三五"期间老年认知障碍社区健康服务管理相关政策的分类情况

政策分类	"十三五"期间	
	频数(次)	关注度(%)
结构	1168	65.95
过程	399	22.53
结果	204	11.52
合计	1771	100.00

2.政策文本内容分类分析

(1)我国老年认知障碍社区健康服务管理"结构"维度政策文本情况:从"结构"

维度方面看，政策提及最多的是理念环境，共 266 次，占"结构"维度的 34.59%；有关老年认知障碍健康管理制度建设的政策规定提及次数为 172 次，提及频率为 22.37%；有关我国老年认知障碍社区服务的财政支持和物资供给等政策相对较少提及，分别占 16.78% 和 12.22%；占比最少的是信息技术和人力资源政策，分别为 10.27% 和 3.77%（表 4-6）。

表 4-6 老年认知障碍社区健康服务管理相关政策"结构"维度相关政策的分类情况

政策分类	频数（次）	频率（%）
制度建设	172	22.37
物资供给	94	12.22
人力资源	29	3.77
财政支持	129	16.78
信息技术	79	10.27
理念环境	266	34.59
合计	769	100.00

根据政策的发布时间，"十三五"期间更多关注的仍然是老年认知障碍社区健康服务管理的理念环境和制度建设，发文频率分别达 35.74% 和 20.96%，远高于其他维度，同时"十三五"期间出台的相关政策中财政支持的提及次数有一定的上升，发文频率达 17.35%；"十三五"期间在物资供给、信息技术方面的发文频率高于以往（表 4-7）。

表 4-7 "十三五"期间老年认知障碍社区健康服务管理相关政策"结构"维度的分类情况

政策分类	频数（次）	频率（%）
制度建设	122	20.96
物资供给	72	12.37
人力资源	14	2.41
财政支持	101	17.35
信息技术	65	11.17
理念环境	208	35.74
合计	582	100.00

在"结构"维度的二级分类中可以看出，"十三五"期间对老年认知障碍社区健康服务管理"结构"维度的规定较多，在"十三五"期间，各方面相关的政策规定都得到了提高。

（2）我国老年认知障碍社区健康服务管理"过程"维度政策文本情况：从"过程"维度方面看，政策提及次数最多的是制订干预计划，共 1034 次，占"过程"维度的 94.17%；

有关老年认知障碍健康管理筛查识别的政策规定提及次数共 36 次，提及频率为 3.28%；有关我国老年认知障碍社区服务综合评估的政策提及较少，占 1.27%；最少的是计划监测与转诊，以及社区与照护者支持的政策，占比最小，分别为 0.64% 和 0.64%（表 4-8）。

表 4-8 老年认知障碍社区健康服务管理相关政策 "过程" 维度的分类情况

政策分类	频数（次）	频率（%）
筛查识别	36	3.28
综合评估	14	1.27
制订干预计划	1034	94.17
计划监测与转诊	7	0.64
社区与照护者支持	7	0.64
合计	1098	100.00

根据政策的发布时间，"十三五" 期间开始关注筛查识别、综合评估和社区与照护者支持，但重点仍在制订干预计划上，为 95.25%，远高于其他维度（表 4-9）。

表 4-9 "十三五" 期间老年认知障碍社区健康服务管理相关政策 "过程" 维度的分类情况

政策分类	频数（次）	频率（%）
筛查识别	22	2.44
综合评估	7	0.77
制订干预计划	862	95.25
计划监测与转诊	7	0.77
社区与照护者支持	7	0.77
合计	905	100.00

从 "过程" 维度的二级分类中可以看出，"十三五" 期间对老年认知障碍社区健康服务管理 "过程" 维度规定明显增多，随着时间的延长，老年认知障碍社区健康服务管理在 "十三五" 期间各方面的相关政策规定都得到了提高，不再局限于制订干预计划方面，开始出台其他方面的相关政策。

（3）我国老年认知障碍社区健康服务管理"结果"维度政策文本情况：从"结果"维度看，政策提及最多的分类是系统结果共 36 次，占 "结果" 维度的 83.72%；有关老年认知障碍健康管理健康结果的政策规定提及次数共 7 次，提及频率为 16.28%，相对较少。从政策关注的焦点来看，国家与地方层面对系统结果较为关注，频率分别为 75.00% 和 100.00%，国家层面还关注健康结果，占 25.00%（表 4-10）。

根据政策的发布时间，"十三五" 期间开始关注老年认知障碍社区健康服务管理的健康结果，系统结果和健康结果的发文频率分别为 80.56% 和 19.44%（表 4-11）。

表 4-10　老年认知障碍社区健康服务管理相关政策"结果"维度不同层级的分类情况

政策分类	国家政策		地方政策		合计	
	频数（次）	频率（%）	频数（次）	频率（%）	频数（次）	频率（%）
系统结果	22	75.00	14	100.00	36	83.72
健康结果	7	25.00	0	0.00	7	16.28
合计	29	67.44	14	32.56	43	100.00

表 4-11　"十三五"期间老年认知障碍社区健康服务管理相关政策"结果"维度的分类情况

政策分类	频数（次）	频率（%）
系统结果	29	80.56
健康结果	7	19.44
合计	36	100.00

在"结果"维度的二级分类中可以看出，"十三五"期间对老年认知障碍社区健康服务管理"结果"维度的规定开始增加，在"十三五"期间，系统结果相关政策规定的数量得到了提升，健康结果相关的政策规定实现了从无到有。

（4）国外关于老年认知障碍服务管理的概况：绝大多数国家将失智症纳入国家部委的投资组合中，并将失智症纳入政府部门管理范畴中，其中澳大利亚、日本、马尔代夫等将其纳入老龄化部门，智利、斯威士兰、约旦等将其纳入心理健康部门，法国、意大利、荷兰等将其纳入卫生部门，且在绝大多数国家部委中具有代表性（表 4-12）。

表 4-12　国外失智症治理情况

国家	是否将失智症纳入部委的投资组合中	将失智症纳入的政府部门	是否在国家部委中具有代表性
澳大利亚	是	老龄化部门	是
孟加拉国	是	非传染性疾病部门	是
智利	是	心理健康部门	是
哥斯达黎加	是	卫生部门	是
多米尼加共和国	是	卫生部门	是
斯威士兰	是	心理健康部门	否
斐济	否	不适用	否
法国	是	卫生部门	是
匈牙利	否	不适用	否
意大利	是	卫生部门	是
日本	是	老龄化部门	是

续表

国家	是否将失智症纳入部委的投资组合中	将失智症纳入的政府部门	是否在国家部委中具有代表性
约旦	是	心理健康部门	是
马尔代夫	是	老龄化部门	否
毛里求斯	是	心理健康部门	是
缅甸	否	不适用	是
荷兰	是	卫生部门	是
卡塔尔	是	老龄化部门	是
瑞典	是	老龄化部门	是
瑞士	是	卫生部门	是
多哥	是	非传染性疾病部门	是
突尼斯	否	不适用	是

在失智症国家规划方面，澳大利亚、智利、法国等国家的国家失智症计划提到了资金的可获得性；智利、哥斯达黎加、多米尼加共和国等国家有监测指标；绝大多数国家已经存在或正在开发国家失智症计划（表 4-13）。

表 4-13　国外失智症国家规划情况

国家	是否提到资金可获得性	是否有监测指标	是否有国家失智症计划
澳大利亚	是	否	是
孟加拉国	不适用	不适用	否
智利	是	是	是
哥斯达黎加	否	是	是
多米尼加共和国	否	是	是
斯威士兰	不适用	不适用	否
斐济	不适用	不适用	否
法国	是	是	是
匈牙利	不适用	不适用	否
意大利	否	是	是
日本	是	是	是
约旦	不适用	不适用	否
马尔代夫	不适用	不适用	否
毛里求斯	否	不适用	正在开发

续表

国家	是否提到资金可获得性	是否有监测指标	是否有国家失智症计划
缅甸	不适用	不适用	否
荷兰	是	是	是
卡塔尔	否	是	正在开发
瑞典	否	是	是
瑞士	是	是	是
多哥	不适用	不适用	否
突尼斯	否	是	正在开发

在诊断服务方面,绝大多数国家存在以社区为基础的失智症保健社会护理服务;大部分国家的社区失智症诊断服务的可及性较好,尤其在首都具有很好的可及性,主要城市次之,农村地区稍差;大部分国家会在社区提供失智症诊断服务;澳大利亚、孟加拉国、哥斯达黎加等国家主要提供社区失智症诊断服务的机构既有公营又有私营(表4-14)。

表 4-14 国外失智症诊断服务情况

国家	是否存在以社区为基础的失智症保健社会护理服务	可及性	是否在社区提供失智症诊断服务	主要提供社区失智症诊断服务的机构性质
澳大利亚	是	首都、主要城市和农村地区	是	公营和私营都有
孟加拉国	是	首都和主要城市	是	公营和私营都有
智利	是	首都和主要城市	是	公营
哥斯达黎加	是	首都和主要城市	是	公营和私营都有
多米尼加共和国	是	首都	是	公营
斯威士兰	是	不适用	否	不适用
斐济	是	首都、主要城市和农村地区	是	公营
法国	是	首都、主要城市和农村地区	是	私营
匈牙利	是	首都、主要城市和农村地区	是	公营
意大利	是	首都、主要城市和农村地区	是	公营
日本	是	首都、主要城市和农村地区	是	公营和私营都有
约旦	是	首都和主要城市	是	公营和私营都有
马尔代夫	否	不适用	不适用	不适用
毛里求斯	是	首都、主要城市和农村地区	是	公营和私营都有
缅甸	否	不适用	不适用	不适用
荷兰	是	首都、主要城市和农村地区	是	私营

续表

国家	是否存在以社区为基础的失智症保健社会护理服务	可及性	是否在社区提供失智症诊断服务	主要提供社区失智症诊断服务的机构性质
卡塔尔	是	首都	否	公营
瑞典	是	首都、主要城市和农村地区	是	公营
瑞士	是	首都、主要城市和农村地区	是	公营和私营都有
多哥	是	首都	否	公营和私营都有
突尼斯	是	首都和主要城市	是	公营和私营都有

在行为和心理管理方面,绝大多数国家社区失智症行为和心理管理的可及性较好,许多国家的首都和主要城市具有很好的行为和心理管理可及性,澳大利亚、斐济、匈牙利、意大利等国家的农村地区也具有社区失智症行为和心理管理的可及性;许多国家社区失智症的行为和心理管理具有可用性;其中大多数国家社区老年失智症行为和心理管理的主要提供机构是公营的,也有一部分国家如孟加拉国、日本、毛里求斯等,社区老年失智症行为和心理管理的主要提供机构既有公营又有私营;2017年在澳大利亚,社区接受行为和心理管理的失智症患者人数为6900人;在智利,社区接受行为和心理管理的失智症患者人数为3000人,其余国家的数据未进行统计(表4-15)。

表 4-15　国外失智症行为和心理管理情况

国家	可及性	是否具有可用性	主要提供社区老年失智症行为和心理管理的机构性质	在社区接受行为和心理管理的失智症患者人数
澳大利亚	首都、主要城市和农村地区	是	公营	6900人
孟加拉国	首都和主要城市	是	公营和私营都有	不适用
智利	首都和主要城市	是	公营	3000人
哥斯达黎加	首都和主要城市	是	公营	不适用
多米尼加共和国	首都和主要城市	是	公营	不适用
斯威士兰	不适用	不适用	不适用	不适用
斐济	首都、主要城市和农村地区	是	公营	不适用
法国	首都和主要城市	是	公营	不适用
匈牙利	首都、主要城市和农村地区	是	公营	不适用
意大利	首都、主要城市和农村地区	是	公营	不适用
日本	首都、主要城市和农村地区	是	公营和私营都有	不适用
约旦	首都和主要城市	是	公营和私营都有	不适用

续表

国家	可及性	是否具有可用性	主要提供社区老年失智症行为和心理管理的机构性质	在社区接受行为和心理管理的失智症患者人数
马尔代夫	不适用	不适用	不适用	不适用
毛里求斯	首都、主要城市和农村地区	是	公营和私营都有	不适用
缅甸	不适用	不适用	不适用	不适用
荷兰	首都、主要城市和农村地区	是	私营	不适用
卡塔尔	首都	是	公营	不适用
瑞典	首都、主要城市和农村地区	是	公营	不适用
瑞士	首都、主要城市和农村地区	是	公营和私营都有	不适用
多哥	首都	是	公营	不适用
突尼斯	首都和主要城市	是	公营和私营都有	不适用

在日常生活支持服务活动方面，许多国家的老年失智症社区日常生活支持服务活动具有可及性，其中大部分国家的首都和主要城市，老年失智症社区日常生活支持服务活动具有可及性，如澳大利亚、法国、匈牙利、意大利等国家的农村地区，老年失智症社区日常生活支持服务活动也具有可及性；在智利，社区接受日常生活支持服务活动的失智症患者人数为 3000 人；在突尼斯，社区接受日常生活支持服务活动的失智症患者人数为 200 人，其余国家的数据未进行统计；许多国家都有在社区为失智症患者提供日常生活支持服务的活动，其中澳大利亚、法国、荷兰等国家，主要为社区提供失智症日常生活支持服务的机构是私营的，智利、匈牙利、卡塔尔等国家，主要为社区提供失智症日常生活支持服务的机构是公营的，孟加拉国、哥斯达黎加、多米尼加共和国等国家，主要为社区提供失智症日常生活支持服务的机构既有私营又有公营（表 4-16）。

表 4-16　国外失智症日常生活支持服务活动情况

国家	可及性	在社区接受日常生活支持服务活动的失智症患者人数	是否在社区为失智症患者提供日常生活支持服务的活动	主要为社区提供失智症日常生活支持服务的机构性质
澳大利亚	首都、主要城市和农村地区	不适用	是	私营
孟加拉国	首都和主要城市	不适用	是	公营和私营都有
智利	首都主要城市	3000 人	是	公营
哥斯达黎加	首都和主要城市	不适用	是	公营和私营都有
多米尼加共和国	首都和主要城市	不适用	是	公营和私营都有
斯威士兰	不适用	不适用	否	不适用

续表

国家	可及性	在社区接受日常生活支持服务活动的失智症患者人数	是否在社区为失智症患者提供日常生活支持服务的活动	主要为社区提供失智症日常生活支持服务的机构性质
斐济	不适用	不适用	否	不适用
法国	首都、主要城市和农村地区	不适用	否	私营
匈牙利	首都、主要城市和农村地区	不适用	是	公营
意大利	首都、主要城市和农村地区	不适用	是	公营和私营都有
日本	首都、主要城市和农村地区	不适用	是	公营和私营都有
约旦	首都和主要城市	不适用	是	公营和私营都有
马尔代夫	不适用	不适用	不适用	不适用
毛里求斯	首都、主要城市和农村地区	不适用	是	公营和私营都有
缅甸	不适用	不适用	不适用	不适用
荷兰	首都、主要城市和农村地区	不适用	是	私营
卡塔尔	首都和主要城市	不适用	是	公营
瑞典	首都、主要城市和农村地区	不适用	是	公营
瑞士	首都、主要城市和农村地区	不适用	是	公营和私营都有
多哥	首都	不适用	是	私营
突尼斯	首都	200 人	是	公营和私营都有

第二节　样本地区的现状分析

通过前面政策分析，已经明确我国在老年认知障碍社区健康服务管理方面有所探索，总体对比下来还存在一定局限性。

一、样本地区老年人记忆力减退情况

1. 老年人记忆力减退基本情况　2020 年，对上海市金山区的城乡老年人进行了一项专项调查，涉及 60 岁及以上老年人共 1052 人，调查发现记忆力减退者有 640 人，占 60.84%，记忆力正常者有 412 人，占 39.16%。可见在老年人群中记忆力减退情况明显，这通常被认为是认知功能减退的前兆。

2. 不同特征老年人记忆力减退情况　不同特征老年人的记忆力减退情况见表 4-17。样本地区结果显示，城乡吸烟或饮酒的老年人记忆力减退情况存在显著差异（$P < 0.05$）。吸烟或饮酒的老年人记忆力减退情况反而较不吸烟或不饮酒的老年人好。

表 4-17　不同特征的老年人记忆力减退情况

项目	分类	记忆力减退		记忆力正常		合计 N (%)	χ^2 (P)
		例数 (N)	百分比 (%)	例数 (N)	百分比 (%)		
性别	男性	215	57.80	157	42.20	372 (100.00)	2.233 (0.135)
	女性	425	62.50	255	37.50	680 (100.00)	
年龄	60～69 岁	280	59.96	187	40.04	467 (100.00)	0.520 (0.771)
	70～79 岁	249	60.88	160	39.12	409 (100.00)	
	80 岁及以上	111	63.07	65	36.93	176 (100.00)	
城乡	城市	459	58.40	327	41.60	786 (100.00)	7.765 (0.005)
	农村	181	68.05	85	31.95	266 (100.00)	
婚姻状况	已婚/同居	521	60.65	338	39.35	859 (100.00)	0.301 (0.960)
	未婚	2	50.00	2	50.00	4 (100.00)	
	离婚	5	62.50	3	37.50	8 (100.00)	
	丧偶	112	61.88	69	38.12	181 (100.00)	
文化程度	小学及以下	358	61.62	223	38.38	581 (100.00)	0.622 (0.891)
	初中	147	58.80	103	41.20	250 (100.00)	
	高中或中专	105	61.40	66	38.60	171 (100.00)	
	大专或本科及以上	30	60.00	20	40.00	50 (100.00)	
是否吸烟	已戒烟	44	66.67	22	33.33	66 (100.00)	11.439 (0.003)
	是	74	48.68	78	51.32	152 (100.00)	
	否	522	62.59	312	37.41	834 (100.00)	
是否饮酒	已戒酒	15	53.57	13	46.43	28 (100.00)	8.789 (0.012)
	是	69	50.00	69	50.00	138 (100.00)	
	否	556	62.75	330	37.25	886 (100.00)	
是否独居	是	69	62.16	42	37.84	111 (100.00)	0.092 (0.762)
	否	571	60.68	370	39.32	941 (100.00)	

　　3. 老年人记忆力减退可能影响因素的单因素分析　对所调查的老年人进行社会资本评估，该评估分为社会参与、社会支持、社会联系、信任、归属感、互惠 6 个因素。本研究的 6 个因素全部采用单因素 Logistic 回归分析法探究老年人记忆力减退的可能影响因素，$P < 0.01$。

　　单因素分析结果见表 4-18。结果显示，社会支持、社会联系、信任、归属感、互惠 5 个因素是老年人记忆力减退的影响因素。

表 4-18　老年人记忆力减退影响因素的单因素分析

变量	B	P	OR	95% CI
社会参与	0.028	0.048	1.029	1.000 ~ 1.058
社会支持	0.049	0.001	1.050	1.022 ~ 1.079
社会联系	0.067	< 0.001	1.069	1.034 ~ 1.105
信任	0.110	< 0.001	1.116	1.068 ~ 1.166
归属感	0.078	< 0.001	1.081	1.044 ~ 1.120
互惠	0.095	< 0.001	1.100	1.064 ~ 1.136

4. 老年人记忆力减退影响因素的多因素分析　本研究以老年人记忆力是否减退为因变量,将不同特征老年人记忆力减退的差异性分析及单因素分析中具有统计学意义的变量作为自变量,纳入多因素 Logistic 回归模型。采用进入法作为自变量筛选方法,纳入标准为 0.05,排除标准为 0.10。变量赋值情况见表 4-19。

表 4-19　多因素分析的变量赋值情况

变量	赋值
记忆力是否减退	1 = 减退,2 = 正常(不减退)
城乡	1 = 城市,2 = 农村
吸烟 *	1 = 已戒烟,2 = 是,3 = 否
饮酒 *	1 = 已戒酒,2 = 是,3 = 否
社会参与	连续性变量
社会支持	连续性变量
社会联系	连续性变量
信任	连续性变量
归属感	连续性变量

赋值说明:自变量为连续性变量;因变量为记忆力是否减退,1= 减退,2= 正常(不减退)
* 无序多分类变量均设置哑变量

老年人记忆力减退影响因素的多因素分析结果见表 4-20。结果显示,城乡分布、吸烟情况、信任及互惠是老年人记忆力减退的影响因素,农村是老年人记忆力是否减退的危险因素,信任及互惠是老年人记忆力是否减退的保护因素。

表 4-20　老年人记忆力减退影响因素的多因素分析

变量	B	P	OR	95% CI
城乡	− 0.483	0.002	0.617	0.453 ~ 0.841
吸烟	0.480	0.021	1.616	1.075 ~ 2.430
信任	0.079	0.028	1.082	1.009 ~ 1.161
互惠	0.068	< 0.001	1.070	1.031 ~ 1.110

二、样本地区失智老年人健康相关情况

(一) 失智老年人基本情况分析

1. **失智老年人地区分布情况**　2018 年, 山东省老年人卫生服务机构共调查 60 岁及以上老年人 8847 人, 其中失智老年人共 261 人, 患病率为 2.95%。261 名失智老年人地区分布情况如图 4-3 所示。西部地区患病人数最多 (106 人), 占 40.61%; 中部地区患病人数多于东部地区; 东部地区患病人数最少 (69 人), 占 26.44%。

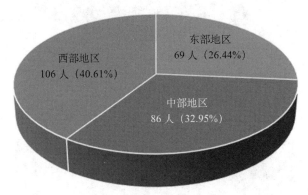

图 4-3　失智老年人地区分布情况

2. **失智老年人性别分布情况**　失智老年人性别分布情况如图 4-4 所示。失智老年人的男女比例接近, 男性比例稍高, 占 50.57%, 共 132 人; 女性比例稍低, 占 49.43%, 共 129 人。

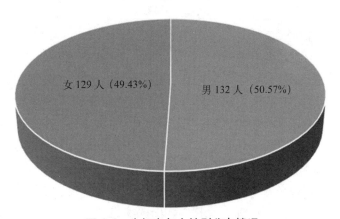

图 4-4　失智老年人性别分布情况

3. **失智老年人城乡分布情况**　失智老年人城乡分布情况如图 4-5 所示。从城乡地区分布看, 大多数失智老年人分布在农村地区, 共 169 人, 占 64.75%; 92 名失智老年人来自城市, 占 35.25%。

4. **失智老年人年龄分布情况**　失智老年人年龄分布情况如图 4-6 所示。60 ~ 69 岁患者人数最多, 共 117 人, 占 44.83%; 70 ~ 79 岁患者人数次之, 共 84 人, 占 32.18%; 80 岁及以上患者人数最少, 共 60 人, 占 22.99%。

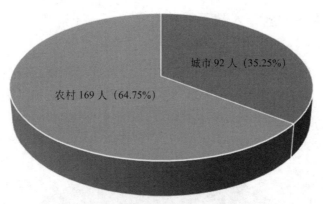

图 4-5 失智老年人城乡分布情况

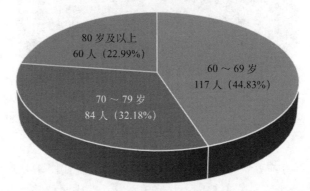

图 4-6 失智老年人年龄分布情况

5. 失智老年人经济状况分析

（1）失智老年人主要经济来源

1）不同地区失智老年人主要经济来源：失智老年人的最主要经济来源为家庭其他成员供养（36.02%），其次为最低生活保障（27.97%），仅 2 例失智老年人的主要经济来源为财产性收入（0.77%）。从不同地区看，东部地区、中部地区、西部地区失智老年人的主要经济来源分布存在差异（$P < 0.001$），主要体现在东部地区、中部地区、西部地区，失智老年人的主要经济来源中，劳动收入、最低生活保障、家庭其他成员供养的比例依次增大，离退休养老金、财产性收入的比例依次减小（表 4-21）。由于不同地区失智老年人的经济情况有所不同，其治疗情况差异较大，因此要更加关注失智老年人的健康管理服务问题。

2）不同性别失智老年人主要经济来源：不同性别失智老年人的主要经济来源分布存在差异（$P < 0.001$），主要体现在男性失智老年人的主要经济来源，为劳动收入、离退休养老金及最低生活保障，其比例明显高于女性，而男性主要经济来源为家庭其他成员供养的比例明显低于女性（表 4-22）。这是由于女性失智老人主要依靠他人供养，缺乏经济自主权，在失智老年人的健康管理服务中，应多关注女性失智老人因经济不便带来的治疗不及时等问题。

表 4-21　不同地区失智老年人主要经济来源

地区	劳动收入 N (%)	离退休养老金 N (%)	最低生活保障 N (%)	财产性收入 N (%)	家庭其他成员供养 N (%)	其他 N (%)	合计 N (%)	χ^2 (P)
东部地区	8 (11.59)	23 (33.33)	18 (26.09)	1 (1.45)	17 (24.64)	2 (2.90)	69 (100.00)	
中部地区	12 (13.95)	7 (8.14)	24 (27.91)	1 (1.16)	32 (37.21)	10 (11.63)	86 (100.00)	47.567 (< 0.001)
西部地区	23 (21.70)	3 (2.83)	31 (29.25)	0 (0.00)	45 (42.45)	4 (3.77)	106 (100.00)	
总计	43 (16.47)	33 (12.64)	73 (27.97)	2 (0.77)	94 (36.02)	16 (6.13)	261 (100.00)	

表 4-22　不同性别失智老年人主要经济来源

性别	劳动收入 N (%)	离退休养老金 N (%)	最低生活保障 N (%)	财产性收入 N (%)	家庭其他成员供养 N (%)	其他 N (%)	合计 N (%)	χ^2 (P)
男性	28 (21.21)	24 (18.18)	38 (28.79)	1 (0.76)	30 (22.73)	11 (8.33)	132 (100.00)	
女性	15 (11.63)	9 (6.98)	35 (27.13)	1 (0.78)	64 (49.61)	5 (3.88)	129 (100.00)	25.388 (< 0.001)
总计	43 (16.47)	33 (12.64)	73 (27.97)	2 (0.77)	94 (36.02)	16 (6.13)	261 (100.00)	

3）不同城乡失智老年人主要经济来源：从城乡分布来看，城市与农村失智老年人的主要经济来源分布存在差异（P < 0.001），主要体现在城市失智老年人的主要经济来源中离退休养老金的比例最大，明显高于农村失智老年人（表 4-23）；农村失智老年人主要经济来源中家庭其他成员供养的比例最大，其次为最低生活保障，均高于城市失智老年人（表 4-23）。由于不同城乡经济水平不同，城市与农村失智老年人的疾病预后有所差异，因此要更加关注农村失智老年人的疾病管理与服务问题。

表 4-23　不同城乡失智老年人主要经济来源

城乡	劳动收入 N (%)	离退休养老金 N (%)	最低生活保障 N (%)	财产性收入 N (%)	家庭其他成员供养 N (%)	其他 N (%)	合计 N (%)	χ^2 (P)
城市	12 (13.04)	26 (28.26)	18 (19.57)	0 (0.00)	24 (26.09)	12 (13.04)	92 (100.00)	
农村	31 (18.34)	7 (4.14)	55 (32.54)	2 (1.18)	70 (41.42)	4 (2.37)	169 (100.00)	48.066 (< 0.001)
总计	43 (16.47)	33 (12.64)	73 (27.97)	2 (0.77)	94 (36.02)	16 (6.13)	261 (100.00)	

4）不同年龄失智老年人主要经济来源：从年龄分布来看，各年龄组失智老年人的主要经济来源分布存在差异（$P < 0.001$），主要体现在随着年龄的增长，失智老年人的主要经济来源为劳动收入的比例逐渐降低，主要经济来源为最低生活保障及家庭其他成员供养的比例逐渐升高（表4-24）。这说明年龄能够影响失智老年人的劳动力，年龄越大，对家庭的经济依赖性越强，因此要加强对高龄失智老年人的关注。

表4-24 不同年龄失智老年人主要经济来源

年龄（岁）	劳动收入 N（%）	离退休养老金 N（%）	最低生活保障 N（%）	财产性收入 N（%）	家庭其他成员供养 N（%）	其他 N（%）	合计 N（%）	χ^2（P）
60～69	36 (30.77)	16 (13.68)	32 (27.35)	0 (0.00)	28 (23.93)	5 (4.27)	117 (100.00)	
70～79	7 (8.33)	12 (14.29)	23 (27.38)	2 (2.38)	35 (41.67)	5 (5.95)	84 (100.00)	44.961 (< 0.001)
≥ 80	0 (0.00)	5 (8.33)	18 (30.00)	0 (0.00)	31 (51.67)	6 (10.00)	60 (100.00)	
总计	43 (16.47)	33 (12.64)	73 (27.97)	2 (0.77)	94 (36.02)	16 (6.13)	261 (100.00)	

5）失智老年人与未失智老年人主要经济来源：老年人最主要的经济来源为劳动收入（30.31%），其次为离退休养老金（28.56%），财产性收入的比例最小（0.92%）。从不同人群类型看，失智老年人与未失智老年人的主要经济来源分布存在差异（$P < 0.001$），主要体现在失智老年人的主要经济来源大多为家庭其他成员供养（36.02%）及最低生活保障（27.97%），劳动收入与离退休养老金所占比例较少；未失智老年人的主要经济来源大多为劳动收入（30.74%）与离退休养老金（29.04%），家庭其他成员供养及最低生活保障的比例较小（表4-25）。这说明失智老年人的主要经济来源大多需要他人救助，经济情况不容乐观。

表4-25 失智老年人与未失智老年人主要经济来源

	劳动收入 N（%）	离退休养老金 N（%）	最低生活保障 N（%）	财产性收入 N（%）	家庭其他成员供养 N（%）	其他 N（%）	合计 N（%）	χ^2（P）
失智	43 (16.47)	33 (12.64)	73 (27.97)	2 (0.77)	94 (36.02)	16 (6.13)	261 (100.00)	
未失智	2639 (30.74)	2493 (29.04)	1156 (13.47)	79 (0.92)	1835 (21.37)	383 (4.46)	8585 (100.00)	48.066 (< 0.001)
总计	2682 (30.31)	2526 (28.56)	1229 (13.89)	81 (0.92)	1929 (21.81)	399 (4.51)	8846 (100.00)	

（2）失智老年人所在家庭收支情况

1）不同地区失智老年人所在家庭收支情况：失智老年人所在家庭人均年收入为8775

元，人均年支出为 9332 元，人均年卫生支出为 3683 元。从不同地区看，东部地区、中部地区、西部地区失智老年人所在家庭的人均年收入、人均年支出分布存在差异（$P < 0.05$），主要体现在东部地区失智老年人所在家庭的人均年收入与人均年支出均高于中部地区与西部地区；但不同地区失智老年人所在家庭的人均年卫生支出分布没有明显差异（$P = 0.329$）（表 4-26）。这说明经济发展水平不同的地区，失智老年人所在家庭的经济状况也有所不同，需加强对西部地区失智老年人的关注。

表 4-26　不同地区失智老年人所在家庭收支情况

	人均年收入（元）	χ^2 (P) *	人均年支出（元）	χ^2 (P) *	人均年卫生支出（元）	χ^2 (P) *
东部地区	13 358		11 305		3641	
中部地区	7337	9.489(0.009)	7995	6.563(0.038)	3047	2.221(0.329)
西部地区	6958		9131		4227	
总计	8775		9332		3683	

* 非参数检验方法

2）不同性别失智老年人所在家庭收支情况：不同性别失智老年人所在家庭的人均年收入、人均年支出及人均年卫生支出分布均没有明显差异（$P > 0.05$）（表 4-27）。这说明失智老年人的性别与家庭收支情况无关。

表 4-27　不同性别失智老年人所在家庭收支情况

	人均年收入（元）	Z (P) *	人均年支出（元）	Z (P) *	人均年卫生支出（元）	Z (P) *
男性	8699	− 0.533	8476	− 0.713	3427	− 0.522
女性	8853	(0.594)	10 207	(0.476)	3946	(0.602)
总计	8775		9332		3683	

* 非参数检验方法

3）不同城乡失智老年人所在家庭收支情况：失智老年人所在家庭的人均年收入分布存在差异（$P < 0.001$），主要体现在城市失智老年人所在家庭的人均年收入高于农村，但不同城乡失智老年人所在家庭的人均年支出及人均年卫生支出分布没有明显差异（$P > 0.05$）（表 4-28）。

表 4-28　不同城乡失智老年人所在家庭收支情况

	人均年收入（元）	Z (P) *	人均年支出（元）	Z (P) *	人均年卫生支出（元）	Z (P) *
城市	11 805	− 3.503	10 405	− 1.231	3495	− 0.232
农村	7125	（< 0.001）	8747	(0.218)	3786	(0.817)
总计	8775		9332		3683	

* 非参数检验方法

4）不同年龄失智老年人所在家庭收支情况：不同年龄失智老年人所在家庭的人均年收入、人均年支出及人均年卫生支出分布均没有明显差异（$P > 0.05$）（表4-29）。这说明失智老年人的年龄与家庭收支情况无关。

表4-29　不同年龄失智老年人所在家庭收支情况

年龄（岁）	人均年收入（元）	$\chi^2 (P)$ *	人均年支出（元）	$\chi^2 (P)$ *	人均年卫生支出（元）	$\chi^2 (P)$ *
60 ~ 69	9351		8926		2888	
70 ~ 79	8169	5.341 (0.069)	9732	1.102 (0.576)	4458	1.875 (0.392)
≥ 80	8500		9562		4149	
总计	8775		9332		3683	

* 非参数检验方法

5）失智老年人与未失智老年人所在家庭收支情况：失智老年人所在家庭人均年收入为8775元，人均年支出为9332元，人均年卫生支出为3683元；未失智老年人所在家庭人均年收入为13178元，人均年支出为11153元，人均年卫生支出为3153元。从不同人群类型看，失智老年人与未失智老年人所在家庭的人均年收入、人均年支出及人均年卫生支出分布存在差异（$P < 0.001$），主要体现在失智老年人所在家庭的人均年收入、人均年支出低于未失智老年人所在家庭，但其人均年卫生支出高于未失智老年人所在家庭（表4-30）。这说明相比较未失智老年人，失智老年人所在家庭的收支情况较差，卫生支出费用较高，因此应更加关注失智老年人的服务与管理。

表4-30　失智老年人与未失智老年人所在家庭收支情况

	人均年收入（元）	$Z (P)$ *	人均年支出（元）	$Z (P)$ *	人均年卫生支出（元）	$Z (P)$ *
失智	8775	− 5.129 (< 0.001)	9332	− 2.467 (0.014)	3683	− 2.981 (0.003)
未失智	13 178		11 153		3153	

* 非参数检验方法

（二）失智老年人医疗卫生服务可及性

1. 失智老年人到最近医疗机构的距离

（1）不同地区失智老年人到最近医疗机构的距离：约3/4的失智老年人到最近医疗机构的距离不足1km（75.10%），到最近医疗机构的距离越远的地区，失智老年人的人数越少。从不同地区看，东部地区、中部地区、西部地区失智老年人到最近医疗机构的距离存在差异（$P < 0.001$），主要体现在西部地区失智老年人到最近医疗机构的距离在不足1km的比例明显低于东、中部地区，东部地区失智老年人到最近医疗机构的距离在3km及以上的比例明显高于中部地区与西部地区（表4-31）。

（2）不同性别失智老年人到最近医疗机构的距离：不同性别失智老年人到最近医疗机构的距离分布没有明显差异（$P > 0.05$）（表4-32）。这说明失智老年人的性别与到最近医疗机构的距离无关。

表 4-31　不同地区失智老年人到最近医疗机构的距离

地区	< 1km N (%)	1 ～< 2km N (%)	2 ～< 3km N (%)	≥ 3km N (%)	合计 N (%)	χ^2 (P)
东部地区	59 (85.50)	6 (8.70)	2 (2.90)	2 (2.90)	69 (100.00)	
中部地区	74 (86.05)	8 (9.30)	3 (3.49)	1 (1.16)	86 (100.00)	28.516 (< 0.001)
西部地区	63 (59.43)	20 (18.87)	21 (19.81)	2 (1.89)	106 (100.00)	
总计	196 (75.10)	34 (13.02)	26 (9.96)	5 (1.92)	261 (100.00)	

表 4-32　不同性别失智老年人到最近医疗机构的距离

性别	< 1km N (%)	1 ～< 2km N (%)	2 ～< 3km N (%)	≥ 3km N (%)	合计 N (%)	χ^2 (P)
男性	99 (75.00)	15 (11.36)	15 (11.36)	3 (2.28)	132 (100.00)	
女性	97 (75.19)	19 (14.73)	11 (8.53)	2 (1.55)	129 (100.00)	1.272 (0.736)
总计	196 (75.10)	34 (13.02)	26 (9.96)	5 (1.92)	261 (100.00)	

（3）不同城乡失智老年人到最近医疗机构的距离：不同城乡失智老年人到最近医疗机构的距离存在差异（$P < 0.05$），主要体现在城市失智老年人到最近医疗机构的距离在不足 1km、3km 及以上的比例高于农村，但距离在 1km 及以上、3km 以下的比例低于农村（表4-33）。这说明失智老年人的城乡分布与到最近医疗机构的距离有关，提示我们要针对不同城乡的失智老年人开展针对性的服务管理措施。

表 4-33　不同城乡失智老年人到最近医疗机构的距离

城乡	< 1km N (%)	1 ～< 2km N (%)	2 ～< 3km N (%)	≥ 3km N (%)	合计 N (%)	χ^2 (P)
城市	78 (84.78)	7 (7.61)	5 (5.44)	2 (2.17)	92 (100.00)	
农村	118 (69.82)	27 (15.97)	21 (12.43)	3 (1.78)	169 (100.00)	7.950 (0.047)
总计	196 (75.10)	34 (13.02)	26 (9.96)	5 (1.92)	261 (100.00)	

（4）不同年龄失智老年人到最近医疗机构的距离：不同年龄失智老年人到最近医疗机构的距离分布没有明显差异（$P > 0.05$）（表4-34）。这说明失智老年人的年龄与到最近医疗机构的距离无关。

（5）失智老年人与未失智老年人到最近医疗机构的距离：大多数老年人到最近医疗机构的距离在不足 1km（76.18%），随着到最近医疗机构的距离越远，老年人的人数越少，不到 3% 的老年人到最近医疗机构的距离在 3km 及以上（2.24%）。失智老年人与未失智老年人到最近医疗机构的距离分布存在差异（$P < 0.05$），主要体现在失智老年人到最近医疗机构的距离在 2km 以下的比例低于未失智老年人（表4-35）。这说明相比未失智老年人，失智老年人到最近医疗机构的距离较远，因此我们应加强对失智老年人疾病的管理。

表4-34 不同年龄失智老年人到最近医疗机构的距离

年龄（岁）	< 1km N（%）	1～< 2km N（%）	2～< 3km N（%）	≥3km N（%）	合计 N（%）	χ^2（P）
60～69	90（76.92）	16（13.68）	10（8.55）	1（0.85）	117（100.00）	
70～79	59（70.24）	9（10.71）	14（16.67）	2（2.38）	84（100.00）	9.046
≥80	47（78.34）	9（15.00）	2（3.33）	2（3.33）	60（100.00）	（0.171）
总计	196（75.10）	34（13.02）	26（9.96）	5（1.92）	261（100.00）	

表4-35 失智老年人与未失智老年人到最近医疗机构的距离

	< 1km N（%）	1～< 2km N（%）	2～< 3km N（%）	≥3km N（%）	合计 N（%）	χ^2（P）
失智	196（75.10）	34（13.03）	26（9.96）	5（1.91）	261（100.00）	
未失智	6543（76.22）	1397（16.27）	452（5.26）	193（2.25）	8585（100.00）	12.157 （0.007）
总计	6739（76.18）	1431（16.18）	478（5.40）	198（2.24）	8846（100.00）	

2. 失智老年人到最近医疗机构的时间

（1）不同地区失智老年人到最近医疗机构的时间：82.76% 的失智老年人到最近医疗机构的时间在 10 分钟以内，仅 3.83% 的失智老年人到最近医疗机构的时间超过 20 分钟。从不同地区看，东部地区、中部地区、西部地区失智老年人到最近医疗机构的时间没有明显差异（$P > 0.05$）（表4-36）。这说明失智老年人的地区分布与到最近医疗机构的时间无关。

表4-36 不同地区失智老年人到最近医疗机构的时间

地区	≤10min N（%）	11～15min N（%）	16～20min N（%）	> 20min N（%）	合计 N（%）	χ^2（P）
东部地区	60（86.95）	1（1.45）	5（7.25）	3（4.35）	69（100.00）	
中部地区	76（88.37）	5（5.81）	3（3.49）	2（2.33）	86（100.00）	9.357
西部地区	80（75.47）	9（8.49）	12（11.32）	5（4.72）	106（100.00）	（0.154）
总计	216（82.76）	15（5.75）	20（7.66）	10（3.83）	261（100.00）	

（2）不同性别失智老年人到最近医疗机构的时间：不同性别失智老年人到最近医疗机构的时间分布没有明显差异（$P > 0.05$）（表4-37）。这说明失智老年人的性别与到最近医疗机构的时间无关。

表4-37 不同性别失智老年人到最近医疗机构的时间

性别	≤10min N（%）	11～15min N（%）	16～20min N（%）	> 20min N（%）	合计 N（%）	χ^2（P）
男性	105（79.54）	9（6.82）	12（9.09）	6（4.55）	132（100.00）	
女性	111（86.05）	6（4.65）	8（6.20）	4（3.10）	129（100.00）	1.932 （0.584）
总计	216（82.76）	15（5.75）	20（7.66）	10（3.83）	261（100.00）	

（3）不同城乡失智老年人到最近医疗机构的时间：不同城乡失智老年人到最近医疗机构的时间分布没有明显差异（$P > 0.05$）（表 4-38）。这说明失智老年人的城乡分布与到最近医疗机构的时间无关。

表 4-38　不同城乡失智老年人到最近医疗机构的时间

城乡	≤ 10min N（%）	11 ～ 15min N（%）	16 ～ 20min N（%）	> 20min N（%）	合计 N（%）	χ^2（P）
城市	82（89.13）	5（5.43）	3（3.26）	2（2.18）	92（100.00）	5.333
农村	134（79.29）	10（5.92）	17（10.06）	8（4.73）	169（100.00）	（0.149）
总计	216（82.76）	15（5.75）	20（7.66）	10（3.83）	261（100.00）	

（4）不同年龄失智老年人到最近医疗机构的时间：不同年龄失智老年人到最近医疗机构的时间分布没有明显差异（$P > 0.05$）（表 4-39）。这说明失智老年人的年龄与到最近医疗机构的时间无关。

表 4-39　不同年龄失智老年人到最近医疗机构的时间

年龄（岁）	≤ 10min N（%）	11 ～ 15min N（%）	16 ～ 20min N（%）	> 20min N（%）	合计 N（%）	χ^2（P）
60 ～ 69	97（82.91）	5（4.27）	13（11.11）	2（1.71）	117（100.00）	7.332
70 ～ 79	69（82.15）	5（5.95）	5（5.95）	5（5.95）	84（100.00）	（0.291）
≥ 80	50（83.33）	5（8.33）	2（3.34）	3（0.50）	60（100.00）	
总计	216（82.76）	15（5.75）	20（7.66）	10（3.83）	261（100.00）	

（5）失智老年人与未失智老年人到最近医疗机构的时间：86.54% 的老年人到最近医疗机构的时间在 10 分钟内，到最近医疗机构的时间越长，老年人的人数越少，仅 2.71% 的老年人到最近医疗机构的时间超过 20 分钟。失智老年人与未失智老年人到最近医疗机构的时间分布不存在差异（$P > 0.05$）（表 4-40）。这说明老年人是否患有失智与到最近医疗机构的时间无关。

表 4-40　失智老年人与未失智老年人到最近医疗机构的时间

	≤ 10min N（%）	11 ～ 15min N（%）	16 ～ 20min N（%）	> 20min N（%）	合计 N（%）	χ^2（P）
失智	216（82.76）	15（5.75）	20（7.66）	10（3.83）	261（100.00）	7.469
未失智	7439（86.65）	533（6.21）	383（4.46）	230（2.68）	8585（100.00）	（0.058）
总计	7655（86.54）	548（6.19）	403（4.56）	240（2.71）	8846（100.00）	

（三）失智老年人自评健康、生活照护与卫生服务需求状况

1. 失智老年人自评健康状况

（1）不同地区患者自评有中度及以上健康问题：失智老年人自评健康状况最差的维度

是日常生活方面，有 54.41%（东部地区 52.17%，中部地区 59.30%，西部地区 51.89%）的失智老年人认为有中度及以上困难；其次是行动方面，有 53.64%（东部地区 49.28%，中部地区 56.98%，西部地区 53.77%）的失智老年人认为在行动中有中度及以上困难；自评健康状况最好的维度是焦虑抑郁方面，有 35.25%（东部地区 36.23%，中部地区 34.88%，西部地区 34.91%）的失智老年人有中度及以上问题。从不同地区看，东部地区、中部地区、西部地区失智老年人在各维度自评中，中度及以上健康问题的分布均没有明显差异（$P > 0.05$）（表 4-41）。这说明失智老年人的地区分布与自评健康状况无关。

表 4-41　不同地区失智老年人自评有中度及以上问题

	行动 N（%）	χ^2（P）	自我 照顾 N（%）	χ^2（P）	日常 生活 N（%）	χ^2（P）	疼痛／ 不适 N（%）	χ^2（P）	焦虑 抑郁 N（%）	χ^2（P）
东部 地区	34 (49.28)		31 (44.93)		36 (52.17)		41 (59.42)		25 (36.23)	
中部 地区	49 (56.98)	0.914 (0.633)	43 (50.00)	1.385 (0.500)	51 (59.30)	1.241 (0.538)	45 (52.33)	1.535 (0.464)	30 (34.88)	0.040 (0.980)
西部 地区	57 (53.77)		44 (41.51)		55 (51.89)		53 (50.00)		37 (34.91)	
总计	140 (53.64)		118 (45.21)		142 (54.41)		139 (53.26)		92 (35.25)	

（2）不同性别失智老年人自评有中度及以上健康问题：失智老年人自评健康状况最差的维度是日常生活方面，有 54.41%（男性 47.73%，女性 61.24%）的失智老年人认为有中度及以上困难；其次是行动方面，有 53.64%（男性 48.48%，女性 58.91%）的失智老年人认为在行动中有中度及以上困难；自评健康状况最好的维度是焦虑抑郁方面，有 35.25%（男性 30.30%，女性 40.31%）的失智老年人有中度及以上问题。从性别上看，不同性别失智老年人在日常生活方面自评有中度及以上问题的分布存在差异（$P < 0.05$）；在其他维度均没有明显差异（$P > 0.05$）（表 4-42）。这说明失智老年人的性别与自评健康状况无关。

表 4-42　不同性别失智老年人自评有中度及以上问题

	行动 N（%）	χ^2（P）	自我 照顾 N（%）	χ^2（P）	日常 生活 N（%）	χ^2（P）	疼痛／ 不适 N（%）	χ^2（P）	焦虑 抑郁 N（%）	χ^2（P）
男性	64 (48.48)	2.854 (0.091)	57 (43.18)	0.444 (0.505)	63 (47.73)	4.803 (0.028)	65 (49.24)	1.729 (0.189)	40 (30.30)	2.862 (0.091)
女性	76 (58.91)		61 (47.29)		79 (61.24)		74 (57.36)		52 (40.31)	
总计	140 (53.64)		118 (45.21)		142 (54.41)		139 (53.26)		92 (35.25)	

（3）不同城乡失智老年人自评有中度及以上健康问题：失智老年人自评健康状况最差的维度是日常生活方面，有 54.41%（城市 54.35%，农村 54.44%）的失智老年人认为有中度及以上困难；其次是行动方面，有 53.64%（城市 58.70%，农村 50.89%）的失智老年人

认为在行动上有中度及以上困难；自评健康状况最好的维度是焦虑抑郁方面，有 35.25%（城市 34.78%，农村 35.50%）的失智老年人有中度及以上问题。从城乡分布上看，城市和农村失智老年人在各维度自评有中度及以上健康问题的分布均没有明显差异（$P > 0.05$）（表 4-43）。说明失智老年人的城乡分布与自评健康状况无关。

表 4-43 不同城乡失智老年人自评有中度及以上问题

	行动 N (%)	χ^2 (P)	自我照顾 N (%)	χ^2 (P)	日常生活 N (%)	χ^2 (P)	疼痛/不适 N (%)	χ^2 (P)	焦虑抑郁 N (%)	χ^2 (P)
城市	54 (58.70)	1.460 (0.227)	44 (47.83)	0.392 (0.531)	50 (54.35)	0.000 (0.989)	50 (54.35)	0.068 (0.794)	32 (34.78)	0.014 (0.907)
农村	86 (50.89)		74 (43.79)		92 (54.44)		89 (52.66)		60 (35.50)	
总计	140 (53.64)		118 (45.21)		142 (54.41)		139 (53.26)		92 (35.25)	

（4）不同年龄失智老年人自评有中度及以上健康问题：失智老年人自评健康状况最差的维度是日常生活方面，有 54.41%（60～69 岁年龄组 35.90%，70～79 岁年龄组 57.14%，80 岁及以上年龄组 86.67%）的失智老年人认为有中度及以上困难；其次是行动方面，有 53.64%（60～69 岁年龄组 39.32%，70～79 岁年龄组 57.14%，80 岁及以上年龄组 76.67%）的失智老年人认为在行动上有中度及以上困难；自评健康状况最好的维度是焦虑抑郁方面，有 35.25%（60～69 岁年龄组 29.91%，70～79 岁年龄组 36.90%，80 岁及以上年龄组 43.33%）的失智老年人有中度及以上问题。从年龄上看，不同年龄失智老年人在行动、自我照顾、日常生活方面自评有中度及以上问题的分布存在差异（$P < 0.001$），主要表现在随着年龄的增长，失智老年人在这三个维度自评中有中度及以上健康问题的比例依次增大；但不同年龄的失智老年人在疼痛/不适及焦虑抑郁方面没有明显差异（$P > 0.05$），说明失智老年人的年龄与疼痛/不适及焦虑抑郁方面的健康状况差异无关（表 4-44）。

表 4-44 不同年龄失智老年人自评有中度及以上问题

年龄（岁）	行动 N (%)	χ^2 (P)	自我照顾 N (%)	χ^2 (P)	日常生活 N (%)	χ^2 (P)	疼痛/不适 N (%)	χ^2 (P)	焦虑抑郁 N (%)	χ^2 (P)
60～69	46 (39.32)		30 (25.64)		42 (35.90)		58 (49.57)		35 (29.91)	
70～79	48 (57.14)	22.861 (< 0.001)	43 (51.19)	40.797 (< 0.001)	48 (57.14)	41.585 (< 0.001)	49 (58.33)	1.508 (0.471)	31 (36.90)	3.278 (0.194)
≥80	46 (76.67)		45 (75.00)		52 (86.67)		32 (53.33)		26 (43.33)	
总计	140 (53.64)		118 (45.21)		142 (54.41)		139 (53.26)		92 (35.25)	

（5）失智老年人与未失智老年人自评有中度及以上健康问题：老年人自评健康状况最差的维度是疼痛/不适方面，有 35.20%（失智老年人 53.26%，未失智老年人 34.65%）

的老年人认为有中度及以上疼痛；自评有中度及以上问题最少的维度是自我照顾方面，有 10.04%（失智老年人 45.21%，未失智老年人 8.97%）的老年人认为有中度及以上问题。从不同人群类型看，失智老年人与未失智老年人自评有中度及以上健康问题存在差异（$P < 0.001$），主要表现在失智老年人在各维度自评有中度及以上问题的比例明显高于未失智老年人（表 4-45）。这说明失智老年人的健康问题较多，需更关注失智老年人的日常管理与服务工作。

表 4-45 不同人群老年人自评有中度及以上问题

	行动 N (%)	χ^2 (P)	自我照顾 N (%)	χ^2 (P)	日常生活 N (%)	χ^2 (P)	疼痛/不适 N (%)	χ^2 (P)	焦虑抑郁 N (%)	χ^2 (P)
失智	140 (53.64)	165.475 (< 0.001)	118 (45.21)	368.405 (< 0.001)	142 (54.41)	326.330 (< 0.001)	139 (53.26)	38.431 (< 0.001)	92 (35.25)	160.662 (< 0.001)
未失智	1757 (20.47)		770 (8.97)		1188 (13.84)		2975 (34.65)		884 (10.30)	
总计	1897 (21.44)		888 (10.04)		1330 (15.04)		3114 (35.20)		976 (11.03)	

2. 失智老年人生活照护情况

（1）不同地区失智老年人生活照护情况：1 个月内需要照护与不需要照护的失智老年人比例接近，需要照护的失智老年人稍高，占 53.26%。从不同地区看，东部地区、中部地区、西部地区失智老年人 1 个月内是否需要照护的情况不存在差异（$P > 0.05$），说明失智老年人的地区分布与 1 个月内是否需要生活照护无关（表 4-46）。

表 4-46 不同地区失智老年人生活照护情况

地区	1 个月内需要照护 N (%)	1 个月内不需要照护 N (%)	合计 N (%)	χ^2 (P)
东部地区	31 (44.93)	38 (55.07)	69 (100.00)	
中部地区	51 (59.30)	35 (40.70)	86 (100.00)	3.197 (0.202)
西部地区	57 (53.77)	49 (46.23)	106 (100.00)	
总计	139 (53.26)	122 (46.74)	261 (100.00)	

（2）不同性别失智老年人生活照护情况：不同性别之间失智老年人 1 个月内是否需要照护的情况不存在差异（$P > 0.05$），说明失智老年人的性别与 1 个月内是否需要生活照护无关（表 4-47）。

表 4-47 不同性别失智老年人生活照护情况

性别	1 个月内需要照护 N (%)	1 个月内不需要照护 N (%)	合计 N (%)	χ^2 (P)
男性	67 (50.76)	65 (49.24)	132 (100.00)	
女性	72 (55.81)	57 (44.19)	129 (100.00)	0.670 (0.413)
总计	139 (53.26)	122 (46.74)	261 (100.00)	

（3）不同城乡失智老年人生活照护情况：从城乡分布看，城市与农村失智老年人 1 个月内是否需要照护的情况不存在差异（$P > 0.05$），说明失智老年人的城乡分布与 1 个月内是否需要生活照护无关（表 4-48）。

表 4-48　不同城乡失智老年人生活照护情况

城乡	1 个月内需要照护 N（%）	1 个月内不需要照护 N（%）	合计 N（%）	χ^2（P）
城市	50（54.35）	42（45.65）	92（100.00）	
农村	89（52.66）	80（47.34）	169（100.00）	0.068（0.794）
总计	139（53.26）	122（46.74）	261（100.00）	

（4）不同年龄失智老年人生活照护情况：从年龄分布看，各年龄组失智老年人 1 个月内是否需要照护的情况存在差异（$P < 0.001$），主要表现在随着年龄的增长，1 个月内需要照护的失智老年人比例依次增加，不需要照护的比例依次减少，高年龄组的失智老年人需要照护的比例最大，提示要加强对高龄失智老年人的关注（表 4-49）。

表 4-49　不同年龄失智老年人生活照护情况

年龄（岁）	1 个月内需要照护 N（%）	1 个月内不需要照护 N（%）	合计 N（%）	χ^2（P）
60 ～ 69	41（35.04）	76（64.96）	117（100.00）	
70 ～ 79	48（57.14）	36（42.86）	84（100.00）	37.905
≥ 80	50（83.33）	10（16.67）	60（100.00）	（< 0.001）
总计	139（53.26）	122（46.74）	261（100.00）	

（5）失智老年人与未失智老年人生活照护情况：88.70% 的老年人 1 个月内不需要照护。从不同人群类型看，失智老年人与未失智老年人 1 个月内是否需要照护的情况存在差异（$P < 0.001$），主要体现在失智老年人 1 个月内需要照护的比例明显高于未失智老年人，说明与未失智老年人相比，失智老年人对生活照护需求更大，因此应加强失智老年人的日常管理与照护服务（表 4-50）。

表 4-50　失智老年人与未失智老年人生活照护情况

	1 个月内需要照护 N（%）	1 个月内不需要照护 N（%）	合计 N（%）	χ^2（P）
失智	139（53.26）	122（46.74）	261（100.00）	
未失智	861（10.03）	7724（89.97）	8585（100.00）	472.065
总计	1000（11.30）	7846（88.70）	8846（100.00）	（< 0.001）

3. 失智老年人卫生服务需求分析　失智老年人 2 周患病情况。

（1）不同地区失智老年人 2 周患病情况：1/2 以上的失智老年人 2 周内患病（63.22%），

远高于 2 周内未患病的人数（36.78%）。从不同地区看，东部地区、中部地区、西部地区失智老年人 2 周内患病情况存在差异（$P < 0.05$），主要表现为东部地区、中部地区、西部地区，2 周内患病率依次升高，说明不同地区失智老年人的日常健康状况不同，经济水平较高的东部地区失智老年人健康状况较好，经济水平较低的西部地区失智老年人健康状况较差（表 4-51）。

表 4-51　不同地区失智老年人 2 周患病情况

地区	2 周内患病 N（%）	2 周内未患病 N（%）	合计 N（%）	χ^2（P）
东部地区	32（46.38）	37（53.62）	69（100.00）	
中部地区	56（65.12）	30（34.88）	86（100.00）	12.598（0.002）
西部地区	77（72.64）	29（27.36）	106（100.00）	
总计	165（63.22）	96（36.78）	261（100.00）	

（2）不同性别失智老年人 2 周患病情况：不同性别失智老年人 2 周内是否患病不存在差异（$P > 0.05$），说明失智老年人的性别与 2 周内是否患病无关（表 4-52）。

表 4-52　不同性别失智老年人 2 周患病情况

性别	2 周内患病 N（%）	2 周内未患病 N（%）	合计 N（%）	χ^2（P）
男性	82（62.12）	50（37.88）	132（100.00）	
女性	83（64.34）	46（35.66）	129（100.00）	0.138（0.710）
总计	165（63.22）	96（36.78）	261（100.00）	

（3）不同城乡失智老年人 2 周患病情况：从城乡分布来看，城市与农村失智老年人 2 周内是否患病不存在差异（$P > 0.05$），说明失智老年人的城乡分布与 2 周内是否患病无关（表 4-53）。

表 4-53　不同城乡失智老年人 2 周患病情况

城乡	2 周内患病 N（%）	2 周内未患病 N（%）	合计 N（%）	χ^2（P）
城市	56（60.87）	36（39.13）	92（100.00）	
农村	109（64.50）	60（35.50）	169（100.00）	0.337（0.562）
总计	165（63.22）	96（36.78）	261（100.00）	

（4）不同年龄失智老年人 2 周患病情况：从不同年龄来看，各年龄组失智老年人 2 周内是否患病不存在差异（$P > 0.05$），说明失智老年人的年龄与 2 周内是否患病无关（表 4-54）。

表 4-54　不同年龄失智老年人 2 周患病情况

年龄（岁）	2 周内患病 N（%）	2 周内未患病 N（%）	合计 N（%）	χ^2（P）
60 ～ 69	75（64.10）	42（35.90）	117（100.00）	
70 ～ 79	53（63.10）	31（36.90）	84（100.00）	0.102（0.950）
≥ 80	37（61.67）	23（38.33）	60（100.00）	
总计	165（63.22）	96（36.78）	261（100.00）	

（5）失智老年人与未失智老年人 2 周患病情况：2 周内患病与未患病的老年人比例接近，2 周内患病的老年人比例稍高，占 53.98%。从不同人群类型看，失智老年人与未失智老年人的 2 周患病情况存在差异（$P < 0.05$），主要体现在失智老年人的 2 周患病率明显高于未失智老年人，说明失智老年人的健康状况较差，日常生活中更容易发生疾病，提示失智老年人的管理与服务工作具有社会意义（表 4-55）。

表 4-55　失智老年人与未失智老年人 2 周患病情况

	2 周内患病 N（%）	2 周内未患病 N（%）	合计 N（%）	χ^2（P）
失智	165（63.22）	96（36.78）	261（100.00）	
未失智	4610（53.70）	3975（46.30）	8585（100.00）	9.241（0.002）
总计	4775（53.98）	4071（46.02）	8846（100.00）	

（四）失智老年人慢性病患病情况

1. 失智老年人慢性病患病基本情况

（1）不同地区失智老年人慢性病患病情况：1/2 以上的失智老年人患有慢性病（66.28%），远高于未患慢性病的人数（33.72%）。从不同地区看，东部地区、中部地区、西部地区失智老年人的慢性病患病情况无明显差异（$P > 0.05$），说明失智老年人所在的地区与是否患有慢性病无关（表 4-56）。

表 4-56　不同地区失智老年人慢性病患病情况

地区	患有慢性病 N（%）	未患慢性病 N（%）	合计 N（%）	χ^2（P）
东部地区	43（62.32）	26（37.68）	69（100.00）	
中部地区	57（66.28）	29（33.72）	86（100.00）	0.802（0.670）
西部地区	73（68.87）	33（31.13）	106（100.00）	
总计	173（66.28）	88（33.72）	261（100.00）	

（2）不同性别失智老年人慢性病患病情况：不同性别失智老年人的慢性病患病情况不存在差异（$P > 0.05$），说明失智老年人的性别与是否患有慢性病无关（表 4-57）。

表 4-57 不同性别失智老年人慢性病患病情况

性别	患有慢性病 N (%)	未患慢性病 N (%)	合计 N (%)	χ^2 (P)
男性	83 (62.88)	49 (37.12)	132 (100.00)	
女性	90 (69.77)	39 (30.23)	129 (100.00)	1.385 (0.239)
总计	173 (66.28)	88 (33.72)	261 (100.00)	

（3）不同城乡失智老年人慢性病患病情况：从城乡分布来看，城市与农村失智老年人的慢性病患病情况不存在差异（$P > 0.05$），说明失智老年人的城乡分布与是否患有慢性病无关（表 4-58）。

表 4-58 不同城乡失智老年人慢性病患病情况

城乡	患有慢性病 N (%)	未患慢性病 N (%)	合计 N (%)	χ^2 (P)
城市	57 (61.96)	35 (38.04)	92 (100.00)	
农村	116 (68.64)	53 (31.36)	169 (100.00)	1.190 (0.275)
总计	173 (66.28)	88 (33.72)	261 (100.00)	

（4）不同年龄失智老年人慢性病患病情况：从不同年龄来看，各年龄组失智老年人的慢性病患病情况不存在差异（$P > 0.05$），说明失智老年人的年龄与是否患有慢性病无关（表 4-59）。

表 4-59 不同年龄失智老年人慢性病患病情况

年龄（岁）	患有慢性病 N (%)	未患慢性病 N (%)	合计 N (%)	χ^2 (P)
60 ~ 69	79 (67.52)	38 (32.48)	117 (100.00)	
70 ~ 79	56 (66.67)	28 (33.33)	84 (100.00)	
≥ 80	38 (63.33)	22 (36.67)	60 (100.00)	0.319 (0.852)
总计	173 (66.28)	88 (33.72)	261 (100.00)	

（5）失智老年人与未失智老年人慢性病患病情况：患有慢性病与未患慢性病的老年人比例接近，患有慢性病的老年人稍多，占 55.80%。从不同人群类型看，失智老年人与未失智老年人的慢性病患病情况存在差异（$P < 0.05$），主要体现在失智老年人的慢性病患病率明显高于未失智老年人，说明与未失智老年人相比，失智老年人的健康状况较差，对卫生服务的需求更多，需要加强失智老年人的管理与照护工作（表 4-60）。

表 4-60 失智老年人与未失智老年人慢性病患病情况

	患有慢性病 N (%)	未患慢性病 N (%)	合计 N (%)	χ^2 (P)
失智	173 (66.28)	88 (33.72)	261 (100.00)	
未失智	4763 (55.48)	3822 (44.52)	8585 (100.00)	11.986 (0.001)
总计	4936 (55.80)	3910 (44.20)	8846 (100.00)	

2. 失智老年人慢性病患病种类分布

（1）不同地区失智老年人慢性病患病种类分布情况：患有慢性病的失智老年人共 173 人，1/2 以上的老年人患有 1 种慢性病（53.18%）。从不同地区看，东部地区、中部地区、西部地区失智老年人患有慢性病的种类分布没有明显差异（$P > 0.05$），说明失智老年人的地区分布与慢性病患病种类无关（表 4-61）。

表 4-61　不同地区失智老年人慢性病患病种类分布情况

地区	1 种 N（%）	2 种 N（%）	3 种及以上 N（%）	合计 N（%）	χ^2（P）
东部地区	19（44.19）	15（34.88）	9（20.93）	43（100.00）	
中部地区	34（59.65）	18（31.58）	5（8.77）	57（100.00）	3.799（0.434）
西部地区	39（53.42）	24（32.88）	10（13.70）	73（100.00）	
总计	92（53.18）	57（32.95）	24（13.87）	173（100.00）	

（2）不同性别失智老年人慢性病患病种类分布情况：不同性别失智老年人患有慢性病的种类分布不存在差异（$P > 0.05$），说明失智老年人的性别与慢性病患病种类无关（表 4-62）。

表 4-62　不同性别失智老年人慢性病患病种类分布情况

性别	1 种 N（%）	2 种 N（%）	3 种及以上 N（%）	合计 N（%）	χ^2（P）
男性	40（48.20）	32（38.55）	11（13.25）	83（100.00）	
女性	52（57.78）	25（27.78）	13（14.44）	90（100.00）	2.312（0.315）
总计	92（53.18）	57（32.95）	24（13.87）	173（100.00）	

（3）不同城乡失智老年人慢性病患病种类分布情况：从城乡分布来看，城市与农村失智老年人患有慢性病的种类分布不存在差异（$P > 0.05$），说明失智老年人的城乡分布与慢性病患病种类无关（表 4-63）。

表 4-63　不同城乡失智老年人慢性病患病种类分布情况

城乡	1 种 N（%）	2 种 N（%）	3 种及以上 N（%）	合计 N（%）	χ^2（P）
城市	26（45.61）	20（35.09）	11（19.30）	57（100.00）	
农村	66（56.90）	37（31.90）	13（11.20）	116（100.00）	2.837（0.242）
总计	92（53.18）	57（32.95）	24（13.87）	173（100.00）	

（4）不同年龄失智老年人慢性病患病种类分布情况：从年龄分布看，各年龄组失智老年人患有慢性病的种类分布不存在差异（$P > 0.05$），说明失智老年人的年龄与慢性病患病种类无关（表 4-64）。

表 4-64　不同年龄失智老年人慢性病患病种类分布情况

年龄（岁）	1 种 N (%)	2 种 N (%)	3 种及以上 N (%)	合计 N (%)	χ^2 (P)
60 ~ 69	45 (56.96)	23 (29.11)	11 (13.93)	79 (100.00)	
70 ~ 79	23 (41.07)	26 (46.43)	7 (12.50)	56 (100.00)	7.718 (0.102)
≥ 80	24 (63.16)	8 (21.05)	6 (15.79)	38 (100.00)	
总计	92 (53.18)	57 (32.95)	24 (13.87)	173 (100.00)	

3. 失智老年人慢性病系统分布

（1）失智老年人系统疾病分布情况：68.58% 的失智老年人患有循环系统疾病，占比最高；排名前三位的系统疾病分别为循环系统疾病，内分泌、营养和代谢疾病，神经系统疾病（表 4-65）。

表 4-65　失智老年人系统疾病分布情况

	患病人数（人）	患病率（%）
循环系统疾病	179	68.58
内分泌、营养和代谢疾病	38	14.56
神经系统疾病	16	6.13
肌肉骨骼系统和结缔组织疾病	10	3.83
呼吸系统疾病	8	3.07
消化系统疾病	7	2.68
泌尿生殖系统疾病	6	2.3
恶性肿瘤	4	1.53
精神病	4	1.53
其他原因	2	0.77
传染病	2	0.77
血液及造血器官疾病	2	0.77
不明确情况	1	0.38

（2）不同地区失智老年人系统疾病分布情况：东部地区、中部地区排名前三位的系统疾病均为循环系统疾病，内分泌、营养和代谢疾病，神经系统疾病。西部地区排名前三位的系统疾病为循环系统疾病，内分泌、营养和代谢疾病，肌肉骨骼系统和结缔组织疾病（表 4-66）。

以东部地区系统疾病排位为参照，中部地区与西部地区系统疾病患病率呈现排位上升和下降互现的情况。中部地区的呼吸系统疾病及恶性肿瘤的患病率为 0，但有血液和造血器官疾病及精神病的发生。西部地区的情况更为突出，西部地区神经系统疾病患病率排名由参照的第 3 位下降至第 5 位，肌肉骨骼系统和结缔组织疾病患病率排名由参照的第 8 位上升至第 3 位，此外，还有精神病、传染病及不明确情况的发生。

表 4-66 不同地区失智老年人系统疾病分布情况

疾病种类	患病率（%）（排名）		
	东部地区	中部地区	西部地区
循环系统疾病	72.46（1）	67.44（1）	66.98（1）
内分泌、营养和代谢疾病	13.04（2）	12.79（2）	16.98（2）
神经系统疾病	10.14（3）	6.98（3）	2.83（5）
呼吸系统疾病	4.35（4）	0.00（10）	4.72（4）
消化系统疾病	2.90（5）	2.33（4）	2.83（5）
泌尿生殖系统疾病	2.90（5）	2.33（4）	1.89（8）
恶性肿瘤	2.90（5）	0.00（10）	1.89（8）
肌肉骨骼系统和结缔组织疾病	1.45（8）	2.33（4）	6.60（3）
其他原因	1.45（8）	1.16（8）	0.00（12）
血液和造血器官疾病	0.00（10）	2.33（4）	0.00（12）
精神病	0.00（10）	1.16（8）	2.83（5）
传染病	0.00（10）	0.00（10）	1.89（8）
不明确情况	0.00（10）	0.00（10）	0.94（11）

（3）不同性别失智老年人系统疾病分布情况：男性与女性的系统疾病均为循环系统疾病，内分泌、营养和代谢疾病及神经系统疾病。以男性的系统疾病排位为参照，女性部分系统疾病的患病率排名差异较大，主要体现在女性恶性肿瘤排名由参照的第 8 位上升至第 4 位，血液和造血器官疾病排名由参照的第 12 位上升至第 7 位，但没有呼吸系统疾病及不明确情况的发生（表 4-67）。

表 4-67 不同性别失智老年人系统疾病分布情况

疾病种类	患病率（%）（排名）	
	男性	女性
循环系统疾病	63.64（1）	73.64（1）
内分泌、营养和代谢疾病	10.61（2）	18.60（2）
神经系统疾病	7.58（3）	4.65（3）
呼吸系统疾病	6.06（4）	0.00（12）
肌肉骨骼系统和结缔组织疾病	5.30（5）	2.33（4）
消化系统疾病	3.79（6）	1.55（7）
泌尿生殖系统疾病	3.79（6）	0.78（9）
恶性肿瘤	0.76（8）	2.33（4）

续表

疾病种类	患病率（%）（排名）	
	男性	女性
其他原因	0.76（8）	0.78（9）
精神病	0.76（8）	2.33（4）
传染病	0.76（8）	0.78（9）
不明确情况	0.76（8）	0.00（12）
血液和造血器官疾病	0.00（12）	1.55（7）

（4）不同城乡失智老年人系统疾病分布情况：城市和农村失智老年人的系统疾病排名前三位的均为循环系统疾病，内分泌、营养和代谢疾病及神经系统疾病。以城市的系统疾病排位为参照，农村的部分系统疾病的患病率排名差异较大，主要体现在农村消化系统疾病排名由参照的第4位下降至第7位，恶性肿瘤排名由参照的第5位下降至第9位，血液和造血器官疾病排名由参照的第7位下降至第11位，肌肉骨骼系统和结缔组织疾病与呼吸系统疾病分别上升至第4位及第5位。此外，相较于城市，农村有精神病、传染病及不明确情况的发生，但其他原因疾病的患病率为0（表4-68）。

表4-68　不同城乡失智老年人系统疾病分布情况

疾病种类	患病率（%）（排名）	
	城市	农村
循环系统疾病	77.17（1）	63.91（1）
内分泌、营养和代谢疾病	14.13（2）	14.79（2）
神经系统疾病	5.43（3）	6.51（3）
消化系统疾病	3.26（4）	2.37（7）
其他原因	2.17（5）	0.00（13）
恶性肿瘤	2.17（5）	1.18（9）
血液和造血器官疾病	1.09（7）	0.59（11）
泌尿生殖系统疾病	1.09（7）	2.96（6）
肌肉骨骼系统和结缔组织疾病	1.09（7）	5.33（4）
呼吸系统疾病	1.09（7）	4.14（5）
精神病	0.00（11）	2.37（7）
传染病	0.00（11）	1.18（9）
不明确情况	0.00（11）	0.59（11）

（5）不同年龄失智老年人系统疾病分布情况：60～69岁年龄段、70～79岁年龄段、80岁及以上年龄段失智老年人的系统疾病均为循环系统疾病，内分泌、营养和代谢疾病及

神经系统疾病；此外，60～69 岁年龄段消化系统疾病患病率与神经系统疾病相等，80 岁及以上年龄段肌肉骨骼系统和结缔组织疾病的患病率与神经系统疾病也相等（表 4-69）。

表 4-69　不同年龄失智老年人系统疾病分布情况

疾病种类	患病率（%）（排名）		
	60～69 岁	70～79 岁	80 岁及以上
循环系统疾病	69.23（1）	67.86（1）	68.33（1）
内分泌、营养和代谢疾病	13.68（2）	20.24（2）	8.33（2）
神经系统疾病	4.27（3）	9.52（3）	5.00（3）
消化系统疾病	4.27（3）	1.19（9）	1.67（7）
呼吸系统疾病	3.42（5）	3.57（4）	1.67（7）
肌肉骨骼系统和结缔组织疾病	3.42（5）	3.57（4）	5.00（3）
泌尿生殖系统疾病	2.56（7）	2.38（6）	1.67（7）
精神病	1.71（8）	2.38（6）	0.00（10）
传染病	1.71（8）	0.00（11）	0.00（10）
其他原因	0.85（10）	1.19（9）	0.00（10）
不明确情况	0.85（10）	0.00（11）	0.00（10）
恶性肿瘤	0.00（12）	2.38（6）	3.33（5）
血液和造血器官疾病	0.00（12）	0.00（11）	3.33（5）

以 60～69 岁年龄段的系统疾病排位为参照，70～79 岁年龄段、80 岁及以上年龄段系统疾病患病率呈现排位上升和下降互现的情况。70～79 岁年龄段消化系统疾病排名由参照的第 3 位下降至第 9 位，精神病排名由参照的第 8 位上升至第 6 位，有恶性肿瘤的发生，但是传染病及不明确情况的患病率均降为 0。80 岁及以上年龄段消化系统疾病排名由参照的第 3 位下降至第 7 位，肌肉骨骼系统和结缔组织疾病排名由参照的第 5 位上升至第 3 位，恶性肿瘤及血液和造血器官疾病排名由参照的第 12 位上升至第 5 位，但是没有精神病、传染病、其他原因及不明确情况的发生。

（五）失智老年人健康行为情况分析

1. **失智老年人超重和肥胖情况**　根据被调查者自报的身高和体重，计算老年人口的体重指数（BMI）。该指数是目前国际上用于衡量人体肥胖程度的指标，其计算方法为体重（kg）除以身高（m）的平方。根据国际分类标准，本研究将被调查老年人口分为低体重（BMI < 18.5kg/m^2）、正常体重（BMI=18.5～23.9kg/m^2）、超重（BMI=24～27.9kg/m^2）、肥胖（BMI ≥ 28kg/m^2）共四组。

（1）不同地区失智老年人超重和肥胖情况：大多数失智老年人处于正常体重（47.89%），肥胖的失智老年人最少（9.96%），一成多的失智老年人处于低体重水平（11.88%）。从不同地区看，东部地区、中部地区、西部地区失智老年人的超重和肥胖情况没有明显差异（$P > 0.05$），说明失智老年人的地区分布与超重和肥胖情况无关（表 4-70）。

表 4-70 不同地区失智老年人超重和肥胖情况

地区	低体重 N（%）	正常体重 N（%）	超重 N（%）	肥胖 N（%）	合计 N（%）	χ^2（P）
东部地区	7（10.15）	31（44.93）	23（33.33）	8（11.59）	69（100.00）	
中部地区	11（12.79）	41（47.67）	25（29.07）	9（10.47）	86（100.00）	1.202
西部地区	13（12.26）	53（50.00）	31（29.25）	9（8.49）	106（100.00）	（0.977）
总计	31（11.88）	125（47.89）	79（30.27）	26（9.96）	261（100.00）	

（2）不同性别失智老年人超重和肥胖情况：不同性别之间失智老年人超重和肥胖情况不存在差异（$P > 0.05$），说明失智老年人的性别与超重和肥胖情况无关（表 4-71）。

表 4-71 不同性别失智老年人超重和肥胖情况

性别	低体重 N（%）	正常体重 N（%）	超重 N（%）	肥胖 N（%）	合计 N（%）	χ^2（P）
男性	14（10.60）	63（47.73）	47（35.61）	8（6.06）	132（100.00）	6.959
女性	17（13.18）	62（48.06）	32（24.81）	18（13.95）	129（100.00）	（0.073）
总计	31（11.88）	125（47.89）	79（30.27）	26（9.96）	261（100.00）	

（3）不同城乡失智老年人超重和肥胖情况：从城乡分布来看，城市与农村失智老年人超重和肥胖情况不存在差异（$P > 0.05$），说明失智老年人的城乡分布与超重和肥胖情况无关（表 4-72）。

表 4-72 不同城乡失智老年人超重和肥胖情况

城乡	低体重 N（%）	正常体重 N（%）	超重 N（%）	肥胖 N（%）	合计 N（%）	χ^2（P）
城市	11（11.96）	42（45.65）	34（36.96）	5（5.43）	92（100.00）	5.172
农村	20（11.83）	83（49.11）	45（26.63）	21（12.43）	169（100.00）	（0.160）
总计	31（11.88）	125（47.89）	79（30.27）	26（9.96）	261（100.00）	

（4）不同年龄失智老年人超重和肥胖情况：从年龄分布看，各年龄组失智老年人超重和肥胖情况存在差异（$P < 0.05$），主要表现在低体重的失智老年人比例随着年龄增长依次增加，超重的失智老年人比例随着年龄增长依次减少，提示要关注高龄失智老年人的身体情况及营养状况（表 4-73）。

表 4-73 不同年龄失智老年人超重和肥胖情况

年龄（岁）	低体重 N（%）	正常体重 N（%）	超重 N（%）	肥胖 N（%）	合计 N（%）	χ^2（P）
60～69	7（5.98）	52（44.44）	46（39.32）	12（10.26）	117（100.00）	
70～79	8（9.52）	46（54.76）	20（23.81）	10（11.91）	84（100.00）	22.858
≥80	16（26.66）	27（45.00）	13（21.67）	4（6.67）	60（100.00）	（0.001）
总计	31（11.88）	125（47.89）	79（30.27）	26（9.96）	261（100.00）	

（5）失智老年人与未失智老年人超重和肥胖情况：近 1/2 老年人的 BMI 水平为超重及肥胖，占 49.13%，同时有 6.42% 的老年人处于低体重水平。从不同人群类型看，失智老年人与未失智老年人的超重和肥胖情况存在差异（$P < 0.001$），主要体现在失智老年人低体重水平与正常体重水平所占的比例均高于未失智老年人，但未失智老年人超重和肥胖所占的比例均高于失智老年人（表 4-74）。这可能与目前生活水平的提高有关，需关注失智老年人的身体状况与营养摄入情况，降低失智老年人的低体重率。

表 4-74　失智老年人与未失智老年人超重和肥胖情况

	低体重 N（%）	正常体重 N（%）	超重 N（%）	肥胖 N（%）	合计 N（%）	χ^2（P）
失智	31（11.88）	125（47.89）	79（30.27）	26（9.96）	261（100.00）	17.733（< 0.001）
未失智	7439（6.26）	3807（44.34）	3097（36.07）	1144（13.33）	8585（100.00）	
总计	568（6.42）	3932（44.45）	3176（35.90）	1170（13.23）	8846（100.00）	

2. 失智老年人体育锻炼情况

（1）不同地区失智老年人体育锻炼情况：1/2 以上失智老年人从不锻炼（63.98%），近 30% 失智老年人每周锻炼 6 次及以上（26.82%），每周锻炼 1～2 次的失智老年人所占比例最小（4.22%）。从不同地区看，东部地区、中部地区、西部地区失智老年人体育锻炼情况没有明显差异（$P > 0.05$），说明失智老年人的地区分布与体育锻炼情况无关（表 4-75）。

表 4-75　不同地区失智老年人体育锻炼情况

地区	每周锻炼 6 次及以上 N（%）	每周锻炼 3～5 次 N（%）	每周锻炼 1～2 次 N（%）	从不锻炼 N（%）	合计 N（%）	χ^2（P）
东部地区	21（30.43）	5（7.25）	0（0.00）	43（62.32）	69（100.00）	12.320（0.055）
中部地区	17（19.76）	6（6.98）	3（3.49）	60（69.77）	86（100.00）	
西部地区	32（30.19）	2（1.89）	8（7.55）	64（60.38）	106（100.00）	
总计	70（26.82）	13（4.98）	11（4.22）	167（63.98）	261（100.00）	

（2）不同性别失智老年人体育锻炼情况：不同性别之间失智老年人的体育锻炼情况不存在差异（$P > 0.05$），说明失智老年人的性别与体育锻炼情况无关（表 4-76）。

表 4-76　不同性别失智老年人体育锻炼情况

性别	每周锻炼 6 次及以上 N（%）	每周锻炼 3～5 次 N（%）	每周锻炼 1～2 次 N（%）	从不锻炼 N（%）	合计 N（%）	χ^2（P）
男性	43（32.57）	7（5.30）	6（4.55）	76（57.58）	132（100.00）	5.138（0.162）
女性	27（20.93）	6（4.65）	5（3.88）	91（70.54）	129（100.00）	
总计	70（26.82）	13（4.98）	11（4.22）	167（63.98）	261（100.00）	

（3）不同城乡失智老年人体育锻炼情况：从城乡分布来看，城市与农村失智老年人体育锻炼情况不存在差异（$P > 0.05$），说明失智老年人的城乡分布与体育锻炼情况无关（表 4-77）。

表 4-77   不同城乡失智老年人体育锻炼情况

城乡	每周锻炼 6 次及以上 N（%）	每周锻炼 3～5 次 N（%）	每周锻炼 1～2 次 N（%）	从不锻炼 N（%）	合计 N（%）	χ^2（P）
城市	24（26.09）	6（6.52）	1（1.09）	61（66.30）	92（100.00）	4.123（0.248）
农村	46（27.22）	7（4.14）	10（5.92）	106（62.72）	169（100.00）	
总计	70（26.82）	13（4.98）	11（4.22）	167（63.98）	261（100.00）	

（4）不同年龄失智老年人体育锻炼情况：从年龄分布看，各年龄组失智老年人体育锻炼情况存在差异（$P < 0.05$），主要表现在随着年龄的增长，从不锻炼的失智老年人比例依次增加，每周锻炼 6 次及以上的失智老年人比例依次减少，说明失智老年人的体育锻炼情况与年龄相关，提示在失智老年人的日常照护过程中需关注高龄老年人的体育锻炼情况（表 4-78）。

表 4-78   不同年龄失智老年人体育锻炼情况

年龄（岁）	每周锻炼 6 次及以上 N（%）	每周锻炼 3～5 次 N（%）	每周锻炼 1～2 次 N（%）	从不锻炼 N（%）	合计 N（%）	χ^2（P）
60～69	37（31.62）	10（8.55）	7（5.98）	63（53.85）	117（100.00）	13.967（0.030）
70～79	22（26.19）	1（1.19）	3（3.57）	58（69.05）	84（100.00）	
≥ 80	11（18.33）	2（3.33）	1（1.67）	46（76.67）	60（100.00）	
总计	70（26.82）	13（4.98）	11（4.22）	167（63.98）	261（100.00）	

（5）失智老年人与未失智老年人体育锻炼情况：近 1/2 的老年人从不锻炼（47.12%），近 40% 的老年人每周锻炼 6 次及以上（39.29%）。从不同人群类型看，失智老年人与未失智老年人的体育锻炼情况存在差异（$P < 0.001$），主要体现在失智老年人从不锻炼的比例明显高于未失智老年人。此外，在不同的锻炼频次分组中，失智老年人的比例均低于未失智老年人。说明失智老年人受其自身疾病的影响，体育锻炼情况远不及未失智老年人，因此更加需要关注失智老年人的日常照护工作（表 4-79）。

表 4-79   失智老年人与未失智老年人体育锻炼情况

	每周锻炼 6 次及以上 N（%）	每周锻炼 3～5 次 N（%）	每周锻炼 1～2 次 N（%）	从不锻炼 N（%）	合计 N（%）	χ^2（P）
失智	70（26.82）	13（4.98）	11（4.22）	167（63.98）	261（100.00）	30.719（< 0.001）
未失智	3406（39.67）	653（7.61）	525（6.12）	4001（46.60）	8585（100.00）	
总计	3476（39.29）	666（7.53）	536（6.06）	4168（47.12）	8846（100.00）	

3. 失智老年人吸烟情况

（1）不同地区失智老年人吸烟情况：近 90% 失智老年人不吸烟（86.59%），吸烟的失智老年人仅占 13.41%。从不同地区看，东部地区、中部地区、西部地区失智老年人吸烟情况没有明显差异（$P > 0.05$），说明失智老年人的地区分布与吸烟情况无关（表 4-80）。

表 4-80　不同地区失智老年人吸烟情况

地区	吸烟 N（%）	不吸烟 N（%）	合计 N（%）	χ^2（P）
东部地区	9（13.04）	60（86.96）	69（100.00）	
中部地区	8（9.30）	78（90.70）	86（100.00）	2.422（0.298）
西部地区	18（16.98）	88（83.02）	106（100.00）	
总计	35（13.41）	226（86.59）	261（100.00）	

（2）不同性别失智老年人吸烟情况：不同性别之间失智老年人的吸烟情况存在差异（$P < 0.001$），男性吸烟人数明显多于女性，说明失智老年人的性别与吸烟情况相关（表 4-81）。

表 4-81　不同性别失智老年人吸烟情况

性别	吸烟 N（%）	不吸烟 N（%）	合计 N（%）	χ^2（P）
男性	29（21.97）	103（78.03）	132（100.00）	
女性	6（4.65）	123（95.35）	129（100.00）	16.852（< 0.001）
总计	35（13.41）	226（86.59）	261（100.00）	

（3）不同城乡失智老年人吸烟情况：从城乡分布来看，城市与农村失智老年人的吸烟情况不存在差异（$P > 0.05$），说明失智老年人的城乡分布与吸烟情况无关（表 4-82）。

表 4-82　不同城乡失智老年人吸烟情况

城乡	吸烟 N（%）	不吸烟 N（%）	合计 N（%）	χ^2（P）
城市	15（16.30）	77（83.70）	92（100.00）	
农村	20（11.83）	149（88.17）	169（100.00）	1.025（0.311）
总计	35（13.41）	226（86.59）	261（100.00）	

（4）不同年龄失智老年人吸烟情况：从年龄分布来看，各年龄组失智老年人的吸烟情况不存在差异（$P > 0.05$），说明失智老年人的年龄与吸烟情况无关（表 4-83）。

（5）失智老年人与未失智老年人吸烟情况：大多数老年人不吸烟，占 80.54%，吸烟老年人占 19.46%。从不同人群类型看，失智老年人与未失智老年人的吸烟情况存在差异（$P < 0.05$），失智老年人的吸烟率明显低于未失智老年人（表 4-84）。

表 4-83　不同年龄失智老年人吸烟情况

年龄（岁）	吸烟 N（%）	不吸烟 N（%）	合计 N（%）	χ^2（P）
60～69	17（14.53）	100（85.47）	117（100.00）	
70～79	15（17.86）	69（82.14）	84（100.00）	
≥80	3（5.00）	57（95.00）	60（100.00）	5.212（0.074）
总计	35（13.41）	226（86.59）	261（100.00）	

表 4-84　失智老年人与未失智老年人吸烟情况

	吸烟 N（%）	不吸烟 N（%）	合计 N（%）	χ^2（P）
失智	35（13.41）	226（86.59）	261（100.00）	
未失智	1686（19.64）	6899（80.36）	8585（100.00）	6.272（0.012）
总计	1721（19.46）	7125（80.54）	8846（100.00）	

4. 失智老年人饮酒情况

（1）不同地区失智老年人饮酒情况：近 80% 失智老年人不饮酒（78.92%），有 14.18% 的失智老年人在 30 天内饮过酒。从不同地区看，东部地区、中部地区、西部地区失智老年人饮酒情况没有明显差异（$P > 0.05$），说明失智老年人的地区分布与饮酒情况无关（表 4-85）。

表 4-85　不同地区失智老年人饮酒情况

地区	30 天内饮过酒 N（%）	30 天前饮过酒 N（%）	不饮酒 N（%）	合计 N（%）	χ^2（P）
东部地区	14（20.29）	4（5.80）	51（73.91）	69（100.00）	
中部地区	10（11.63）	9（10.47）	67（77.90）	86（100.00）	
西部地区	13（12.26）	5（4.72）	88（83.02）	106（100.00）	5.382（0.250）
总计	37（14.18）	18（6.90）	206（78.92）	261（100.00）	

（2）不同性别失智老年人饮酒情况：不同性别之间失智老年人的饮酒情况存在差异（$P < 0.001$），男性饮酒率明显高于女性，说明失智老年人的性别与饮酒情况相关，这与吸烟情况结果一致（表 4-86）。

表 4-86　不同城乡失智老年人饮酒情况

性别	30 天内饮过酒 N（%）	30 天前饮过酒 N（%）	不饮酒 N（%）	合计 N（%）	χ^2（P）
男性	35（26.52）	16（12.12）	81（61.36）	132（100.00）	
女性	2（1.55）	2（1.55）	125（96.90）	129（100.00）	49.691（< 0.001）
总计	37（14.17）	18（6.90）	206（78.93）	261（100.00）	

（3）不同城乡失智老年人饮酒情况：从城乡分布来看，城市与农村失智老年人饮酒情况无差异（$P > 0.05$），说明城乡分布与饮酒情况无关（表 4-87）。

表 4-87　不同城乡失智老年人饮酒情况

城乡	30 天内饮过酒 N（%）	30 天前饮过酒 N（%）	不饮酒 N（%）	合计 N（%）	χ^2（P）
城市	16（17.39）	7（7.61）	69（75.00）	92（100.00）	
农村	21（12.42）	11（6.51）	137（81.07）	169（100.00）	1.418（0.492）
总计	37（14.17）	18（6.90）	206（78.93）	261（100.00）	

（4）不同年龄失智老年人饮酒情况：从年龄分布来看，各年龄组失智老年人的饮酒情况存在差异（$P < 0.05$），主要表现在随着年龄的增长，失智老年人的饮酒率大致为下降趋势，不饮酒的比例大致为上升趋势，说明失智老年人的年龄与饮酒情况相关（表 4-88）。

表 4-88　不同年龄失智老年人饮酒情况

年龄（岁）	30 天内饮过酒 N（%）	30 天前饮过酒 N（%）	不饮酒 N（%）	合计 N（%）	χ^2（P）
60 ～ 69	19（16.24）	10（8.55）	88（75.21）	117（100.00）	
70 ～ 79	15（17.86）	7（8.33）	62（73.81）	84（100.00）	
≥ 80	3（5.00）	1（1.67）	56（93.33）	60（100.00）	9.872（0.043）
总计	37（14.17）	18（6.90）	206（78.93）	261（100.00）	

（5）失智老年人与未失智老年人饮酒情况：大多数老年人不饮酒，占 71.32%，30 天内饮过酒的老年人比例占 23.50%。从不同人群类型看，失智老年人与未失智老年人的饮酒情况存在差异（$P < 0.05$），未失智老年人的饮酒率明显高于失智老年人（表 4-89）。这说明老年人是否失智与饮酒情况相关，失智老年人受疾病的影响，会减少饮酒等。

表 4-89　失智老年人与未失智老年人饮酒情况

	30 天内饮过酒 N（%）	30 天前饮过酒 N（%）	不饮酒 N（%）	合计 N（%）	χ^2（P）
失智	37（14.17）	18（6.90）	206（78.93）	261（100.00）	
未失智	2042（23.78）	440（5.13）	6103（71.09）	8585（100.00）	13.669（0.001）
总计	2079（23.50）	458（5.18）	6309（71.32）	8846（100.00）	

小结

国家与地方政策文本内容分析显示，国家在结果层面政策发布数量较多，政策发布时间比较集中，多在"十三五"期间发布。不同时期政策内容分析提示，从 2016 年开始国家和地方均开始关注老年认知障碍社区健康服务管理。"十三五"期间，国家和地方层面政策内容相较于前一时期有了很大的提升，这说明我国老年认知障碍社区健康服务管理相关政策目前处于起步和探索阶段，正在实现从无到有的突破。

通过对老年认知障碍社区健康服务管理相关政策文本的内容分析，可以看出我国老年认知障碍社区健康服务管理政策框架基本构建，结构层面建设较为完善，结果层面也开始加强对健康结果的关注。国外值得借鉴的经验，一是监测与转诊、照护支持等方面都被给予了高度重视，在国家失智症计划中有执行情况的监测指标；二是社区在诊断治疗、行为心理管理、日常活动支持等方面均起到了非常重要的作用，主要为社区提供失智症诊断治疗、行为和心理管理、日常生活支持服务的机构较为丰富，既有私营又有公营。

总体来看，老年人出现记忆功能减退情况比例较高，样本地区数据达 60% 以上。根据服务调查数量推算，山东省农村失智老年人的人数多于城市。失智老年人的经济依赖性强，与未失智老年人家庭相比，失智老年人家庭人均年收入较低、人均年卫生支出较高，具有较重的经济负担。在卫生服务可及性方面，相比未失智老年人，失智老年人到最近医疗机构的距离较远。

在个人健康方面，失智老年人在各维度自评有中度及以上问题的比例明显高于未失智老年人，失智老年人的健康问题较多。失智老年人 1 个月内需要照护的比例明显高于未失智老年人，说明与未失智老年人相比，失智老年人对生活照护需求更大。失智老年人的 2 周患病率明显高于未失智老年人，失智老年人的健康状况较差，日常生活中更容易患病。在慢性病方面，失智老年人的慢性病患病率明显高于未失智老年人，说明与未失智老年人相比，失智老年人的健康状况较差。近 70% 失智老年人患有循环系统疾病。

在健康行为方面，主要体现在失智老年人从不锻炼的比例明显高于未失智老年人，此外，不同的锻炼频次分组中，失智老年人的比例均低于未失智老年人。这说明失智老年人受其自身疾病的影响，锻炼情况远不及未失智老年人，但吸烟率与饮酒率明显低于非失智老年人。

参 考 文 献

高秀，吕军，励晓红，等，2017. 昆山市老年人日常生活活动能力受损状况分析 [J]. 医学与社会，30(12): 1-3.

杨蓉蓉，2015. 我国成年人中因痴呆导致的精神残疾研究 [J]. 北京劳动保障职业学院学报，9(1): 38-41.

Livingston G, Sommerlad A, Orgeta V, et al, 2017. Dementia prevention, intervention, and care[J]. Lancet (London, England), 390(10113): 2673-2734.

Sun F, 2014. Caregiving stress and coping: a thematic analysis of Chinese family caregivers of persons with dementia[J]. Dementia, 13: 803-818.

World Health Organization, 2012. Dementia: a public health priority[R]. Geneva: WHO.

第5章 老年认知障碍社区健康
服务管理关键问题确认

收集老年认知障碍社区健康服务管理领域中存在问题的途径主要有两种：一是系统查阅和收集老年认知障碍社区健康服务管理领域的文献资料，对文献进行定性和半定量专题研究，系统分析和总结归纳老年认知障碍社区健康服务管理领域目前存在的问题及问题描述；二是对老年认知障碍社区健康服务管理领域内不同的利益相关者，如卫生健康委员会基层部门人员、老龄健康管理部门人员、医疗机构精神卫生科医师、社区卫生服务中心管理人员、全科医师、护理人员等进行访谈，快速了解老年认知障碍社区健康服务管理工作开展的现状及存在的问题。通过专家论证对筛选的问题进行严重性、重要性和可解决性论证，最后明确关键问题。研究思路如图 5-1 所示。

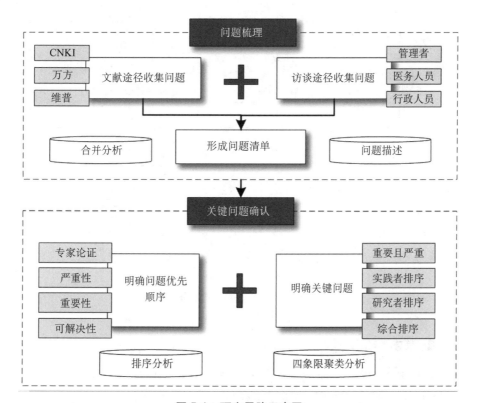

图 5-1 研究思路示意图

第一节 基于文献途径系统收集问题

一、文献纳入过程

本研究以"SU =（'认知障碍'+'认知功能障碍'+'认知减退'+'失智'+'阿尔茨海默'+'痴呆'+'智退'）AND SU =（'老年人'+'老龄'+'老化'+'老人'）AND SU =（'政策'+'法律'+'管理'+'评价'+'条例'+'路径'+'策略'+'服务'+'模式'+'预防'）AND FT=（'社区'+'家庭'）"为检索式，在中国知网（CNKI）学术期刊检索库检索 2010—2021 年的期刊论文，共检索出 65 篇，通过阅读标题和摘要，排除与主题不相关的文献后纳入 44 篇；以上述检索式在万方数据库学术期刊全文库检索 2010—2021 年的期刊论文，共检索出 193 篇，通过阅读标题和摘要，排除与主题不相关的文献后纳入 104 篇；以上述检索式在中国生物医学（CBM）文献期刊数据库检索 2010—2021 年的期刊论文，共检索出 77 篇，通过阅读标题和摘要，排除与主题不相关的文献后纳入 40 篇；以上述检索式在维普期刊数据库检索 2010—2021 年的期刊论文，共检索出 44 篇，通过阅读标题和摘要，排除与主题不相关的文献后纳入 31 篇。对上述检索结果进行汇总，剔除重复文献 45 篇，最终筛选出 136 篇文献。文献筛选流程见图 5-2。

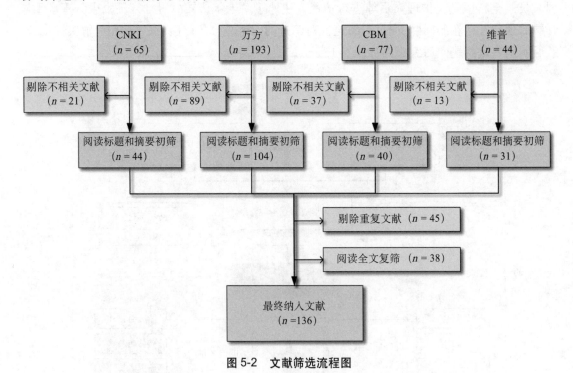

图 5-2 文献筛选流程图

二、文献基本特征描述

1. 文献发表时间分布 本研究纳入的 136 篇文献发表时间分布情况如表 5-1 所示，发表时间分布趋势见图 5-3。2020 年发表文献数量最多，为 22 篇（16.2%），其次为 2017 年，发表文献 21 篇（15.4%），2018 年和 2019 年发表文献均为 19 篇（14.0%）。

表 5-1　文献发表时间分布情况

文献发表时间（年）	文献发表数量（篇）	占比（%）
2010	5	3.7
2011	6	4.4
2012	6	4.4
2013	6	4.4
2014	5	3.7
2015	12	8.8
2016	11	8.1
2017	21	15.4
2018	19	14.0
2019	19	14.0
2020	22	16.2
2021	4	2.9
合计	136	100.0

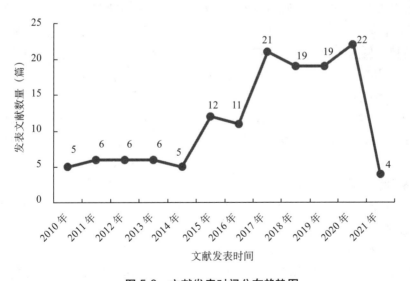

图 5-3　文献发表时间分布趋势图

2. 文献期刊来源分布　本研究纳入的 136 篇文献共分布于 103 种期刊，其中医药卫生科技类期刊有 75 种（72.82%），刊载文献数量为 101 篇，占纳入文献的 74.26%；核心期刊有 24 种（23.3%），刊载文献数量为 42 篇，占纳入文献总数量的 30.88%。核心期刊主要为《中国全科医学》《中国老年学杂志》《中国护理管理》《卫生经济研究》《解放军护理杂志》《护理研究》等医药卫生科技类领域核心期刊，以及《社会保障研究》《河北学刊》《西南民族大学学报（人文社会科学版）》《中国社会科学》等社会科学领域核心期刊。载文量排名前十位的期刊共刊载文献 31 篇，占纳入文献总数量的 22.79%。载文量排名前十位的期刊及刊载文献数量见表 5-2。

表 5-2　载文量排名前十位的期刊及刊载文献数量

排位	期刊名称	刊载文献数量（篇）	占比（%）
1	《中国全科医学》	6	4.41
2	《中国护理管理》	4	2.94
3	《中国老年学杂志》	4	2.94
4	《卫生经济研究》	3	2.21
5	《上海城市管理》	3	2.21
6	《中国初级卫生保健》	3	2.21
7	《解放军护理杂志》	2	1.47
8	《中国卫生经济》	2	1.47
9	《中华护理杂志》	2	1.47
10	《中华疾病控制杂志》	2	1.47
合计		31	22.79

3. 研究者所在机构分布　本研究纳入的 136 篇文献第一作者和通讯作者所在机构分布情况如表 5-3 所示，第一作者和通讯作者来自医疗机构和高校的人数量多，其中来自医疗机构的人数多于高校，但两者相差极小。第一作者来自三级医疗机构、二级医疗机构、基层医疗机构的人数分别为 39 人、7 人、15 人，所占比例分别为 28.7%、5.1%、11.0%，主要来自三级和基层医疗机构；来自双一流高校、普通一本高校、普通二本高校、专科（职业）院校的人数分别为 25 人、22 人、3 人、11 人，所占比例分别为 18.4%、16.2%、2.2%、8.1%，双一流高校和普通一本高校的人数最多，普通二本高校占比最低；4 人（2.9%）来自科研机构；5 人（3.7%）来自行政机关；3 人（2.2%）来自企业；2 人（1.5%）来自社会团体。通讯作者来自三级医疗机构、二级医疗机构、基层医疗机构的人数分别为 41 人、7 人、14 人，所占比例分别为 30.1%、5.1%、10.3%；来自双一流高校、普通一本高校、普通二本高校、专科（职业）院校的人数分别为 25 人、22 人、3 人、10 人，所占比例分别为 18.4%、16.2%、2.2%、7.4%；5 人（3.7%）来自科研机构；4 人（3.0%）来自行政机关；3 人（2.2%）来自企业；2 人（1.5%）来自社会团体。由此可见，第一作者与通讯作者所在机构分布情况基本一致，研究者主要来自医疗机构和高校，说明纳入文献研究的问题可以很大程度上反映我国老年认知障碍社区服务健康管理实践，而科研机构、行政机关对于我国老年认知障碍社区健康服务管理关注度较低，企业和社会团体对于此领域几乎没有关注。

表 5-3　文献第一作者和通讯作者所在机构分布

机构类别	第一作者		通讯作者	
	频数（人）	占比（%）	频数（人）	占比（%）
医疗机构				
三级医疗机构	39	28.7	41	30.1
二级医疗机构	7	5.1	7	5.1
基层医疗机构	15	11.0	14	10.3
高校				
双一流高校	25	18.4	25	18.4
普通一本高校	22	16.2	22	16.2
普通二本高校	3	2.2	3	2.2
专科（职业）院校	11	8.1	10	7.4
科研机构	4	2.9	5	3.7
行政机关				
国家级行政机关	0	0	0	0.0
省级行政机关	2	1.5	2	1.5
地市级及以下行政机关	3	2.2	2	1.5
企业	3	2.2	3	2.2
社会团体	2	1.5	2	1.5
合计	136	100.0	136	100.0

4. 关键词分布　本研究纳入的 136 篇文献中出现频次排名前十位的关键词分布如表 5-4 所示，出现频次最高的关键词为"老年人"，在 25 篇（18.4%）文献中出现，中介中心性为 0.72。其次分别为"失智老人"，在 20 篇（14.7%）文献中出现，中介中心性为 0.44；"长期照护"，在 14 篇（10.3%）文献中出现，中介中心性为 0.23；"阿尔茨海默病"，在 12 篇（8.8%）文献中出现，中介中心性为 0.23；"失智"，在 12 篇（8.8%）文献中出现，中介中心性为 0.19；"失智症"，在 10 篇（7.4%）文献中出现，中介中心性为 0.10；"危险因素"，在 6 篇（4.41%）文献中出现，中介中心性为 0.14；"轻度认知障碍"，在 6 篇（4.4%）文献中出现，中介中心性为 0.04；"护理"，在 5 篇（3.7%）文献中出现，中介中心性为 0.30；"生活质量"，在 5 篇（3.7%）文献中出现，中介中心性为 0.06。可见目前研究主要关注失智老年人的长期照护、寄养家庭照护、危险因素、社区护理、医养结合模式、生活质量等方面。

使用 CiteSpace 可视化分析工具对提取的关键词进行共现网络分析，纳入的 136 篇文献的关键词共现网络分析如表 5-4 所示，关键词"老年人""失智老年人""阿尔茨海默病"作为老年认知障碍领域最基础的术语分别出现了 25 次、20 次、12 次，围绕网络中心，与其形成较强共性关系的关键词为"长期照护""危险因素""轻度认知障碍""生活质量""护理""社区""干预""养老机构""个案管理"等。通过对共现图谱的分析发现，几乎没有散落节点，各节点联系复杂且紧密，集中度高，说明研究主题关联度高，且研究主要集中在关注失智老年人的长期照护、寄养家庭照护、系统评价、社区老年、医养结合模式、安全管理等方面。老年认知障碍产生的疾病是广泛的、复杂的，提示我们管理模式是一体化模式。

表 5-4　文献主要关键词频数分布情况

排位	关键词	词频（篇）	中介中心性	占比（%）
1	老年人	25	0.72	18.4
2	失智老年人	20	0.44	14.7
3	长期照护	14	0.23	10.3
4	阿尔茨海默病	12	0.23	8.8
5	失智	12	0.19	8.8
6	失智症	10	0.10	7.4
7	危险因素	6	0.14	4.4
8	轻度认知障碍	6	0.04	4.4
9	护理	5	0.30	3.7
10	生活质量	5	0.06	3.7

5. 基金支持分布　本研究纳入的 136 篇文献基金支持数量分布情况如表 5-5 所示。其中，基金支持总数为 5 项的文献有 1 篇（0.7%）；基金支持总数为 4 项的文献有 5 篇（3.7%）；基金支持总数为 3 项的文献有 6 篇（4.4%）；基金支持总数为 2 项的文献有 17 篇（12.5%）；基金支持总数为 1 项的文献有 47 篇（34.6%）。有基金项目支持的文献占纳入文献总数量的 55.9%，有多项基金支持的文献占纳入文献总数量的 21.3%。

表 5-5　基金支持数量分布情况

基金支持总数（项）	文献数量（篇）	占比（%）
5	1	0.7
4	5	3.7
3	6	4.4
2	17	12.5
1	47	34.6
0	60	44.1
合计	136	100.0

136 篇文献共有 126 项基金支持（表 5-6，图 5-4），其中国际基金项目 5 项（4.0%），所占比例最小；地市级及其他 55 项（43.7%），所占比例最大；国家级、省部级、厅局级基金项目分别为 23 项（18.2%）、27 项（21.4%）、16 项（12.7%）。

表 5-6　基金级别分布情况

基金级别	基金数量（项）	占比（%）
国际基金	5	4.0
国家级	23	18.2
省部级	27	21.4
厅局级	16	12.7
地市级及其他	55	43.7
合计	126	100.0

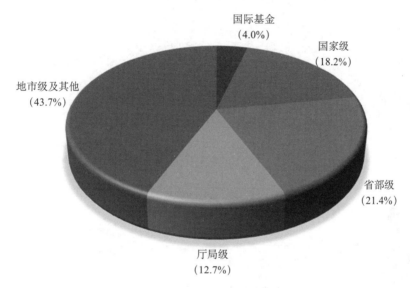

图 5-4　基金级别分布饼图

6. 文献研究范围分布　本研究纳入的 136 篇文献的研究范围可分为国际、全国、省域或跨省、地市或跨市、县区及以下或跨县、机构 6 类。其中研究范围为全国的文献有 37 篇，占纳入文献总数量的 27.21%；研究范围为省域或跨省的文献有 10 篇，占纳入文献总数量的 7.35%；研究范围为地市或跨市的文献有 18 篇，占纳入文献总数量的 13.23%；研究范围为县区及以下或跨县的文献有 10 篇，占纳入文献总数量的 7.35%；研究范围为机构的文献有 22 篇，占纳入文献总数量的 16.18%；研究范围为国际的文献有 39 篇，占纳入文献总数量的 28.68%。可见，本研究纳入的文献，研究范围为国际的文献最多，其次是研究范围为全国的文献（表 5-7，图 5-5）。

表 5-7　纳入文献的文献研究范围分布情况

排位	文献研究范围	文献数量（篇）	占比（%）
1	国际	39	28.68
2	全国	37	27.21

续表

排位	文献研究范围	文献数量（篇）	占比（%）
3	机构	22	16.18
4	地市或跨市	18	13.23
5	省域或跨省	10	7.35
6	县区及以下或跨县	10	7.35
合计		136	100

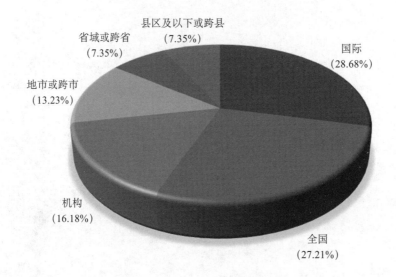

图 5-5　纳入文献的文献研究范围分布图

7. 文献研究类型分布　本研究纳入的 136 篇文献，可按研究类型分为三类，即综述类、调查研究类、理论探讨类。其中综述类有 15 篇，占纳入文献总数量的 11.03%；调查研究类有 67 篇，占纳入文献总数量的 49.26%；理论探讨类有 54 篇，占纳入文献总数量的 39.71%。可见，本研究纳入的文献，研究类型最多的是调查研究类，其次是理论探讨类（表 5-8，图 5-6）。

表 5-8　文献类型分布情况

排位	文献研究类型	文献数量（篇）	占比（%）
1	调查研究类	67	49.26
2	理论探讨类	54	39.71
3	综述类	15	11.03

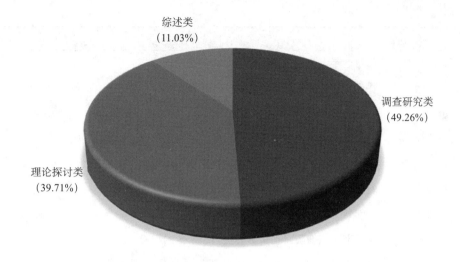

综述类
(11.03%)

调查研究类
(49.26%)

理论探讨类
(39.71%)

图 5-6　纳入文献的文献类型分布饼图

三、基于文献途径形成问题清单

文献特征分析显示纳入的 136 篇文献的发表时间、来源期刊、研究者机构等分布均匀，能较好地反映我国老年认知障碍社区健康服务管理领域的研究现状。基于理论框架中的各个维度，逐篇进行文献评阅，全面收集和摘录文献中提及的问题表述，并对同类问题进行总结和归纳，最终将文献研究中老年认知障碍社区健康服务管理领域存在的问题总结归纳为 56 个问题（表 5-9）。

表 5-9　基于文献途径归纳老年认知障碍社区健康服务管理领域的问题

序号	所属三级维度	具体问题
1	理念与认识	社会大众对老年认知障碍和失智症重视不够，存在误解且相关知识知晓率低
2	理念与认识	有关部门和社会对老年认知障碍和失智症重视不够，社区相关知识宣传和教育力度不足
3	环境与服务	失智老年人照护服务可及性和公平性差
4	环境与服务	失智老年人卫生服务和长期照护服务需求与利用不平衡
5	组织体系	失智老年人服务机构、综合服务管理体系建设不完善
6	管理及服务	老年认知障碍和失智症社区管理尚未纳入国家基本公共卫生服务项目
7	管理及服务	缺乏针对失智老年人服务有效性的监督管理机制
8	政策与制度	老年认知障碍和失智症社区服务管理政策支持力度不够，针对性不强，落实不到位
9	政策与制度	缺乏针对失智症的规划
10	政策与制度	长期照护服务提供制度和长期护理保险制度不完善，不能满足失智老年人社区服务需求

续表

序号	所属三级维度	具体问题
11	配备数量	失智老年人照护者数量少
12	配备数量	提供老年失智症预防、诊断、干预和管理的专业服务人员数量少
13	人员素质	照护人员专业知识、技术和经验缺乏，受教育程度和专业水平低，综合素质不高
14	人员素质	社区医护人员与管理者对失智症相关专业知识、技术和经验缺乏
15	培训与认证	针对失智老年人及其照护者的教育培训课程缺乏
16	经费投入	社区服务中针对老年认知障碍和失智症的资金投入不足
17	经费投入	老年认知障碍和失智症照护成本高，资助政策不完善
18	物质设施	提供老年认知障碍和失智症预防和干预的物资不足
19	物质设施	针对老年认知障碍和失智症专门建设的服务设施缺乏，资源不集中
20	物质设施	政府和社会提供对失智老年人的物质帮助、生活照护和医疗服务支持少，资源有限
21	信息化	信息化平台在老年认知障碍和失智症筛查管理中未被有效推广应用
22	信息化	针对失智老年人的网络管理不成熟，电子健康档案未普及
23	研究缺口	针对失智老年人的政策制订、制度安排、管理模式等的相关研究缺乏
24	研究缺口	学术界针对老年认知障碍和失智症人群的深入研究少，研究成果不突出
25	预防服务	针对老年认知障碍和失智症的社区预防工作尚未系统开展，社会预防性服务缺乏
26	筛查工具	轻度老年认知障碍和失智症筛查量表使用敏感度不高，诊断标准不统一
27	筛查工具	社区缺乏对老年认知障碍和失智症的诊断工具和条件，筛查工作缺失
28	评估标准	失智老年人缺乏专业的认知功能评估标准
29	评估标准	针对失智老年人综合评估不完善
30	方案与标准	失智老年人早期干预服务缺乏评价标准
31	方案与标准	社区干预的技术方案、规范和路径缺乏
32	干预服务	轻度老年认知障碍和失智症的个性化干预服务和有效干预模式缺乏
33	干预服务	失智老年人社区干预体系不完善
34	患者依从性	认知障碍和失智老年人自我干预的自觉性、主动性和依从性差
35	转诊	失智老年人社会照护服务的连续性不足
36	转诊	失智老年人居家照护、社区照护和机构照护存在碎片化，照护服务不连续
37	社区支持	失智老年人健康问题多，社区服务难度大，尚未形成适用于失智老年人的服务模式
38	社区支持	社区服务提供的专业医疗卫生服务不足，服务项目未满足失智老年人的需求
39	社区支持	社区针对失智老年人的服务频次、时间和内容不规范
40	家庭支持	家庭照护技能较低，不能满足失智老年人照护需求

续表

序号	所属三级维度	具体问题
41	照护者支持	失智老年人家庭照护者工作强度大，负担重，压力大，缺少情绪倾诉途径
42	照护者支持	失智老年人照护者与社会脱节，价值感低，健康状况被忽视，个人生活质量差
43	筛查结果	轻度老年认知障碍检出率低，就诊率低，且漏诊率高
44	筛查结果	农村社区老年人失智症患病率远高于城镇
45	产生影响	老年认知障碍和失智症给家庭和社会带来沉重的经济与医疗负担
46	干预结果	失智老年人的社区照护服务接受度低，支持效果不明显
47	干预结果	社区居民社区照护服务认可度、参与度不高
48	健康状态	认知障碍和失智老年人健康相关行为不良
49	健康状态	认知障碍和失智老年人心理问题多，情绪不稳定
50	健康状态	认知障碍和失智老年人生活质量不高
51	身体与功能	失智老年人定向功能障碍，容易发生走失
52	社会参与	认知障碍和失智老年人活动较少、脱离社会，环境适应性差
53	社会参与	认知障碍和失智老年人沟通能力差，难以保持良好社交，对社会支持系统利用度低
54	环境因素	失智老年人存在居家安全问题
55	个人因素	失智老年人缺乏积极的生活态度，缺乏对事物的主动性
56	个人因素	失智老年人遵从医嘱的程度不高，药品保管及用药不合理

第二节 基于访谈途径系统收集问题

基于文献途径获取的现状及问题基本覆盖了老年认知障碍社区健康服务管理的各方面，但由于可能仅反映了科研人员或学者的研究兴趣，可能与实践工作存在差距，因此还需要通过访谈实践工作人员和老年人的访谈系统收集与老年认知障碍社区健康服务管理相关的问题。

一、访谈对象及访谈过程

2021 年 3 ~ 5 月笔者先后前往位于上海和山东潍坊的多家社区卫生服务中心开展访谈工作，访谈对象主要选择社区卫生服务中心管理人员、全科医师、护士等。此外，还针对性地对潍坊市卫生健康委员会基层卫生部门、山东省卫生健康委员会老龄健康部门的相关管理人员（共计 11 人）进行访谈，访谈对象基本情况见表 5-10。由访谈人员介绍访谈主题和原则，给予访谈对象相应的访谈提纲，围绕老年认知障碍社区健康服务管理的主题开展讨论交流，访谈对象均遵循"知情同意"原则。针对不同的访谈对象和利益相关方，访谈的内容各有侧重，总体包括相关知识知晓、政策、服务现况、困境、感受和问题等。例如：①多和省、市卫生健康委员会相关科室管理人员从政策发展、规划和趋势方面进行讨论，对政策把握、老年认知障碍社区健康服务管理的决策优先级方面进行交流；②社区机构管理者更多地考虑机构发展、人才队伍稳定及服务任务的完成等，访谈的主要目的是从社区卫生服务中心管理者角度了解老年认知障碍社区健康服务管理问题、困境和建议；③家庭医师和护士为提供医疗卫生服务的主体，也是家庭医生团队的主力军，直接与老年人群接触和交流，在工作实践中对老年人及家庭情况比较了解，自身实践体会深刻，因此更多地从服务能力、技术、激励机制、老年人及家庭情况的感知等方面讨论；④老年人是潜在的服务对象，访谈时主要从相关知识知晓、期望的服务形式、现有政策重视程度等方面进行交流。

表 5-10　访谈对象基本情况表

基本特征	频数（人）	占比（%）
性别		
男性	4	36.36
女性	7	63.64
年龄		
50～60 岁	1	9.09
40～49 岁	6	54.55
30～39 岁	4	36.36
学历		
研究生	2	18.18
本科	6	54.55
专科	3	27.27
职称		
正高级	0	0.00
副高级	2	18.19
中级	3	27.27
初级	3	27.27
无	3	27.27
工作单位		
行政管理部门	3	27.27
社区养老机构	1	9.09
社区卫生服务中心	7	63.64
工作年限		
1～5 年		0.00
6～10 年	1	9.09
11～20 年	5	45.45
21 年及以上	5	45.45
访谈对象身份		
管理人员	5	45.45
实践人员	6	54.55

二、基于访谈途径形成问题清单

根据老年认知障碍社区健康服务管理的理论框架，对访谈形成的内容进行分析归纳，形成老年认知障碍社区健康服务管理实践问题清单（表 5-11）。由访谈得到的问题绝大多数包含在基于文献途径形成的问题清单中，个别表述略有差异。进一步印证基于文献研究整理的问题清单的代表性，同时实践问题的收集和梳理更能反映当前的工作实际，对文献搜集的问题清单进行充实和完善，共梳理出 28 项问题。

表 5-11　基于实践者访谈形成的问题清单

序号	问题描述	访谈对象			
		管理者	医师	护士	老年人
1	老年人认知功能减退或障碍现象发生率高	✓	✓	✓	
2	社区医护人员及管理人员对老年人轻度认知障碍和失智症相关知识知晓率低	✓	✓	✓	
3	有关部门和社会对老年认知障碍和失智症重视不够，社区防治知识宣传和教育力度不够	✓	✓	✓	
4	老年人轻度认知障碍和失智症主动就医比例低	✓	✓	✓	
5	老年人及其家属对认知障碍和失智症重视不够，存在误解且相关知识知晓率低	✓	✓	✓	✓
6	有关部门针对老年认知障碍和失智症社区健康服务管理相关政策少，规划缺失	✓	✓	✓	
7	认知障碍和失智老年人家庭负担重	✓	✓		✓
8	失智老年人家人对其不理解，态度有待提高		✓	✓	
9	认知障碍和失智老年人交流不畅，逐渐脱离社会	✓	✓		✓
10	认知障碍和失智老年人出现走失现象		✓	✓	
11	认知障碍和失智老年人生活质量差，出现抑郁		✓	✓	
12	针对认知障碍和失智老年人的社会关注和社会支持少	✓	✓	✓	
13	社区医护人员缺少认知障碍和失智症早期筛查工具和技能	✓	✓	✓	
14	社区开展老年认知障碍和失智症服务管理激励机制缺乏	✓	✓	✓	
15	社区未主动开展老年认知障碍和失智症服务管理工作	✓	✓	✓	✓
16	社区开展老年认知障碍和失智症服务管理工作的资金缺乏	✓			
17	社区医护人员失智症相关专业知识、技术和经验缺乏	✓	✓	✓	
18	社区医护等专业人才队伍人员缺乏，留不住人才	✓			
19	老年人及其家属对认知障碍早期症状不重视，未主动求医，一旦发现已进入失智症晚期		✓	✓	✓
20	基本公共卫生服务中 65 岁及以上老年人体检时认知筛查落实不到位	✓	✓	✓	

序号	问题描述	访谈对象			
		管理者	医师	护士	老年人
21	社区老年人轻度认知障碍和失智症的预防工作缺乏	✓	✓	✓	✓
22	社区缺少指导开展老年认知障碍和失智症服务管理工作的指南	✓	✓		
23	社区缺乏上级医院针对老年认知障碍和失智症的业务指导		✓	✓	
24	社区缺乏开展老年认知障碍和失智症干预评估标准或技术		✓	✓	
25	老年人缺乏对防治认知障碍或失智症知识和技能				✓
26	老年人担心得了认知障碍或失智症会受到歧视				✓
27	社区缺少开展老年认知障碍和失智症防治、评估的政策和要求	✓	✓	✓	
28	老年健康信息化平台尚未完全建立，老年认知障碍和失智症信息掌握不清	✓			

　　社区实践者和卫生健康行政部门综合反馈出的问题 1、问题 14、问题 20、问题 22、问题 23 和问题 25 均可作为对文献途径形成的问题清单的合理补充。

第三节　问题清单形成及问题描述

一、问题清单的形成

　　将基于文献途径和访谈途径形成的问题清单进行合并，归纳相同类型的问题，形成包含 45 个问题的总问题清单，为进一步明确老年认知障碍社区健康服务管理实践问题，邀请各领域共计 30 位专家（包括研究者及实践者）形成专家库，通过电子问卷调查 30 位专家对 45 个问题的认可度，判断该问题在老年认知障碍社区健康服务管理中是否存在。将专家认可率不足 70% 的问题剔除，筛选出认可率较高的 36 类问题。老年认知障碍社区健康服务管理问题清单，专家认可率及问题来源见表 5-12。

表 5-12　老年认知障碍社区健康服务管理问题清单

编号	问题描述	专家认可率（%）	问题来源	
			访谈	文献
1	社会对老年认知障碍和失智症重视不够，存在误解且相关知识知晓率低	100.00	✓	✓
2	有关部门对老年认知障碍和失智症重视不够，相关知识宣传和教育力度不足	92.86	✓	✓
3	失智老年人服务机构、综合服务管理体系建设不完善	96.43		✓
4	老年认知障碍和失智社区管理尚未纳入国家基本公共卫生服务项目，服务管理手段不完善	92.86		✓

续表

编号	问题描述	专家认可率（%）	问题来源	
			访谈	文献
5	基本公共卫生服务中 65 岁及以上老年人体检时认知筛查落实不到位	78.57	✓	
6	社区缺少开展老年认知障碍防治、评估的政策和考核要求	75.00	✓	✓
7	针对老年认知障碍的社区健康服务管理政策少，针对性不强，落实不到位，规划缺失	92.86	✓	✓
8	社区缺乏开展老年认知障碍和失智症服务管理的激励机制	85.71	✓	
9	长期照护服务提供制度和长期护理保险制度不完善，不能满足失智老年人社区服务需求	85.71		✓
10	失智老年人照护者数量少	71.43		✓
11	社区提供老年失智症预防、诊断、干预和管理的专业服务人员数量少，留才困难	96.43	✓	✓
12	照护人员专业知识、技术和经验缺乏，受教育程度和专业水平低，综合素质不高	96.43		✓
13	社区医护人员与管理者对失智症相关专业知识、技术和经验缺乏，相关知识知晓率低	82.14	✓	✓
14	社区服务中针对老年认知障碍和失智症的资金投入不足	78.57	✓	✓
15	认知障碍和失智老年人照护成本高，资助政策不完善	85.71		✓
16	针对老年认知障碍和失智症人群专门建设的服务设施缺乏，资源不集中	75.00		✓
17	有关部门和社会对失智老年人提供的物质帮助、生活照护和医疗服务的支持少，资源有限	82.14		✓
18	信息化平台在老年认知障碍和失智症筛查管理中尚未完全建立，老年认知障碍和失智症相关信息掌握不清	96.43	✓	✓
19	轻度老年认知障碍和失智症筛查量表使用敏感度不高，诊断标准不统一	82.14		✓
20	社区对老年认知障碍和失智症的诊断工具和技能条件、筛查工作缺乏	89.29	✓	✓
21	失智老年人缺乏专业的认知功能评估标准	75.00		✓
22	社区开展老年认知障碍和失智症干预评估标准、技术方案、规范和路径缺乏	82.14	✓	✓
23	轻度老年认知障碍和失智症的个性化干预服务、模式和体系不完善	78.57		✓
24	失智老年人健康问题多，社区服务难度大，尚未形成适合失智老年人的服务模式	89.29		✓
25	社区缺少指导开展老年认知障碍和失智症服务管理工作的指南	78.57	✓	

续表

编号	问题描述	专家认可率（%）	问题来源	
			访谈	文献
26	社区缺乏上级医院针对老年认知障碍和失智症的业务指导	75.00	✓	
27	家庭照护功能弱化，不能满足失智老年人照护需要	71.43		✓
28	失智老年人家庭照护者工作强度大，负担重，压力大，缺少情绪倾诉途径	82.14		✓
29	失智老年人照护者与社会脱节，价值感低，健康状况被忽视，个人生活质量差	75.00		✓
30	轻度老年认知障碍检出率及就诊率低，且漏诊率高	85.71		✓
31	老年认知障碍和失智症给家庭和社会带来沉重的经济与医疗负担	96.43	✓	✓
32	老年认知障碍和失智症人群生活质量差	71.43	✓	✓
33	老年人对防治老年认知障碍和失智症缺乏知识和技能	71.43	✓	
34	老年人主动就医、自我干预的主动性和依从性差，失智老年人遵从医嘱的程度不高，药品保管及用药不合理	71.43		✓
35	失智老年人照护服务可及性和公平性差	82.14		✓
36	失智老年人卫生服务和长期照护服务需求与利用不平衡	85.71		✓

二、问题描述与论证

在形成问题清单的基础上，从问题的作用及表现、严重性、问题评述等方面对老年认知障碍社区健康服务管理领域存在的 36 类问题进行描述与论证。

问题 1：社会对老年认知障碍和失智症重视不够，存在误解且相关知识知晓率低

失智症的相关知识知晓率低会导致老年认知障碍患者的就诊率低，加速疾病病程。重视老年认知障碍和失智症，有利于掌握正确的干预策略，改善老年认知障碍和失智症表现，是积极应对老龄化这一社会挑战的表现。郭祎等对上海市浦东新区 21 家社区 5534 名居民进行轻度认知障碍相关知识自制问卷调查，结果显示基本知晓率为 19.8%，居民对轻度老年认知障碍知识知晓率较低，许多患者对疾病的认识存在一定误区，年龄越大的居民对老年认知障碍的了解越多。部分公众把老年认知障碍当作正常的人体老化现象而忽视及时就医，也存在将老年认知障碍与精神疾病混淆，导致不愿就医或难以开口咨询病情等问题，从而延误病情。目前社会上对失智老年人养老服务重视程度还不够，关注失智老年人养老服务的团体偏少；缺乏从事老年认知障碍早期筛查、干预的专业机构与专业技术人才；无法为失智老年人提供长期有效的照护服务。

问题 2：有关部门对老年认知障碍和失智症重视不够，相关知识宣传和教育力度不足

随着老龄化进程的加快，详尽的科普和宣教以提高居民对老年认知障碍的预防意识，开展护理教育与培训以提供优质及持续的护理和服务已成为应对失智症的工作重点。老年人口比例增加的同时，护理专业的课程结构得到了调整，增加了老年护理学课程，但失智症的相关护理知识内容很少，缺乏完整的教育体系。我国目前尚无专门从事失智症教育的政府组织与机构，为了提高居民对于失智症的知晓率，消除社会歧视，关爱失智老人，许多与失智症相关的社会活动应运而生。2019 年，《上海市民政局关于本市开展老年认知障碍友好社区建设试点的通知》提到，针对社区宣传教育力度不足、老年认知障碍知识普及率低的现象，以上海某些社区为试点重点开展健康教育方面的探索，这是促进该疾病早发现、早诊断、早干预的有效方法。此外，还存在以下问题：医学院校开设老年护理学课程，但并未突出失智症照护知识与技能的训练，无合理的教学计划；养老护理从业人员的岗前及在职培训缺乏专业的轻度老年认知障碍干预知识与技能的培养；职业继续教育未普及失智症相关知识的教育等。

问题 3：失智老年人服务机构、综合服务管理体系建设不完善

建立家庭、社区、机构之间连续的长期照护服务体系，研究制订全国失智老年人长期照护体系的整体规划和相关政策，能有效应对失智症的高疾病负担带来的严峻挑战，更好地实现老有所养。我国养老机构在失智照护服务研究内容上侧重于制度安排和需求，研究方法以定性研究为主，还处于初级阶段。在失智老年人照护服务体系发展中，养老机构作为重要组成部分，其数量和质量直接影响其提供服务的水平。养老机构失智照护服务理念和一般养老机构的服务理念并没有明显差异，只是在服务维度和照护规范的划分上有区别。我国有注册登记的养老机构 2.8 万家，其中仅有 20% 的养护型、医护型机构能为失智老年人提供必需的护理服务，卫生保健与社区护理还处于起步阶段。目前我国失智老年人照护方式以居家照护为主，机构照护为辅。当失智老年人情况恶化，亲属照护生活无法继续满足照护需求时，则需要由机构工作人员提供专业的照护服务，服务机构数量不足会导致综合管理服务体系不连续。

问题 4：老年认知障碍和失智社区管理尚未纳入国家基本公共卫生服务项目，服务管理手段不完善

失智老年人的照护问题需要各级政府和卫生部门的高度重视和密切配合，将其纳入国家基本公共卫生服务项目，完善其服务管理手段是该问题行之有效的解决措施。目前我国针对失智老年人及家庭照护者的卫生服务项目较少，由政府资助的照护服务也有待发展。人力资源社会保障部办公厅《关于开展长期护理保险制度试点的指导意见》确定在我国 15个城市开展长期护理保险试点，旨在为不断加速的老龄化环境下日益增长的失能或部分失能老年人群提供基本生活照护和与基本生活密切相关的医疗护理。欧美、日本等发达国家的基本公共卫生服务起步较早，已经拥有比较成熟、系统的医疗卫生服务管理手段。我国虽已有部分城市开始相关试点工作，但与发达国家相比，服务的频次及时间相对于老年人的护理需求来说是碎片化的，与老年人的期望存在一定差距。对于患有轻度认知障碍的老年人，低频率的照护服务有利于改善身心健康，减轻家人的负担，但是对于认知能力损伤程度较高的老年人，仍需要自请家政人员提供全天的服务。

问题 5：基本公共卫生服务中 65 岁及以上老年人体检时认知筛查落实不到位

老年人体检时的认知筛查理应是发现老年认知障碍的第一道防线。加强体检时的认知筛查力度，提高老年认知障碍的筛查、诊断率，可以加强对患者的连续性管理和照护，从

而极大提高患者和照护者的生活质量。2012 年 WHO 要求，世界各国必须将失智症纳入本国公共卫生工作日程中，基层医疗机构的重要功能之一是对疑似失智症病例进行确认，并提供持续有效的卫生保健服务。与快速增长的失智症患者数量及照护负担相比，2020 年我国失智症的未诊断率达 93.1%，而已经确诊的失智患者的诊疗情况也不乐观，2015 年我国 36 家三级医院神经内科门诊的调查显示，仅有 23.1% 的确诊患者接受抗失智药物治疗。近年来各地区对于轻度老年认知障碍患病率的研究结果差异较大，究其原因是针对认知障碍的筛查量表等工具种类较多，评估诊断标准尚未统一。

问题 6：社区缺少开展老年认知障碍防治、评估的政策和考核要求

明确且可实施的防治、评估政策和考核要求是社区能够开展系统有效的老年认知功能诊疗防治服务的首要前提。在实地调研过程中，缺少上级的相关政策和要求是被提及次数最多的阻碍社区实施老年认知功能诊疗防治服务的因素。在服务机构方面，全国统一的老年人认知能力评估标准尚未建立，康复医疗的作用难以充分发挥，很难为老年患者提供系统、专业、连续的康复医疗服务。在绩效考核方面，老年人健康管理尚未作为一项评估基本公共卫生服务项目绩效的重要内容，评价医护人员和机构指标尚未囊括老年人满意度。卫生行政部门对相应医疗卫生机构的主体责任落实不到位，本应定期组织开展的绩效评价难以真正落实。在预防干预方面，家庭医生签约服务尚未把老年认知障碍和失能失智作为重点内容，老年人失能预防体系亟须建立，关于阿尔茨海默病等疾病的早期筛查和健康指导还未得到社区重视，难以从公众观念上提升就诊率。

问题 7：针对老年认知障碍的社区健康服务管理政策少，针对性不强，落实不到位，规划缺失

具有较强针对性的社区健康服务管理政策是社区开展良好的老年认知障碍照护服务的基础，而当前我国针对失智老年人的社区卫生服务政策较少，由政府资助的照护服务有待发展。从目前我国已有的照护政策看，存在保障对象范围过于宽泛、针对性不强的问题。各级政府在社区养老和机构养老等方面出台了不少政策，保障资金也有不少投入，但从总体上看缺乏针对性。保障有医疗保险和退休金的正常老年人进入老龄阶段没有问题。一旦老年人失能失智，老年人及其家庭便极易因病致贫。目前关于老年认知障碍的社区健康服务管理规划尚不清晰。与发达国家较完善的社区服务相比，我国医保政策与老龄护理报销制度尚未做到有效衔接，针对失能失智老年人长期照护系统的有效政策尚未建立，家庭、社区、机构三位一体的专业化长期照护服务体系也尚未搭建。此外，全国统一的老年人能力评估标准亟待建立，全面失能老年人补贴制度亟待落实。

问题 8：社区缺乏开展老年认知障碍和失智症服务管理的激励机制

恰当的监管与激励机制，如选择"量化"与"固化"相结合的激励分配机制，有利于充分激发失智症服务管理工作的潜能，使财政经费的效用得到充分释放。据调研，我国主要有以下两方面不够完善：第一，多方参与的公正的评估制度、监管体系和以绩效为导向的激励机制尚未建立。监管体系和评估制度不够全面和细致，对养老和卫生组织的监管及服务效果的评估力度太小。尚未做到根据患者不同的满意度对养老和卫生组织及护理员进行适当的奖惩。第二，养老和卫生组织的自律性建设和服务态度管理未得到重视，激励机制在这一领域尚有较大的潜在发展空间。社区护理员的综合素质普遍不高，且自律性不强，

难以做到不断提升自身的专业知识和技能以适应这类认知障碍疾病照护的需求，需要激励机制来激发其工作和学习的积极性。

问题9：长期照护服务提供制度和长期护理保险制度不完善，不能满足失智老年人社区服务需求

设立失智老年人长期护理保险，有利于完善失智老年人长期照护服务体系，较大程度地保证贫困失智老年人参与到疾病的诊疗中。为保障老年人的身体与心理健康，研究人员提出健康老龄化的理论，而健康老龄化增强了对失智老年人长期护理保险的需求。国外以德国和日本强制性长期护理保险制度最为典型，它具有多样化的保障服务和严格的服务等级评判标准，为老年人提供了充足的养老和医疗保障资金。我国虽已开始初步探索长期照护保险制度，但与日本等发达国家较为完善的长期护理保险制度相比，针对性、系统性、协调性均有待增强。2016年发布《关于开展长期护理保险制度试点的指导意见》，护理保险制度开始在我国多个城市试点。目前我国试点地区的长期护理保险是为老年人提供基本生活照护和医疗护理服务的社会保险，侧重于保障长期处于失能状态的老年人，并没有包括失智老年人。

问题10：失智老年人照护者数量少

我国老年人口数量大，失智症的发病率高，对护理服务的整体需求较高，照护者的数量直接影响失智老年人的护理质量，保证充足的照护者有利于提高失智老年人的生活水平。张云根据上海市失智老年人数量推算，2010年上海市需要居家方式照护人员、社区照护人员、养老机构照护人员、医疗机构照护人员及其他卫生人员共41 042名，人力成本1.5亿元。上海失智老年人数量较多，养老机构、医疗护理机构收治的失智老年人数量不足上海失智老年人数量的1/10，侧面反映了失智老年人照护者数量较少，社会化服务支持度不够，居家照护目前仍是失智老年人的主要照护方式。现代家庭形态逐渐小型化、少子化、空巢化，导致家庭照护功能弱化，家庭儿女作为照护者经常是有心无力，压力很大，长期居家照护已经成为一个亟待解决的社会问题。目前失智老年人的照护者主要为家庭成员与养老机构的工作人员，而且多以专业知识和技能不足的女性为主，照护者队伍不稳，无法保证失智老年人获得基本、适宜的服务。

问题11：社区提供老年失智症预防、诊断、干预和管理的专业服务人员数量少，留才困难

足够数量和质量的专业人才将会极大提升社区失智老年人相关服务的诊疗水平，提升患者的生存质量。医疗护理专业人员在识别和提供失智老年人护理服务方面扮演重要角色。孙静调查了上海市浦东新区浦兴社区的社区卫生服务中心的卫生人员数量，结果为医护人员150人，护理人员53人。共设服务站5个，每个服务站医师4人，护理人员4人，服务人口高达19万人，社区的卫生服务人员数量不足。社区提供的针对老年人的专业干预知识不足，综合能力欠缺，服务内容并不能满足社区老年人差异化需求，干预效果也达不到预期效果。Lethin等的研究指出，我国目前针对失智症护理的培训不完善、专门从事失智症护理的人员数量不足，并且护理人员受教育程度参差不齐。此外，护理人才少且分布不均衡。部分三级医疗卫生机构护理人才充足，供过于求，而某些基层医疗机构受限于工资水平和福利待遇等因素，招不到相应人才，或者招到了也难以长期留住人才。

问题 12：照护人员专业知识、技术和经验缺乏，受教育程度和专业水平低，综合素质不高

照护人员拥有专业的照护知识技能有利于提升医疗卫生服务体系的服务能力。董晓欣研究显示，失智老年人照护者以中老年人为主，文化程度较低，失智老年人的主要照护者为老年人的配偶（39.4%）、女儿（27.3%）、儿子（18.2%）和儿媳（15.1%）。这些主要照护者中，老年人的配偶每天为其提供照护的时间最长，照护者缺少老年照护专业知识，又缺乏专业性、规范化的培训，难以为失智老年人提供有针对性的早期干预、康复等高层次需求的相关服务，则对专业人员的上门服务有较大需求。胡亚琼等对上海市失智老年人、健康老年人上门照护服务需求的研究结果显示，失智老年人相较于认知功能正常的老年人来说，上门照护服务需求较高，家属照护精力不够、知识不足均会导致失智老年人的上门照护服务需求增加。目前能提供上门照护服务的医疗卫生人员为社区医院护士，学历大多为本科及以下，缺少培训学习和继续教育的机会，失智老年人家庭照护者在照护技能、疾病发生的危险因素、并发症预防、治疗方法及用药等方面的需求不能得到满足。

问题 13：社区医护人员与管理者对失智症相关专业知识、技术和经验缺乏，相关知识知晓率低

失智老年人作为老年人中的弱势群体，其负担、照护要求要远高于一般老年人，另外激进行为是难以应对的，这就决定了失智老年人照护具有较强的专业性。我国失智老年人居家照护质量欠佳，失智老年人的发现仍存在困难，由于缺乏相关知识，很多人认为失智不是病。刘霞对上海市某社区 95 名社区护士进行调查，失智症知识问卷得分总体偏低。60 分以下共 28 人，占 29.47%，80 分及以上共 6 人，占 6.32%。狄红梅等调查显示，47%的失智老年人照护者认为患者的状况是自然衰老的结果。《"健康中国 2030"规划纲要》提出要加强老年失智症等的有效干预，但国家卫生计划生育委员会印发的《全国精神卫生工作规划（2015—2020 年）》等有关文件尚未对失智症具体干预措施等提出指导意见，这也可能会导致社区医护人员与管理者对于失智症相关专业知识的重视程度不够，技术和经验缺乏。通过对基层卫生机构的卫生人员访谈了解到，目前并没有针对失智老年人进行专业的照护培训，现有的服务以高血压、糖尿病的管理为主。

问题 14：社区服务中针对老年认知障碍和失智症的资金投入不足

社区是老年人所熟悉的环境，服务可及性更高。作为基层组织单位，充分发挥社区的功能，大力发展社区养老照护模式，为失智老年人提供可及、优质的照护服务项目社区需要一定数量的财政支持。社区照护模式作为一种新型养老模式，相关法律法规不够健全，与其相配套的社会福利政策和社会保障制度还未形成。政府拨款数额少或不能及时到位，将极大影响老年人养老服务的运行及服务质量。蔺金凤对天津市某街道的社区为失能失智老年人所能提供的服务进行分析，发现关于老年人筹建暖心工程服务站等，都以政府的财政支持为主，各项经费的主要来源还是政府拨款（占总资产的 79%）。在失智老年人的养老服务体系建设任务基本完成后，更需要财政的持续投入、扶持。目前我国的支持资源有限，覆盖面较小，社区医院医护人员薪酬较低，无法满足失智老年人的个性化照护需求，导致社区服务体系的发展历程曲折。

问题 15：认知障碍和失智老年人照护成本高，资助政策不完善

要提升失智老年人的社区服务能力，需要投入资金来进行合理的资源配备与人才引进。一定数量的财政支持有助于充分发挥社区的早期干预照护作用，减轻医疗卫生负担。《全国精神卫生工作规划（2015—2020 年）》提出加强建设失智症疾病预防、服务供给体系的计划。失智症的照护可长达十几年，其照护成本远超过其他慢性疾病。我国 2010 年失智症所致的经济影响已达约 3337 亿元，预计 2030 年将增加至 8074 亿元。我国平均每个失智老年人家庭每年需承担 1.5 万～ 2.4 万元的特殊照护支出，经济负担严重。但是，各规划并未具体明确失智症照护体系的建设目标，针对失智症的专项国家规划的缺乏，长期照护保险保障范围的模糊，长期照护失智老年人的养老机构没有得到政策倾斜或特殊补贴，导致长期照护服务体系建设目标不明确，专业照护服务发展严重滞后。我国于 2016 年起在 15 个城市试点长期护理保险制度，其保障范围基本为失能老年人，目前仅有青岛市、成都市探索将重度失智老年人纳入保障范围，然而轻中度失智老年人尚未得到长期护理保险的保障，这给失智老年人长期照护服务体系的持续发展带来严峻挑战。

问题 16：针对老年认知障碍和失智症人群专门建设的服务设施缺乏，资源不集中

失智症患者在早期就会出现空间定向障碍和认路能力的下降，建设具有良好的失智症照护设施的环境可以有效缓解相关症状，延缓病程发展，从而提升失智老年人的生活质量，并减轻护理人员的负担。我国对于失智症照护设施环境设计的理论和实践起步较晚，失智症照护设施的空间环境设计尚存在机构感强、空间布局单一、舒适度差、安全性低等问题，缺乏针对失智老年人的临终关怀所需设施的研究。《青岛市居家社区养老服务建设行动计划（2020—2021 年）》提出了针对失智老年人养老服务建设的目标，2021 年底青岛市城乡居家中的失能失智老年人家庭养老床位签约达 1.6 万张，困难失能失智老年人家庭养老服务实现全覆盖。大多数地区针对认知障碍和失智老年人的服务设施单一、功能性不足、资源不集中。

问题 17：有关部门和社会对失智老年人提供的物质帮助、生活照护和医疗服务的支持少，资源有限

居家养老服务补贴、护理补贴，照护者免税、减税、带薪休假等政策有助于减轻失智老年人家庭照护者的负担。加强重大疾病医疗补助，全面实施临时救助制度与每个失智症患者及家庭的生命安全息息相关。在我国开展的支持性服务中，绝大多数家庭照护者要承担部分或全部费用，但家庭照护者一般收入较少，又面临失智老年人长期医疗护理费用的支付，这无疑给家庭照护者带来了沉重的经济负担，进而影响支持性服务的利用率。孙晓宇分析了青岛市某机构内失智老年人社会支持网络问题，发现 2017 年青岛市将重度失智老年人纳入长期护理保险保障范围，养老机构自身支持有限，但是关于失智老年人的政策设定仍不足。目前的社区服务，老年人福利设施和资金都严重不足，针对失智老年人家属的支持服务匮乏，社区具备接受失智症患者照护服务的日间照护机构数量也是极少，社区服务资源十分有限。

问题 18：信息化平台在老年认知障碍和失智症筛查管理中尚未完全建立，老年认知障碍和失智症相关信息掌握不清

近些年随着移动终端及网络技术的不断发展，信息化平台在慢性病管理中的应用逐渐被推广。信息化管理利用现代化科技平台，改善了失智老年人的就医体验，能够提高居家照护失智老年人的生活质量，减少安全隐患的发生，具有较高的应用价值。曾莉在探索影响照护者支持性服务利用的影响因素的研究中发现，信息不通畅是导致支持性服务利用率低的一个重要原因。信息不通畅会导致失智老年人家庭照护者无法获取支持性服务的时间、地点、内容、形式等信息，进而降低服务的利用率。信息获取不充分导致失智症疾病知识和照护知识匮乏，降低家庭照护者的照护质量。白萌等对浙江医院的失智老年人进行的信息化管理及护理指导的干预实施效果显示，对试验组的失智老年人干预 6 个月后，生活质量量表的总分及平均分均高于对照组；发生跌倒、走失等安全事故的发生率也低于对照组，信息畅通带来的优势非常明显。目前应用于失智老年人的筛查、干预和管理等信息系统并未有效建立，老年认知障碍或失智相关信息掌握不清，不利于提高失智老年人的生活质量。

问题 19：轻度老年认知障碍和失智症筛查量表使用敏感度不高，诊断标准不统一

提高轻度老年认知障碍和失智症筛查量表使用的敏感度及统一诊断标准是有效应对失智症的基础。围绕失智症筛查、诊断、治疗和长期照护等重点环节，从国家层面出台相关的政策、计划，确定具体目标，明确各部门责任，落实具体措施，动员全社会力量，推进失智症长期照护体系建设迫在眉睫。失智症的确诊一般分为两个阶段，包括筛查和诊断复查。国内外公认的对于轻度老年认知障碍初筛识别方法是量表筛查，主要围绕认知障碍、社会和日常能力减退及精神行为症状三个方面评估。而目前我国采用的失智症筛查评估量表有 20 余种，这些量表评估标准不统一，对结果的判断差异较大。关于诊断标准，一般依据美国精神病学会的《精神障碍诊断与统计手册（DSM-5）》或《国际疾病分类》（ICD-10）进行初步诊断，再结合病史、影像学检查、实验室检查、神经心理学测试等确诊。确诊的程序和标准尚未完全统一，可能会出现误诊或漏诊的现象。目前我国失智症患者及高危人员健康档案尚未普及，失智症的筛查、诊断的标准尚未统一，失智症早诊断、早干预的机制尚未形成，公共卫生资源利用不充分现象仍存在。

问题 20：社区对老年认知障碍和失智症的诊断工具和技能条件、筛查工作缺乏

在社区中对老年群体开展筛选诊断工作，提供预防服务，研究指出对失智发生的危险因素进行干预管理能延缓疾病的发展，改善老年人的认知功能。数据显示，40% 的认知障碍患者首次就诊时认知功能已经处于中度认知障碍（失智），错过了早期的干预时机，因此如何在社区及养老机构对失智老年人进行早期筛查就显得尤为重要。目前临床上广泛使用的认知筛查量表主要供临床医师使用，许多量表要求使用人员需要经过专门的培训或筛查时间过长，不适合在社区及养老机构推广。预防性服务对延缓失智老年人认知功能的退化和提升生活品质有着重要意义。社区的健康促进、预防、干预等管理工作，如果能促进老年人控制不健康的习惯和行为，培养健康生活方式，那么越来越多的老年人可以长时间地健康享受生活。社区缺乏对认知障碍和失智症的诊断工具和技能条件，针对失智老年人的支持服务匮乏，服务资源十分有限，使得筛查工作未有效开展。社区失智症早诊断、早干预的机制尚未形成。

问题 21：失智老年人缺乏专业的认知功能评估标准

专业的认知功能评估是对失智老年人的认知功能、自理能力、社交情况等进行统一

评估，建立评估标准是合理配置资源，为其提供科学管理方案的基础条件。各地不统一的调查方法和筛查量表分界值划定及采用的诊断标准，会导致各地患病率调查结果不一致。我国采用的失智症筛查评估量表有 20 余种，这些量表评估标准不统一，对结果的判断差异较大。目前尚未出台关于失智老年人认知功能评估标准的指导意见，确诊的程序和标准尚未完全统一，可能会出现误诊或漏诊。无论是家庭成员还是机构照护人员，均严重缺乏照护技巧与能力培训。当前失智老年人长期照护主要由家属承担，接纳失智老年人或开辟"失智专区"的照护机构很少。即使是接纳失智老年人的照护机构，也鲜有定期开展失智老年人照护技巧和能力等相关培训，照护人员在失智老年人照护方面专业性普遍较差，失智老年人照护人员资质认定标准缺乏。尽管部分城市（如南通市）率先将重度失智人群纳入基本照护保险范围，但尚没有专门的失智老年人长期照护机构认定与评估、照护人员资质认定与培训等配套政策。同时，失智老年人认定和评估标准、机构照护住房标准及照护服务内容、服务方式、服务等级及服务质量的监督与管理等没有统一的行业标准。

问题 22：社区开展老年认知障碍和失智症干预评估标准、技术方案、规范和路径缺乏

在社区开展老年认知障碍或失智干预评估标准、技术方案、规范和路径是至关重要的。民政部《关于加强养老服务标准化工作的指导意见》（民发〔2014〕17 号）提出："到 2020 年，基本建成涵盖养老服务基础通用标准，机构、居家、社区养老服务标准、管理标准和支撑保障标准，以及老年人产品用品标准，国家、行业、地方和企业标准相衔接，覆盖全面、重点突出、结构合理的养老服务标准体系。"通过固化失智老年人早期干预标准化服务流程，建立服务标准体系，进而为企业标准制订提供规划和蓝图，理顺管理流程，并按服务过程进行管理，打破原有按部门职责划分的块状管理方式，查漏补缺，逐步形成全过程管理模式，提高管理效率、服务质量及服务水平。我国养老服务业标准体系尚处于构建过程中，服务标准偏少，缺乏针对特殊服务人群的评估标准和服务标准，难以满足目前老年人养老服务的特殊需求。现有的养老服务标准主要集中在机构养老和社区居家养老领域，没有特别针对失智老年人这一特殊群体制订的服务标准。

问题 23：轻度老年认知障碍和失智症的个性化干预服务、模式和体系不完善

个性化干预服务与完善的干预体系能够提高失智老年人的生活质量，对老年认知障碍的预后具有深远意义。多项研究表明，为老年人轻度认知障碍和失智症提供个性化的干预服务能为患者在医院和社区过渡期间提供延续性护理，改善失智老年人的认知功能，提高生活质量。老年失智症服务对象入住养老机构前大部分是进行居家照护，每个人的生活作息各不相同，增加了老年失智症患者适应机构养老的难度。由于患老年失智症的服务对象病情轻重不一，表现的症状各不相同，服务对象的需求也具有明显的差异性。如何早期预防失智，寻找有效的干预模式成为认知障碍的防治热点。罗永仕等采用个性化干预服务模式，以养老机构失智患者为中心，通过协调医疗、护理、膳食、保洁等部门，为患者制订包含康复、治疗、服务、照护的全方位个性化服务计划，对其进行日常生活、心理和认知干预，干预后效果明显。目前，我国缺乏老年人轻度认知障碍和失智症的个性化干预服务，同时也缺乏个案管理员和多学科团队合作及政府的财政支持，个性化干预服务模式和体系的建设也有待完善。

问题 24：失智老年人健康问题多，社区服务难度大，尚未形成适合失智老年人的服务模式

如何平衡失智老年人健康问题是社区服务的难度，形成适用于失智老年人的服务模式是亟待解决的问题。《"健康上海 2030"规划纲要》提出"到 2030 年，上海要成为全球健康城市典范"，为居民提供全方位、全生命周期的健康保障。当前，老年失智社区的服务理念和方式在国内外鲜有先例。随着失智的病情进展，失智老年人的认知功能日益衰退，同时伴有各种精神行为异常，日常生活无法自理。失智老年人对新环境的适应能力降低，因此各个国家均倡导尽可能使失智老年人留在自己的家中接受照护。居家照护模式以居家照护为主，各类社区资源和服务作为支持。在这种照护模式下，失智老年人生活在自己的家中，既不脱离熟悉的家庭环境，同时又可得到多种正式或非正式的社区资源的支持服务。由于各种原因，部分失智老年人无法继续在家里生活，需要入住各类长期护理机构(long-term care facilities)，由专业照护者提供照护，但老年失智症防治尚未纳入国家精神卫生防治体系和社区卫生服务体系，社区预防工作尚未系统开展，未形成社区干预的技术方案和规范，老年失智症社区干预专业人员数量少，能力有待提升，干预课程和干预模式有待深化和拓展。

问题 25：社区缺少指导开展老年认知障碍和失智症服务管理工作的指南

制订社区指导开展老年认知障碍和失智症服务管理工作的指南是开展社区工作的基础。一般老年人进入老龄阶段保障没有问题，疾病有医保，吃饭有退休金，一旦因失能失智需要护理，老年人及其家庭极易陷入经济困境，这就需要社区对失智症患者的照护。已印发的《嘉兴市养老机构失智症照护专区建设与服务指南》(试行)指出，各地要将失智症照护专区建设纳入"十四五"养老服务业发展规划，落实到养老服务设施的专项布局规划中。到 2020 年底，每个县（市、区）都建成 1 个以上的照护专区。到 2022 年底，市、县公办养老机构（含公建民营）全部设立失智症照护专区，床位数不少于总数的 5%。各级政府在机构养老、社区养老等方面出台了不少政策，投入了大量保障资金，但从总体上看缺乏针对性，保障对象范围过于宽泛。目前大部分省份尚未出台指导社区开展失智症服务的指南，该疾病的管理工作缺乏科学的指导。

问题 26：社区缺乏上级医院针对老年认知障碍和失智症的业务指导

社区需要从上级医院开展针对老年认知障碍和失智症的业务指导。总的来看，我国开展失智症照护、安宁疗护等的机构严重缺乏，且地区分布不均。据统计，2017 年我国至少有 1000 万名失能老年人需要长期照护床位，但目前可用床位还不到 130 万张。我国有注册登记的养老机构 2.8 万家，其中仅有 20% 的养护型、医护型机构能为失智老年人提供必需的护理服务。从服务资源看，地域分布不均衡，东部多于西部，城市多于农村，尤其是专业性失智症照护机构集中分布在北京、上海、天津等地区。目前我国社区缺乏上级医院针对老年认知障碍和失智症的业务指导。无论是家庭成员还是机构照护人员，均严重缺乏照护技巧与能力培训。当前失智老年人长期照护主要由家属承担，接纳失智老年人或开辟"失智专区"的照护机构很少。加之民办养老服务机构服务价格偏高，难以适应普通失能失智老年人的现实需要。

问题 27：家庭照护功能弱化，不能满足失智老年人照护需要

"以居家养老为基础、社区照护服务为依托、机构养老服务为支撑的具有中国特色的为老服务体系"，是中央提出的顶层设计。居家养老是符合我国国情的主流养老方式，而社区则是养老服务的重要依托。但目前，快速城市化压缩了社区公共服务空间，社区养老服务中心缺乏建设和运营经费。社会力量参与居家养老和社区养老服务的水平、意愿较低，也在一定程度上加剧了"重机构、缓社区、轻居家"的状况。香港中文大学的一项研究指出，失智照护服务不能单靠医师和医疗系统，也不能纯粹依赖家庭或福利机构，医疗服务和社会服务必须结合社区及家庭，重在家属参与，充分协助和监督患者完成认知干预，协助医护人员对病情的掌控，才能发挥最大功效。在我国经济发达地区，随着城市化进程加快，同时家庭结构小型化、少子化、空巢化的变迁，使得传统的家庭养老功能弱化，尤其是独生子女家庭不堪重负，不能满足失智老年人照护需要。

问题 28：失智老年人家庭照护者工作强度大，负担重，压力大，缺少情绪倾诉途径

在我国，失智老年人大多数由家庭照护者进行照护，失智老年人的家庭照护者决定失智老年人的生活质量。目前我国各类失智患者总数已超 910 万人，预计到 2030 年达 1200 万人，2040 年达 2200 万人，是所有发达国家失智人数的总和，其中以阿尔茨海默病最高发，占失智病例的 60%～70%，因此在未来的几十年对失智老年人的照护将成为全社会不容忽视的公共卫生问题。据估计，20%～50% 的家庭照护者由于照护负担重而发生抑郁，这个比例是普通人群的 2～3 倍，同时失智老年人疾病的长期性，使得家庭照护者通常都承受着长期的心理应激，易出现焦虑、抑郁等各种心理问题，失智老年人居家照护者多数存在家庭支持不足、缺少情绪倾诉途径的问题。在中国，照护老年人被看作是一个家庭的责任，加之我国目前医疗服务条件及保障体系的问题，94% 的失智老年人只能选择居家照护，家庭成为失智老年人最重要的照护支持来源，家庭照护者扮演着十分重要的角色，我国对失智老年人的主要照护模式是以患者家庭、亲属承担的简单的家庭式照护模式，在这种照护模式下，失智老年人家庭照护者工作强度大，负担重，压力大，缺少情绪倾诉途径，导致照护者承担了极大的生理、心理、情感、社会和经济负担。

问题 29：失智老年人照护者与社会脱节，价值感低，健康状况被忽视，个人生活质量差

失智老年人照护者的生活质量决定着失智老年人被照护的情况和质量，目前失智老年人照护者普遍存在一些生活质量问题。失智老年人通常表现为认知功能损害和精神行为症状，生活无法自理，不仅严重影响患者的生活质量，也给失智老年人照护者带来沉重的负担。由于失智老年人照护的特殊性，照护者需要 24 小时不间断地照护失智老年人，如何应对失智老年人照护过程中存在的困难，被公认是一项极具挑战性的工作。据文献报道，高达 50% 的老年人有一种或一种以上的慢性病，需要长期的综合性照护，失智老年人生活中存在各种并发症，如尿失禁、压力性溃疡，以及跌倒或营养不良所致的髋关节骨折等，进一步增加了失智老年人的照护需求，这种情况下失智老年人照护者存在众多影响健康的症状和体征，如乏力、绝望、不堪重负、睡眠障碍、注意力不集中、健康问题、易怒、焦虑、负罪感、社交回避与隔离。目前我国大部分地区的养老机构缺少专业的失智老年人专区，失智老年人专业照护机构几乎没有，失智老年人照护的特殊性，导致失智老年人照护者长时间照护失智老年人，照护者自身与社会脱节，价值感低，健康状况易被忽视，照护者个人生活质量差。

问题 30：轻度老年认知障碍检出率及就诊率低，且漏诊率高

轻度老年认知障碍的检出率、就诊率、漏诊率对于老年人认知相关疾病的整体发展和治疗都具有至关重要的作用。根据《2018 年世界阿尔茨海默病报告》的统计数据，全世界约有 5000 万名失智症患者，预计到 2050 年失智症患者将达到 1.52 亿人，WHO 将失智症确定为公共卫生重点。2020 年《中国阿尔茨海默病患者诊疗现状调研报告》显示，参加体检或筛查项目而进一步就诊的比例仅为 10.06%，出现记忆减退等相关症状而就诊，第一次检出率为 36.79%。轻度老年认知障碍是一种没有意识改变，但获得全面皮质功能下降及认知障碍的临床综合征，通常指智能异常恶化而影响认知功能，如抽象思维、定向判断和记忆力，由于轻度老年认知障碍患者的认知和交流障碍，以及存在一些精神相关症状，导致评估困难，常被忽视和漏诊。研究表明，轻度老年认知障碍就诊率低、检出率低、漏诊率高，目前我国老年失智症相关社会资源和人力资源严重不足，仅有少数几家三级医院开设记忆诊所，没有从事老年失智症研究的机构和医院，失智症并未被纳入慢病管理国家基本公共卫生服务项目。轻度老年认知障碍患者通常起病隐匿，自身难以发现，很难明确具体起病时间，多数患者因认知障碍严重影响日常生活才就诊，加上目前我国没有专业的记忆认知相关门诊、医院，导致轻度老年认知障碍普遍存在检出率、就诊率低且漏诊率高的问题。

问题 31：老年认知障碍和失智症给家庭和社会带来沉重的经济与医疗负担

在对老年认知障碍和失智老年人的照护中，给家庭和社会带来的沉重经济与医疗负担不容忽视。据统计，目前全世界失智相关疾病所消耗的直接医疗资源高达 8180 亿美元，这其中不包括家庭照护间接费用和人力成本，其中我国各级政府和相关部门在老年人相关的医疗服务上投入大量资金，总数目超过千亿元，对于认知障碍和失智老年人而言，对其照护将长期存在，连续性的长期照护对认知障碍失智老年人而言是比穿衣吃饭还优先的最基本的生活照护服务。WHO 在 2015 年发表说明，当需要长期照护的老年人达到一定数量和规模时，没有任何一个国家能够承担得起缺乏综合性系统的长期照护的后果。基于国家实行的计划生育政策，目前家庭结构小型化加剧，且家庭普遍少子化，那么认知障碍和失智老年人家属子女提供照护的传统模式显得更加艰难，家庭的经济和家庭成员的心理及健康都面临着巨大压力，可见老年认知障碍和失智症给家庭和社会同时带来沉重的经济与医疗负担。

问题 32：老年认知障碍和失智症人群生活质量差

认知障碍和失智老年人的生活质量，反映了社区、机构医疗卫生相关人员培训是否到位，人、财、物力是否充足。随着人口老龄化、家庭小型化，空巢老年人、独居老年人、孤寡老年人的数量逐渐增加。失智老年人通常表现为认知、记忆功能不断下降，日常生活能力减退，并时常伴有精神及行为障碍，严重影响认知障碍和失智老年人的生活质量。认知障碍和失智老年人因认知能力低、定向力差，导致其生活自理能力较差，他们在日常生活中的穿衣、进食、居住、就寝、如厕等方面有诸多困难，再加上失智老年人的智力水平下降是不可逆的，所以如何提高认知障碍和失智老年人的生活质量，是一个亟待解决的问题。

问题 33：老年人对防治老年认知障碍和失智症缺乏知识和技能

防治认知障碍或失智症，对于老年人来说至关重要，这有利于疾病的早发现、早诊断、早治疗，减轻家庭和社会的经济和人力负担。目前，我国社会正处在老龄化，根据《2018年世界阿尔茨海默病报告》，我国 60 岁及以上人群中有 1507 万名失智症患者，其中阿尔茨海默病患者 983 万人，WHO 将失智症确定为公共卫生重点。我国养老照护框架还在起步阶段，与国外发达国家相比，我国目前对老年认知障碍和失智症的重视程度还不够，与发达国家有较大差距。当前我国社区对老年认知障碍和失智症相关的健康教育开展甚少，社区的不重视导致老年人缺乏防治认知障碍或失智症知识和技能。我国普通群众普遍缺乏老年认知障碍和失智症的相关知识，无论是正常老年人还是有认知障碍或失智老年人的家庭都缺乏对失智症相关的正确认识和照护常识，导致老年人缺乏专业照护，以及认知障碍或失智症的相关防治知识和技能。对全民加强认知障碍或失智症相关知识的教育是亟待解决的问题。

问题 34：老年人主动就医、自我干预的主动性和依从性差，失智老年人遵从医嘱的程度不高，药品保管及用药不合理

老年人出现相关认知障碍症状时是否主动就医、自我干预是否主动，已确诊失智症的老年人依从性的高低、药品保管和用药是否合理，这些问题将决定老年人的疾病发展及生活质量。根据 2020 年《中国阿尔茨海默病患者诊疗现状调研报告》，有 24.39% 的确诊患者从未进行过复诊，服药情况方面，20.26% 的患者自行停药，19.68% 的患者表示从未服用药物。目前，对老年认知障碍和失智症的认知干预和运动干预在社区或临床中的应用较为广泛。然而，对于运动干预而言，如有氧、力量、抗阻力等运动对个人身体素质和体能要求较高，且运动还会受到场地、天气等因素的影响，由于老年认知障碍和失智症可能存在基础疾病和认知的病变，所以认知障碍和失智老年人的个体运动的自我干预的主动性和依从性较正常老年人低。失智老年人药品保管及用药不合理，研究表明失智老年人的咽部神经感觉减退，容易发生食物误吸和呛咳，严重者可能会引发吸入性肺炎，甚至窒息，失智老年人认知功能减退，时常会发生误食香烟、别针、纽扣等物品的现象。由于认知障碍的表现，存在老年人主动就医、自我干预的主动性和依从性差、失智老年人遵医嘱的程度不高，药品保管及用药不合理等亟待解决的问题。

问题 35：失智老年人照护服务可及性和公平性差

对于有认知相关疾病的老年人的照护服务是否可及和公平，反映了失智老年群体的服务和照护是否合理、有效，政策是否及时下达执行。我国各级政府和相关部门在老年人相关的医疗服务上投入大量资金，总数目超过千亿元，失智老年群体虽然日益受到社区和相关机构的重视，但在失智专区设立和失智相关服务供给等方面仍存在较大缺陷，失智老年人专区的设立有待全面展开。失智老年人认知功能受损，一般生活中处于失能、半失能状态，他们需要长期的专业照护服务，社区和相关机构是否接收失智老年人，涉及社区和相关机构的实际供给能力，以及社区和相关机构是否承担社会责任。一项研究表明，在广州抽样的 10 个社区和相关机构中，只有 2 个社区和相关机构不接收失智老年人，接收失智老年人的社区和相关机构占 80%，虽然接收失智老年人的社区和相关机构占比高，但是各社区和相关机构针对失智老年人提供的长期专业照护服务的能力存在差异。目前，

虽然我国十分重视对失智老年群体的投入，但部分社区和相关机构不能提供专业齐全的医疗及护理服务，缺乏照护相关人员，所以存在失智老年人照护服务可及性和公平性差的现象。

问题 36：失智老年人卫生服务和长期照护服务需求与利用不平衡

失智老年人的卫生服务和长期照护服务的需求与利用是否充分合理，两者是否均衡，将有效反映失智老年人的照护和生活质量是否得到保障。根据 2020 年《中国阿尔茨海默病患者诊疗现状调研报告》，失智症患者在帮扶方式方面，70.22% 的失智症患者选择养老服务机构；在患者照料方面，83.37% 的失智症患者希望政府提供财政支持，提高宣传防治知识的力度。目前国家和政府加强了对失智老年人卫生服务和长期照护服务的直接投资和间接财政补贴。从党中央到地方各级，以改扩建或新建方式直接投资老年人公办院和老年人社区日间照护中心，并和私人资本合作建设老年人卫生服务和长期照护服务，据计算，各级政府和相关部门在老年人卫生服务和长期照护服务的设施上的投资已经超过千亿元，但是目前失智老年人卫生服务和长期照护服务需求与利用仍不平衡。

三、问题归类及系统形成

将基于文献内容分析和访谈形成老年认知障碍社区健康服务管理领域的问题清单纳入子系统，形成社区健康服务管理领域问题系统（图 5-7）。

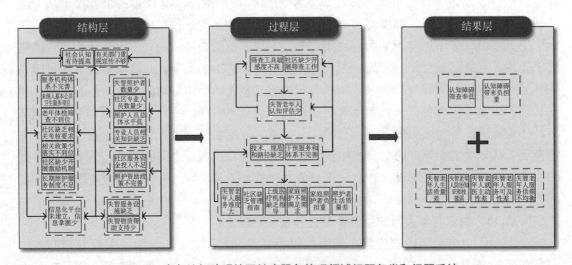

图 5-7　老年认知障碍社区健康服务管理领域问题归类和问题系统

（1）结构——理念环境

理念与认识

问题 1：社会对老年认知障碍和失智症重视不够，存在误解且相关知识知晓率低。

问题 2：有关部门对老年认知障碍和失智症重视不够，相关知识宣传和教育力度不足。

（2）结构——制度建设

1）组织体系

问题 3：失智老年人服务机构、综合服务管理体系建设不完善。

2）管理及服务

问题 4：老年认知障碍和失智社区管理尚未纳入国家基本公共卫生服务项目，服务管理手段不完善。

问题 5：基本公共卫生服务中 65 岁及以上老年人体检时认知筛查落实不到位。

3）政策与制度

问题 6：社区缺少开展老年认知障碍防治、评估的政策和考核要求。

问题 7：针对老年认知障碍的社区健康服务管理政策少，针对性不强，落实不到位，规划缺失。

问题 8：社区缺乏开展老年认知障碍和失智症服务管理的激励机制。

问题 9：长期照护服务提供制度和长期护理保险制度不完善，不能满足失智老年人社区服务需求。

（3）结构——人力资源

1）配备数量

问题 10：失智老年人照护者数量少。

问题 11：社区提供老年失智症预防、诊断、干预和管理的专业服务人员数量少，留才困难。

2）人员素质

问题 12：照护人员专业知识、技术和经验缺乏，受教育程度和专业水平低，综合素质不高。

问题 13：社区医护人员与管理者对失智症相关专业知识、技术和经验缺乏，相关知识知晓率低。

（4）结构——财政支持

经费投入

问题 14：社区服务中针对老年认知障碍和失智症的资金投入不足。

问题 15：认知障碍和失智老年人照护成本高，资助政策不完善。

（5）结构——物资供给

物质设施

问题 16：针对老年认知障碍和失智症人群专门建设的服务设施缺乏，资源不集中。

问题 17：有关部门和社会对失智老年人提供的物质帮助、生活照护和医疗服务支持少，资源有限。

（6）结构——信息技术

信息化

问题 18：信息化平台在老年认知障碍和失智症筛查管理中尚未完全建立，老年认知障碍和失智症相关信息掌握不清。

（7）过程——筛查识别

筛查工具

问题 19：轻度老年认知障碍和失智症筛查量表使用敏感度不高，诊断标准不统一。

问题 20：社区对老年认知障碍和失智症的诊断工具和技能条件、筛查工作缺乏。

（8）过程——综合评估

评估标准

问题 21：失智老年人缺乏专业的认知功能评估标准。

（9）过程——制订干预计划

1）方案与标准

问题 22：社区开展老年认知障碍和失智症干预评估标准、技术方案、规范和路径缺乏。

2）干预服务

问题 23：轻度老年认知障碍和失智症的个性化干预服务、模式和体系不完善。

（10）过程——社区与照护者支持

1）社区支持

问题 24：失智老年人健康问题多，社区服务难度大，尚未形成适合失智老年人的服务模式。

问题 25：社区缺少指导开展老年认知障碍和失智症服务管理工作的指南。

问题 26：社区缺乏上级医院针对老年认知障碍和失智症的业务指导。

2）家庭支持

问题 27：家庭照护功能弱化，不能满足失智老年人照护需要。

3）照护者支持

问题 28：失智老年人家庭照护者工作强度大，负担重，压力大、缺少情绪倾诉途径。

问题 29：失智老年人照护者与社会脱节，价值感低，健康状况被忽视，个人生活质量差。

（11）结果——系统结果

1）筛查结果

问题 30：轻度老年认知障碍检出率及就诊率低，且漏诊率高。

2）产生影响

问题 31：老年认知障碍和失智症给家庭和社会带来沉重的经济与医疗负担。

（12）结果——健康结果

1）健康状态

问题 32：老年认知障碍和失智症人群生活质量差。

2）个人因素

问题 33：老年人对防治老年认知障碍和失智症缺乏知识和技能。

问题 34：老年人主动就医、自我干预的主动性和依从性差，失智老年人遵从医嘱的程度不高，药品保管及用药不合理。

3）环境因素

问题 35：失智老年人照护服务可及性和公平性差。

问题 36：失智老年人卫生服务和长期照护服务需求与利用不平衡。

第四节　明确主题领域的关键问题

一、明确问题优序

在通过文献途径和访谈途径获得老年认知障碍社区健康服务管理问题清单的基础上，需要进一步明确优先解决的关键问题。主要通过基于文献和问题的社会网络分析和基于专家访谈论证评分确定关键问题。

1.基于文献计量视角的问题排序　通过对前述文献库进行梳理和各个问题的频次统计，得到频次由高到低前 12 位的问题分别是问题 31、问题 3、问题 18、问题 1、问题 9、问题 28、问题 11、问题 2、问题 32、问题 7、问题 29、问题 24。通过对问题矩阵进行 Netdraw 软件可视化，形成了所示可视化图片（图 5-8），可以清晰看出方块越大，提及频次越高，从文献计量视角来看关注度更高。

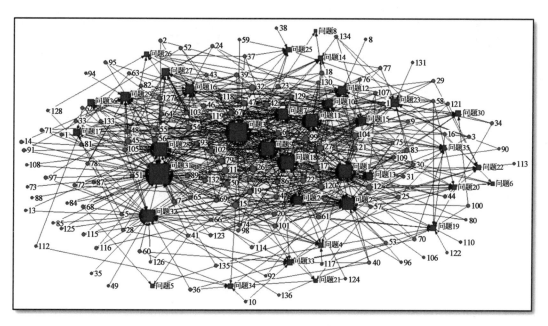

图 5-8　文献提及问题矩阵社会网络示意图

2.基于专家咨询论证的问题排序　在通过文献途径和访谈途径获得老年认知障碍社区健康服务管理问题清单的基础上，通过专家论证明确需要优先解决的关键问题。本研究设计老年认知障碍的社区健康服务管理领域问题专家咨询论证表作为论证工具，邀请专家库中的 30 名专家对 36 类问题逐一进行论证，对重要程度、严重程度、可解决程度进行评分。专家论证通过线上发放问卷 30 份，回收 28 份，回收率达 93.33%，论证专家基本情况见表 5-13。

（1）论证专家的基本情况：30 ～ 39 岁有 14 名（50.00%），40 ～ 49 岁有 9 人（32.14%），50 ～ 60 岁有 5 人（17.86%）。受教育程度方面，28 名专家均为本科及以上学历，其中研究生学历最多，有 21 人（75.00%），本科学历有 7 人（25.00%）。工作领域方面，政策与

管理领域 18 人（64.29%），老龄健康领域 4 人（14.29%），基层卫生领域与临床领域各有
3 人（10.71%）。职称方面，副高级职称 11 人（39.29%），中级职称和正高级职称各有 7
人（25.00%），初级职称有 3 人（10.71%）。专家身份方面，研究者有 19 人（67.86%），实
践者有 9 人（32.14%）。工作年限方面，大多工作 10 年以上，其中工作 11～20 年者有 12
人（42.86%），工作 21 年及以上者有 7 人（25.00%），工作 6～10 年者 5 人（17.86%），
工作 5 年及以下者有 4 人（14.28%）。

表 5-13　论证专家的基本情况

基本特征	频数（人）	比例（%）
性别		
男性	20	71.43
女性	8	28.57
年龄		
30～39 岁	14	50.00
40～49 岁	9	32.14
50～60 岁	5	17.86
学历		
本科	7	25.00
研究生	21	75.00
职称		
初级	3	10.71
中级	7	25.00
副高级	11	39.29
正高级	7	25.00
工作单位		
高校	18	64.29
科研机构	1	3.57
医院	1	3.57
社区卫生服务中心（乡镇卫生院）	2	7.14
行政管理部门	6	21.43
工作年限		
1～5 年	4	14.28
6～10 年	5	17.86
11～20 年	12	42.86
21 年及以上	7	25.00

续表

基本特征	频数（人）	比例（%）
工作领域		
政策与管理	18	64.29
基层卫生	3	10.71
老龄健康	4	14.29
临床	3	10.71
专家身份		
研究者	19	67.86
实践者	9	32.14

（2）问题维度评分及排序：28 名专家对 36 类问题的重要程度、严重程度、可解决程度排序如表 5-14 所示。按照问题重要程度和严重程度将问题归为四类：重要且严重的问题、重要但不严重的问题、不重要但严重的问题、既不重要也不严重的问题。

表 5-14　专家对 36 类问题的重要程度、严重程度及可解决程度评分及排序情况

问题编号	重要程度		严重程度		可解决程度	
	评分（分）	排序	评分（分）	排序	评分（分）	排序
1	8.36	1	7.50	5	7.68	2
2	8.11	3	7.25	8	7.71	1
3	8.29	2	8.14	2	7.07	5
4	7.46	9	6.82	16	7.00	6
5	6.46	25	6.29	25	6.43	12
6	5.79	35	5.79	33	5.96	20
7	7.36	10	7.11	12	7.46	4
8	7.21	13	7.11	13	6.07	18
9	7.57	7	7.25	9	6.64	10
10	6.04	32	6.04	29	5.07	33
11	8.00	5	7.79	3	6.36	14
12	7.57	8	7.50	6	6.93	8
13	6.64	23	6.57	20	6.39	13
14	6.75	20	6.75	18	5.75	26
15	7.32	11	7.14	11	5.86	21
16	6.36	27	6.18	27	5.43	30
17	6.75	21	6.36	23	6.21	15

问题编号	重要程度		严重程度		可解决程度	
	评分（分）	排序	评分（分）	排序	评分（分）	排序
18	7.96	6	7.75	4	7.54	3
19	7.04	15	6.43	22	6.75	9
20	7.18	14	7.11	14	7.00	7
21	6.39	26	5.68	34	5.86	22
22	6.79	19	6.36	24	6.46	11
23	6.71	22	6.46	21	5.32	31
24	7.25	12	7.32	7	5.86	23
25	6.29	30	6.25	26	6.07	19
26	6.32	28	6.04	30	6.18	16
27	6.11	31	5.82	32	4.82	35
28	6.64	24	6.61	19	5.75	27
29	6.04	33	6.14	28	5.32	32
30	6.86	17	7.21	10	5.82	25
31	8.04	4	8.32	1	6.11	17
32	5.75	36	5.54	35	4.57	36
33	6.32	29	5.50	36	5.61	28
34	5.89	34	5.89	31	4.96	34
35	6.82	18	6.79	17	5.46	29
36	7.04	16	6.93	15	5.86	24

对36类问题进行聚类分析，聚类分析原则为单个问题的专家打分平均分高于所有问题平均分的归为重要的问题，同样的原则确定了严重的问题。通过是否为重要或严重将所有问题聚成4类，结果如下。

重要的问题：问题1、问题2、问题3、问题4、问题7、问题8、问题9、问题11、问题12、问题15、问题18、问题19、问题20、问题24、问题31、问题36。

不重要的问题：问题5、问题6、问题10、问题13、问题14、问题16、问题17、问题21、问题22、问题23、问题25、问题26、问题27、问题28、问题29、问题30、问题32、问题33、问题34、问题35。

严重的问题：问题1、问题2、问题3、问题4、问题7、问题8、问题9、问题11、问题12、问题14、问题15、问题18、问题20、问题24、问题30、问题31、问题35、问题36。

不严重的问题：问题5、问题6、问题10、问题13、问题16、问题17、问题19、问题21、问题22、问题23、问题25、问题26、问题27、问题28、问题29、问题32、问题33、问题34。

根据聚类原则分析结果，将 36 类问题分别归入四分类图，结果如图 5-9 所示。四类问题分布如下。

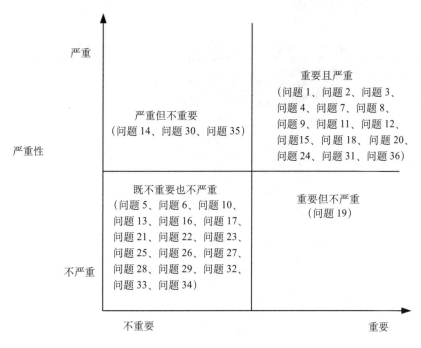

图 5-9　问题分类示意图

第一类：重要且严重的问题，有 15 个，为问题 1、问题 2、问题 3、问题 4、问题 7、问题 8、问题 9、问题 11、问题 12、问题 15、问题 18、问题 20、问题 24、问题 31、问题 36。

第二类：重要但不严重的问题，有 1 个，为问题 19。

第三类：严重但不重要的问题，有 3 个，为问题 14、问题 30、问题 35。

第四类：既不重要也不严重的问题，有 17 个，为问题 5、问题 6、问题 10、问题 13、问题 16、问题 17、问题 21、问题 22、问题 23、问题 25、问题 26、问题 27、问题 28、问题 29、问题 32、问题 33、问题 34。

按照重要且严重、重要但不严重、严重但不重要、既不重要也不严重的解决顺序，第一类的 15 个问题应优先于第二类的 1 个问题，第二类的 1 个问题应优先于第三类的 3 个问题，第三类的 3 个问题应优先于第四类的 17 个问题。老年认知障碍社区健康服务管理是一个复杂的系统工程，各利益相关方在认知障碍社区健康服务管理不同环节的参与度和利益诉求不同，对问题的重要程度、严重程度、可解决程度的认知可能存在差异，因此本研究进一步将专家分为研究者和实践者两组对不同问题的重要程度、严重程度和可解决程度评分及排序，在充分考虑研究者和实践者意见的情况下明确关键问题。

（3）研究者对 36 个问题的严重程度、重要程度、可解决程度评分及排序：19 名研究者对 36 个问题的重要程度、严重程度、可解决程度评分及排序情况见表 5-15。聚类原则为单个问题的专家打分平均分高于所有问题平均分的归为重要的问题，同样的原则确定了严重的问题。其中问题 1、问题 2、问题 3、问题 7、问题 12、问题 18 是研究者和实践者共同关注的重要且严重的问题。

表 5-15　研究者对 36 类问题的评分及排序情况分析

问题编号	重要程度		严重程度		可解决程度	
	评分（分）	排序	评分（分）	排序	评分（分）	排序
1	8.26	3	7.47	10	7.84	1
2	8.32	2	7.26	12	7.79	3
3	8.68	1	8.47	1	7.37	5
4	7.42	13	7.37	11	6.89	12
5	7.26	15	7.11	16	7.11	9
6	6.37	29	6.32	27	6.37	17
7	7.37	14	7.11	17	7.32	6
8	7.79	9	7.74	3	7.16	8
9	7.95	5	7.74	4	6.84	13
10	6.21	32	6.32	28	5.11	33
11	7.89	6	7.68	6	6.74	14
12	7.79	10	7.74	5	7.32	7
13	6.47	27	6.53	24	5.95	24
14	7.05	20	7.16	14	6.53	15
15	6.89	21	6.89	21	5.53	30
16	6.37	30	6.16	31	5.63	27
17	7.21	17	6.89	22	6.47	16
18	8.05	4	7.63	7	7.84	2
19	6.53	25	5.68	35	6.37	18
20	7.89	7	7.58	8	7.74	4
21	6.53	26	5.89	33	6.26	19
22	7.58	11	6.95	19	7.00	10
23	6.16	33	6.00	32	5.11	34
24	7.21	18	7.26	13	5.42	31
25	7.11	19	7.16	15	7.00	11
26	6.05	35	5.89	34	6.00	22
27	6.42	28	6.21	29	4.95	36
28	6.79	22	6.79	23	6.21	20
29	6.37	31	6.53	25	5.58	28

续表

问题编号	重要程度		严重程度		可解决程度	
	评分（分）	排序	评分（分）	排序	评分（分）	排序
30	6.68	24	6.95	20	5.68	26
31	7.84	8	8.11	2	6.11	21
32	6.79	23	6.47	26	5.37	32
33	5.84	36	5.26	36	5.58	29
34	6.11	34	6.21	30	5.11	35
35	7.53	12	7.53	9	5.74	25
36	7.26	16	7.11	18	6.00	23

除此之外，研究者认为重要且严重的问题且可解决程度评分大于 6 分的还有问题 4、问题 5、问题 8、问题 9、问题 11、问题 20、问题 22。反映出相较于实践者，研究者对落实国家基本公共卫生服务、激励机制、人才问题、社区服务能力及有关社区老年认知障碍的规范和方案完善等问题较为关注。

（4）实践者对 36 类问题的重要程度、严重程度、可解决程度评分及排序：9 名实践者对 36 类问题的重要程度、严重程度、可解决程度评分及排序情况见表 5-16。除问题 1、问题 2、问题 3、问题 7、问题 12、问题 18 外，9 名实践者认为重要且严重的问题且可解决程度评分大于 6 分的还有问题 13、问题 15、问题 19、问题 24、问题 26、问题 30 和问题 31。反映出实践者相较于研究者更关注社区医护人员知识技术、照护资助政策、筛查工具应用、个性化干预服务、失智老年人健康状况、上级医疗机构业务指导、失智筛查率，以及失智老年人社会经济负担等问题。

表 5-16 实践者对 36 类问题评分及排序情况分析

问题编号	重要程度		严重程度		可解决程度	
	评分（分）	排序	评分（分）	排序	评分（分）	排序
1	8.56	2	7.56	7	7.33	4
2	7.67	8	7.22	11	7.56	2
3	7.44	10	7.44	8	6.44	11
4	7.56	9	5.67	24	7.22	6
5	4.78	33	4.56	34	5.00	24
6	4.56	34	4.67	33	5.11	23
7	7.33	11	7.11	12	7.78	1
8	6.00	24	5.78	23	3.78	35
9	6.78	18	6.22	17	6.22	12
10	5.67	26	5.44	25	5.00	25

续表

问题编号	重要程度		严重程度		可解决程度	
	评分（分）	排序	评分（分）	排序	评分（分）	排序
11	8.22	4	8.00	3	5.56	19
12	7.11	15	7.00	13	6.11	13
13	7.00	16	6.67	14	7.33	5
14	6.11	22	5.89	22	4.11	33
15	8.22	5	7.67	6	6.56	9
16	6.33	20	6.22	18	5.00	26
17	5.78	25	5.22	27	5.67	17
18	9.00	1	8.44	2	6.67	8
19	8.11	6	8.00	4	7.56	3
20	5.67	27	6.11	20	5.44	21
21	6.11	23	5.22	28	5.00	27
22	5.11	32	5.11	31	5.33	22
23	7.89	7	7.44	9	5.78	16
24	7.33	12	7.44	10	6.78	7
25	4.56	35	4.33	35	4.11	34
26	6.89	17	6.33	16	6.56	10
27	5.44	28	5.00	32	4.56	32
28	6.33	21	6.22	19	4.78	29
29	5.33	30	5.33	26	4.78	30
30	7.22	14	7.78	5	6.11	14
31	8.44	3	8.78	1	6.11	15
32	3.56	36	3.56	36	2.89	36
33	7.33	13	6.00	21	5.67	18
34	5.44	29	5.22	29	4.67	31
35	5.33	31	5.22	30	4.89	28
36	6.56	19	6.56	15	5.56	20

二、明确关键问题

由上述分析可知，根据文献问题矩阵分析，提及频次由高到低前十二位的问题为问题31、问题3、问题18、问题1、问题9、问题28、问题11、问题2、问题32、问题7、问题29、问题24。而28名论证专家总体认为重要且严重的问题且可解决程度评分大于等于6分的问题为问题1、问题2、问题3、问题4、问题7、问题8、问题9、问题11、问题12、问题18、问题20、问题31；研究者认为重要且严重的问题且可解决程度评分大于等于6分的问题为问题 1、问题 2、问题 3、问题 4、问题 5、问题 7、问题 8、问题 9、问题 11、问题 12、问题 18、问题 20、问题 22、问题 31、问题 36；实践者认为重要且严重的问题且可解决程度评分大于等于 6 分的问题为问题 1、问题 2、问题 3、问题 7、问题 12、问题 13、问题 15、问题 18、问题 19、问题 24、问题 26、问题 30、问题 31。最终结合文献资料和专家咨询论证，发现前十位的问题重合率达 80%，说明关键问题找寻范围比较准确。最终结合严重程度、重要程度和可解决程度平均分由高到低排序（取前 50% 作为重要且严重问题排序结果），最终确定以下老年认知障碍社区健康管理领域的关键问题。

问题 1：社会对老年认知障碍和失智症重视不够，存在误解且相关知识知晓率低。

问题 3：失智老年人服务机构、综合服务管理体系建设不完善。

问题 18：信息化平台在老年认知障碍和失智症筛查管理中尚未完全建立，老年认知障碍和失智症相关信息掌握不清。

问题 2：有关部门对老年认知障碍和失智症重视不够，相关知识宣传和教育力度不足。

问题 31：老年认知障碍和失智症给家庭和社会带来沉重的经济与医疗负担。

问题 11：社区提供老年失智症预防、诊断、干预和管理的专业服务人员数量少，留才困难。

小结

老年认知障碍社区健康服务管理问题众多。本研究通过文献和访谈两条途径系统收集问题。首先通过 136 篇文献评阅收集 165 个问题，同时基于访谈收集老年认知障碍社区健康服务管理实践的 28 个问题，对文献途径形成的问题清单进行补充，经过第一轮归类合并形成认知障碍健康服务管理领域的 145 个问题，经过第二轮筛选合并形成 92 个问题，经过第三轮筛选合并形成 62 个问题，经过第四轮筛选合并形成 56 个问题，经过第五轮筛选合并形成 45 个问题，最后经专家论证最终筛选出认可率超过 70% 的 36 个问题。研究发现，基于文献形成的问题清单覆盖面较广，而基于访谈提出的问题更能反映老年认知障碍社区健康服务管理的实践开展情况，提示需要从多途径、多利益相关方收集问题，以弥补单一途径获取问题的局限性。

在形成问题清单的基础上由专家评分论证问题的重要程度、严重程度及可解决程度，从评分结果可以发现各利益相关方对认知障碍健康服务管理问题的关注度各有侧重，但总体上对于严重和重要情况意见基本一致。综合不同相关方打分结果及排序，综合确定认知障碍社区健康服务管理领域的 6 个关键问题，包括社会对老年认知障碍和失智症重视不够，存在误解且相关知识知晓率低；失智老年人服务机构、综合服务管理体系建设不完善；信息化平台在老年认知障碍和失智症筛查管理中尚未完全建立，老年认知障碍和失智症相关信息掌握不清；有关部门对老年认知障碍和失智症重视不够，相关知识宣传和教育力度不足；老年认知障碍和失智症给家庭和社会带来沉重的经济与医疗负担；社区提供老年失智症预防、诊断、干预和管理的专业服务人员数量少，留才困难。

研究显示，老年认知障碍社区健康服务管理问题是涉及多环节、多个利益相关主体的复杂问题，问题的形成受到多种因素的影响，其表现形式多样，作用机制复杂，需要进一步系统分析其影响因素和作用机制。

参 考 文 献

白萌，陈凌燕，贾康露，等，2020. 基于信息化管理平台的居家照护对失智老人生活质量的影响 [J]. 中华全科医学，18(8): 1392-1394, 1420.

曹月，2019. 综合康复护理在缺血性脑卒中恢复期患者中的应用 [J]. 饮食保健，6(2): 169-170.

陈传锋，何承林，陈红霞，等，2012. 我国老年痴呆研究概况 [J]. 宁波大学学报 (教育科学版)，34(2): 45-50.

狄红梅，陆虹，2008. 对老年痴呆患者的主要照护者照顾性行为的现状调查 [J]. 护理管理杂志，8(1): 7-9.

董晓欣，屠友杰，杨红英，等，2018. 失智老人居家照护服务现况及其需求研究 [J]. 中国社会医学杂志，35(3): 278-281.

郭祎，张明，郁东海，等，2015. 上海市浦东新区普通人群轻度认知障碍知识的知晓率现状调查 [J]. 实用预防医学，22(12): 1462-1464.

胡亚琼，万曜，达罗，等，2021. 上海失能失智老人健康服务保障体系研究 [J]. 中国卫生经济，40(3): 55-60.

胡业昕，韩丹，秦良玉，等，2017. 广州市养老机构失智照护服务的现状与问题 [J]. 中国医学伦理学，30(7): 872-876.

贾让成，2019. 老年失智症给公共卫生带来的重大挑战与应对策略研究 [J]. 中国卫生经济，38(7): 44-47.

黎倩平，2013. 老年痴呆患者早期康复护理干预的效果评价 [J]. 中国实用医药，8(34): 228-229.

李筱，万博翔，2016. 失智老人社会支持体系构建研究：基于生态系统理论视角 [J]. 理论观察，118(4): 77-78.

蔺金凤，2016. 以需求为导向失能失智老人社区养老服务供给研究：基于天津市 J 街道调查 [D]. 天津：天津财经大学 .

刘丹，田青，赵红云，等，2017. 老年人轻度认知功能障碍社区健康管理的必要性分析及项目化管理模式的构建 [J]. 中国老年学杂志，37(7): 1792-1794.

刘帅，纪勇，2017. 痴呆老人护理模式及照料资源的新进展 [J]. 中国城乡企业卫生，32(1): 44-46.

刘霞，陈利群，2017. 社区护士失智症知识现况调查及其影响因素研究 [J]. 护理研究 (上旬版)，31(7): 2384-2386.

罗永仕，付敏红，刘洪光，等，2015. 个案管理在养老机构痴呆老人社会工作中的应用：以广西社会福利院为例 [J]. 广西师范学院学报 (哲学社会科学版)，36(4): 83-87.

阮亮，李平东，陈丽花，等，2015. 个案管理模式在肺移植患者中的应用 [J]. 中国护理管理，15(10): 1271-1274.

孙静，2018. 探讨社区失智老人居家护理问题及对策 [J]. 实用临床护理学电子杂志，3(23): 192, 195.

孙晓宇，2021. 养老机构失智老人的多元社会支持网络研究：基于社会工作介入的视角 [J]. 山东工会论坛，27(1): 98-108.

温乐娣，卢笑晗，司马蕾，2021. 失智症照护设施环境设计研究发展现状及展望 [J]. 住宅科技，41(5): 12-17.

吴春燕，2016. 老年痴呆患者疼痛管理的应用 [J]. 中国民康医学，28(3): 80-82.

吴艺，2015. 中医综合康复护理干预对缺血性脑卒中恢复期患者神经和认知功能的影响 [J]. 中国卫生标准管理，23(26): 120-121.

肖萍，宋洁，吴淑琳，等，2020. 老年性痴呆长期照护服务研究进展 [J]. 护理研究，34(9): 1584-1587.

许豪勤，2020. 人口老龄化视域下老年健康服务体系建设：以失能失智老人长期照护体系建设为例 [J]. 唯实，(5): 38-41.

杨团，2016. 中国长期照护的政策选择 [J]. 中国社会科学，251(11): 87-110.

姚春梅，周亦茹，2013. 社区老年失智症患者的家庭护理 [J]. 中国现代药物应用，7(9): 198-199.

于荣辉，绳宇，2006. 痴呆照护者负担影响因素的研究进展 [J]. 中华护理杂志，41(10): 934-936.

曾莉，周兰姝，2011. 老年人家庭照护者支持性服务利用的影响因素 [J]. 中华护理杂志，46(4): 325-328.

张海娜，王美荣，陈小垒，等，2020. 基于德尔菲法的痴呆社区管理工作内容构建研究 [J]. 中国全科医学，

(16): 2072-2079.

张晓琳，陈瑜，2012. 老年失智症病人家庭护理现状研究 [J]. 护理实践与研究，9(17): 106-108.

张旭升，牟来娣，2018. 政府向民间组织购买居家养老服务的实践困境及破解之道：以 M 市 Y 区为例 [J]. 中共福建省委党校学报，(1): 94-101.

张云，2010. 上海市失智老人社会支持体系研究 [D]. 上海：复旦大学 .

章莹，付伟，2015. 英美两国老年痴呆预防指南解读及社区护理启示 [J]. 中国全科医学，18(1): 4-7.

赵霞，葛晨希，王丽娜，等，2019. 轻度认知障碍认知训练技术及策略 [J]. 中华行为医学与脑科学杂志，28(3): 212-217.

支晨，皮红英，章洁，等，2015. 国外长期护理保险的现状及对我国老年护理服务保障的启示 [J]. 护理学杂志 (综合版)，(6): 95-98.

Alzheime's Disease International, 2015. World Alzheimer Report 2015[R]. London: Alzheimer's Disease International.

Chen RL, Hu Z, Ma Y, et al, 2013. Determinants for undetected dementia and late-life depression[J]. The British Journal of Psychiatry: the Journal of Mental Science, 203(3): 203-208.

Cigolle CT, Langa KM, Kabeto MU, et al, 2007. Geriatric conditions and disability: the health and retirement study[J]. Annals of Internal Medicine, 147(3): 156.

Frank C, Feldman S, Schulz M, 2011. Resources for people with dementia: the Alzheimer society and beyond[J]. Canadian Family Physician: Medecin De Famille Canadien, 57(12): 1387-1391.

Jia JP, Zuo XM, Jia XF, et al, 2016. Diagnosis and treatment of dementia in neurology outpatient departments of general hospitals in China[J]. Alzheimer's & Dementia, 12(4): 446-453.

Lethin C, Giertz L, Vingare EL, et al, 2018. Dementia care and service systems-a mapping system tested in nine Swedish municipalities[J]. BMC Health Services Research, 18(1): 1-20.

Wang Y, Huang Y, Liu Z, et al, 2010. A five-year community-based longitudinal survival study of dementia in Beijing, China: a 10/66 Dementia Research Group population-based study[J]. International Psychogeriatrics, 22(5): 761-768.

World Health Organization, 2012. Dementia: a public health priority[R]. Geneva: WHO.

第 6 章　老年认知障碍社区健康服务管理关键问题机制分析

如前述章节研究所示，构建了开展老年认知障碍社区健康服务管理的框架，分析了我国的相关政策与国际相关政策的异同，了解了样本地区老年人认知功能减退与失智老年人的健康状况，确定了老年认知障碍社区健康服务管理领域的关键问题，还需对问题的影响因素和作用机制进行分析。因此，本章将进行文献研究和访谈途径的影响因素分析，形成关键问题影响因素集合；再进行问题系统和诊断树的机制分析，明确老年认知障碍社区健康服务管理领域关键问题的作用机制，为进一步的策略构建奠定基础（图 6-1）。

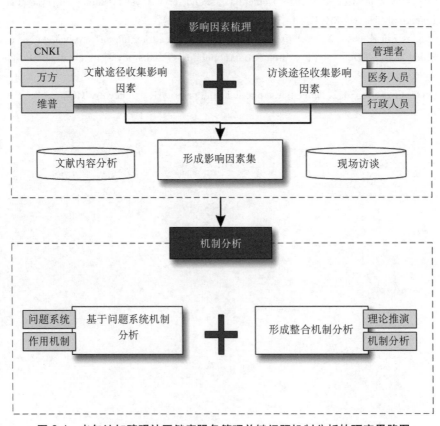

图 6-1　老年认知障碍社区健康服务管理关键问题机制分析的研究思路图

第一节 关键问题的影响因素分析

一、基于文献的关键问题影响因素现状分析

之前已明确老年认知障碍社区健康服务管理的 6 个关键问题（表 6-1），本节将基于文献，针对这 6 个关键问题影响因素的研究现状尚存在的不足依次进行分析，主要包括两方面：①关键问题的影响因素目前文献研究现状；②关键问题的影响因素和作用机制是否明确。

表 6-1 老年认知障碍社区健康服务管理的关键问题

问题编号	问题描述	问题简述	问题简称
1	社会对老年认知障碍和失智症重视不够，存在误解且相关知识知晓率低	社会大众失智相关认知不足	关键问题一
3	失智老年人服务机构、综合服务管理体系建设不完善	失智老年人服务机构与体系建设不健全	关键问题二
18	信息化平台在老年认知障碍和失智症筛查管理中尚未完全建立，老年认知障碍和失智症相关信息掌握不清	信息化平台不完善	关键问题三
2	有关部门对老年认知障碍和失智症重视不够，相关知识宣传和教育力度不足	有关部门重视宣传不够	关键问题四
31	老年认知障碍和失智症给家庭和社会带来沉重的经济与医疗负担	失智老年人经济负担重	关键问题五
11	社区提供老年失智症预防、诊断、干预和管理的专业服务人员数量少，留才困难	社区专业服务人员数量不足	关键问题六

1. 关键问题一的影响因素及研究现状分析

（1）关键问题的研究概况：本研究评阅的 136 篇文献中，有 42 篇（31%）提及关键问题一，即社会大众失智相关认知不足。具体分析结果如下（图 6-2）。

1）研究时间：有关社会对老年人认知障碍和失智症认知重视不够的研究在 2016 年之前研究数量较少且基本稳定，与失智老年人长期照护服务制度不足的研究趋势一致；2017 年与 2019 年有关问题的研究较多。

2）文献来源：提及社会大众失智相关认知不足问题的文献来源总共涉及 36 种期刊，其中 29% 为核心期刊。

3）研究类型：分析文献的类型，17% 属于综述类，38% 属于调查研究类，45% 属于理论探讨类。可见，对于社会大众失智相关认知不足问题的论述，大多是对现有问题的总结及理论阐述。

4）研究者的情况：研究者中有 24% 来自双一流高校，21% 来自三级医疗机构，17% 来自普通一本高校。可以看出目前研究者主要来自双一流高校，三级医疗机构和普通一本高校的研究者参与较少。

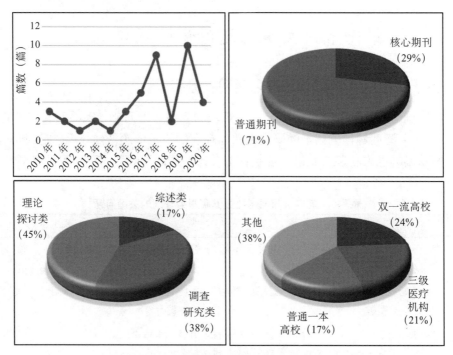

图 6-2 关键问题一文献基本情况

（2）影响因素和作用机制研究现状分析

1）文献评阅：有 13 篇文献提及关键问题一的影响因素，其中仅有 1 篇文献提到作用机制研究，可见现阶段研究者对产生问题的原因分析不够系统。

2）文献主要研究结果：13 篇（31%）文献提及的影响因素汇总归纳如下。

A. 认知障碍及失智症的初期阶段症状与正常老化的症状较为相似，个体的社会职业或日常生活功能未受影响，不易确诊。

B. 医务人员参加老年认知障碍相关培训的次数偏少，国际公认的诊断标准及治疗水平偏低。

C. 国民健康知识普及不到位，宣传科普力度不足，健康教育缺失。

D. 居民自我健康管理意识欠缺，自主学习健康相关知识的主动性不足。

E. 相关宣传教育指南不完善。

现阶段，社会对老年认知障碍和失智症的重视不够，存在误解且相关知识知晓率低的问题普遍存在，但针对该问题的影响因素分析仅停留在经验总结上，没有对根本性原因进行全面系统的研究。

（3）研究不足之处：影响因素多为经验总结，缺乏影响因素间作用机制的分析。

2. 关键问题二的影响因素及研究现状分析

（1）关键问题的研究概况：本研究评阅的 136 篇文献中，有 64 篇（47%）提及关键问题二，即失智老年人服务机构与体系建设不健全。具体分析结果如下（图 6-3）。

1）研究时间：提及关键问题二的文献在 2010—2011 年发表数量较少，自 2014 年开始，发表文献数量逐渐增加，2017—2020 年，有关该问题的研究数量相对较多，且保持在相对稳定水平，体现了我国对失智老年人服务机构体系不健全的关注度增加。

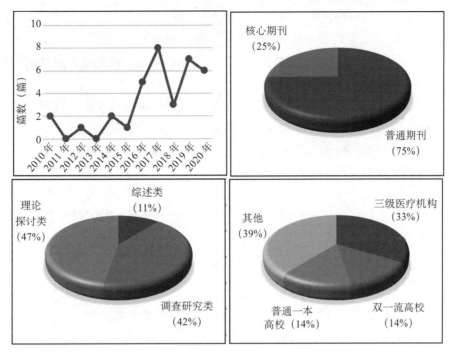

图 6-3　关键问题二文献基本情况

2）文献来源：提及关键问题二的文献来源总共涉及 55 种期刊，其中 25% 为核心期刊。

3）研究类型：分析文献的类型，其中 11% 属于综述类，42% 属于调查研究类，47% 属于理论探讨类。可见，对于该问题的研究，少有专门针对问题的系统性研究。

4）研究者的情况：研究者中有 14% 来自双一流高校，33% 来自三级医疗机构和 14% 来自普通一本高校。可以看出目前的研究者主要来自三级医疗机构，双一流高校和普通一本高校的研究者参与较少。

（2）影响因素和作用机制研究现状分析

1）对文献的评阅：对提及关键问题二的影响因素的文献有 34 篇，其中仅有 5 篇文献简略提到作用机制研究，可见现阶段研究者对产生问题的原因分析不够系统。

2）文献主要研究结果：34 篇文献所涉及的影响因素汇总归纳如下。

A. 养老服务业标准体系尚处于构建过程中，没有特别针对失智老年人这一特殊群体制订的服务标准。

B. 有关部门和社会对老年认知障碍及其照护服务重视不够，认识上也有所欠缺。

C. 目前，社区长期照护服务行业尚处于起步阶段，各项制度及管理手段不健全。

D. 国家层面未建立起有针对性的政策，同时缺乏有效的激励机制，许多补贴和资助难以落实。

E. 照护认知障碍老年人需投入大量的人力和物力，加之失智老年人发生走失、精神行为引发的冲突或纠纷等风险较高，照护服务行业本身缺乏活力，发展缓慢。

F. 认知障碍老年人照护资源地域分布不均衡，不同层次或服务主体提供的照护服务呈

"片段化"，服务资源整合程度低，利用不充分。

G. 目前我国尚没有专门针对认知障碍老年人照护服务的专项法律。

H. 社会资源支持力度不够，加剧了设备、人员等资源缺乏的程度，阻碍了失智老年人长期照护机构的发展。

进一步分析发现，在对该问题影响因素进行论述时，对该问题影响因素之间的作用机制进行了简略的探讨。由于老年认知障碍照护工作难度大、任务重，失智老年人发生走失、精神行为引发的冲突或纠纷等风险较高，导致该行业本身发展缓慢，缺乏活力，一直处于起步阶段，各项制度及管理手段不健全，进而使失智老年人服务机构、综合服务管理体系建设不完善。

（3）目前研究不足之处：对关键问题二的影响因素与作用机制的研究不够系统。

3. 关键问题三的影响因素及研究现状分析

（1）关键问题的研究概况：本研究评阅的 136 篇文献中，有 44 篇（32%）提及关键问题三，即信息化平台不完善。具体分析结果如下（图 6-4）。

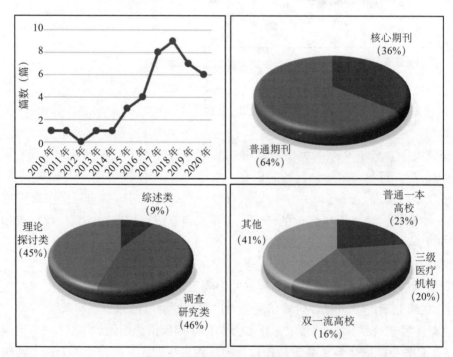

图 6-4　关键问题三文献基本情况

1）研究时间：有关关键问题三的研究在 2015 年之前数量较少且数量稳定；2015 年起，研究文献的数量逐渐增多；2018 年，该方面的文献数量最多。

2）文献来源：提及关键问题三的文献总共涉及 39 种期刊，其中 36% 为核心期刊。

3）研究类型：分析文献的类型，9% 属于综述类，46% 属于调查研究类，45% 属于理论探讨类。研究大多停留在对目前存在问题的总结及验证，以及就研究者个人想法提出一些可解决的措施，很少有专门针对某个问题的系统性研究。

4）研究者的情况：信息化平台在老年认知障碍和失智症筛查管理中尚未完全建立，

研究老年认知障碍和失智症相关信息掌握不清问题的研究者大部分来自普通一本高校（23%），其次是三级医疗机构（20%）和双一流高校（16%）。由此可见目前对此问题的关注者主要集中在普通一本高校，而三级医疗机构和双一流高校的研究者参与较少。

（2）影响因素和作用机制研究现状分析

1）文献评阅：对提及关键问题三的影响因素的文献有12篇，无作用机制相关研究。发现现阶段研究者大多同样关注在老年认知障碍信息化平台建设过程中"存在什么问题"及浅层的直接影响因素，少有对产生问题深层次的原因进行分析。

2）文献主要研究结果：12篇提及的影响因素汇总归纳如下。

A. 为老年认知障碍提供服务的各专业人员素质高低不一。

B. 现阶段老年认知障碍的社区照护支持系统不完善。

C. 目前老年认知障碍社区长期照护服务的相关资源较缺乏，社区照护服务发展缓慢。

D. 信息化平台的建立与城市发达程度密切相关。

E. 老年认知障碍长期照护服务行业缺乏统筹规划的管理机构。

F. 信息化平台建设与移动终端及网络技术的发展程度相关，同时需要互联网运行的大数据支撑，目前尚无专业化机构及团队提供技术支持。

G. 有关部门对信息化平台开发建设及应用的重视程度不足，缺乏相关帮扶政策。

进一步分析发现，老年认知障碍信息化平台建设方面仍存在较大问题，老年认知障碍和失智症相关信息掌握不清楚，信息化平台的建设与发展任重道远。目前研究者对于此问题的影响因素认识仍不全面，缺乏系统性作用机制的研究。

（3）研究不足之处：综上所述，目前对老年认知障碍信息化平台问题的影响因素分析基本停留在经验认识层面，缺乏影响因素作用的系统研究和针对性的深入探讨。

4. 关键问题四的影响因素及研究现状分析

（1）关键问题的研究概况：本研究评阅的136篇文献中，有36篇（27%）提及关键问题四，即有关部门重视宣传不够。具体分析结果如下（图6-5）。

1）研究时间：有关关键问题四的研究在2016年之前数量基本稳定，与关键问题三的研究趋势基本一致；2016—2020年该问题的研究发表数量明显增加，但2019年数量较少。

2）文献来源：提及关键问题四的文献来源总共涉及31种期刊，其中36%来自核心期刊。

3）研究类型：分析文献的类型，12%属于综述类，31%属于调查研究类，57%属于理论探讨类。可见，对于有关部门重视宣传不够问题的论述中，大多是对现有问题的实证调查。

4）研究者的情况：有关部门对老年认知障碍和失智症重视不够，相关知识宣传和教育力度不足问题的研究者大部分来自双一流高校（21%），其次是普通一本高校和（职业）院校（19%）。由此可见，目前此问题的关注者主要是在双一流高校，而普通一本高校和（职业）院校研究相对较少。

（2）影响因素和作用机制研究现状分析

1）文献评阅：涉及各类影响因素的文献有16篇，没有涉及作用机制的文献。可见，现阶段研究者少有对产生问题深层次的原因进行分析。

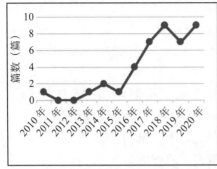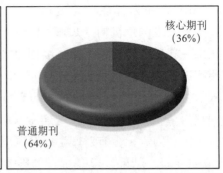
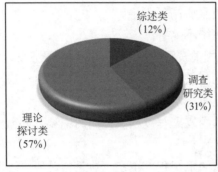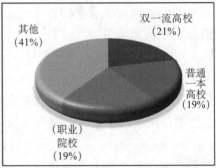

图 6-5　关键问题四文献基本情况

2）文献主要研究结果：16 篇文献提及的影响因素汇总归纳如下。

A. 社区人群对失智症的认知水平普遍较低，且存在误解。

B. 许多患者对失智症认识存在一定误区，健康教育的参与率相对不足。

C. 社区中其他疾病相关任务繁重，无法对失智老年人付出较多精力。

D. 我国养老服务体系尚未建立健全，现有制度安排不合理。

E. 我国长期照护服务行业尚处于起步阶段，缺乏针对失智老年人照护者及患者沟通教育策略方面的研究。

F. 有关长期照护服务未形成统一评估标准体系或监管机制。

G. 缺乏失智老年人养老服务的专业技术人才和专业团队。

H. 资源缺乏，为失智老年人提供的长期照护服务的项目和设施不足。

有关部门重视宣传不够的问题普遍存在，由于失智老年人照护在我国起步较晚，老年认知障碍也具有特殊性，针对此问题需要结合卫生领域、管理领域等各方面相关影响因素探究个性化因素，才能更好地进行解决。

（3）研究不足之处：影响因素多以经验直觉探讨为主，缺乏作用机制分析。

5. 关键问题五的影响因素及研究现状分析

（1）关键问题的研究概况：本研究评阅的 136 篇文献中，有 70 篇（52%）提及了关键问题五，即失智老年人经济负担重。具体分析结果如下（图 6-6）。

1）研究时间：总体提及关键问题五的文献数量 2016 后开始明显增长，2018 年文献发表量最多，体现了对老年人失智负担问题的关注度增加。

2）文献来源：提及关键问题五的文献来源总共涉及 61 种期刊，其中 31% 为核心期刊。

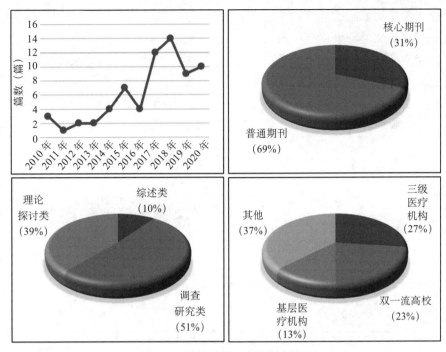

图 6-6　关键问题五文献基本情况

3）研究类型：分析文献的类型，10% 属于综述类，51% 属于调查研究类，39% 属于理论探讨类。可见，对于该问题的论述中，少有专门针对问题的系统性研究。

4）研究者的情况：研究者中有 27% 来自三级医疗机构，23% 来自双一流高校，13% 来自基层医疗机构。可以看出目前研究者主要来自三级医疗机构和双一流高校，基层医疗机构的研究者参与较少。

（2）影响因素和作用机制研究现状分析

1）对文献的评阅：提及关键问题五的相应文献影响因素的文献有 27 篇，其中仅有 4 篇文献涉及作用机制研究，但均没有系统分析它们对问题的影响。

2）文献主要研究结果：16 篇文献提及的影响因素汇总后归纳如下。

A. 相关保险制度建设不完善，养老保险制度与医疗保险制度不健全，长期护理保险制度还处于试点阶段。

B. 患有认知障碍的老年人，失能程度具有差异性，医疗花费高。

C. 失智老年人长期照护任务繁重，压力大，工作时间长，照护费用高。

D. 受传统文化的影响，家庭照护仍是目前的主要照护方式，家人进行照护时会减少工作时间甚至失业，从而影响家庭经济收入。

E. 目前有关部门针对认知障碍老年人及其家庭补贴政策及制度不完善。

进一步分析发现，现阶段社会对老年认知障碍带来的经济与医疗负担的关注度有所增加。由于病症复杂，无明确治疗方法，医疗花费高，给患病家庭带来较大的经济负担；加之患病老年人失能程度各异，对照护者的依赖度较大，同时受中华传统文化的影响，家庭照护仍是目前的主要照护方式，导致家人减少工作时间甚至失业，影响家庭经济收入，从而进一步加剧了患病家庭的经济负担。但目前针对这一问题的根本性原因及相应可行性较高的政策措施的研究仍较少。

（3）研究不足之处：影响因素研究多以经验直觉探讨为主，缺乏系统性论证。

6.关键问题六的影响因素研究现状分析

（1）研究文献基本情况：本研究评阅的136篇文献中，有38篇（28%）提及关键问题六，即社区专业服务人员数量不足。具体分析结果如下（图6-7）。

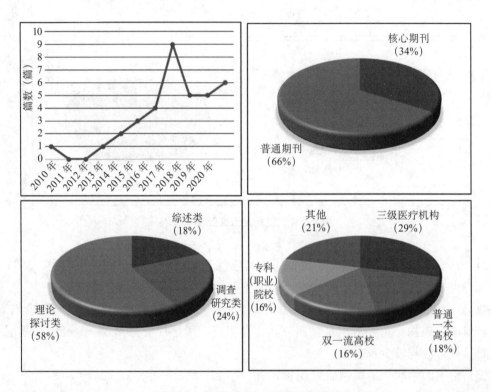

图6-7　关键问题六文献基本情况

1）研究时间：提及关键问题六的文献2017年文献数量较多，2018年开始文献数量又逐渐减少，体现了研究人员对该关键问题的关注度有所降低。

2）文献来源：提及关键问题六的文献来源共涉及34种期刊，其中34%为核心期刊。

3）研究类型：分析文献的类型，18%属于综述类，24%属于调查研究类，58%属于理论探讨类。可见，大部分文献是对目前存在问题的探讨性理论介绍。

4）研究者的情况：研究者中有29%来自三级医疗机构，18%来自普通一本高校，16%来自双一流高校。可以看出，目前研究人员主要来自三级医疗机构，来自普通一本高校和双一流高校的研究人员较少。

（2）影响因素和作用机制研究现状分析：对提及关键问题六的38篇文献进行影响因素和作用机制研究现状分析。

1）对文献的评阅：涉及各类影响因素的文献有14篇，没有涉及作用机制的文献。可见，现阶段研究者少有对产生问题深层次的原因进行分析。

2）文献主要研究结果：汇总归纳 14 篇文献中所提及的影响因素如下。

A. 认知障碍老年人社区长期照护服务体系不健全。

B. 专业照护人员缺乏专业化、科学化、系统化培训，培训内容单一。

C. 有关部门支持不够，补贴和扶持政策难以落实。

D. 认知障碍和失智老年人照护工作负担重、难度高。

E. 目前社区照护服务社会化、市场化程度不高，无法较好地调动民间资源。

F. 专业人才团队建设机制不完善，缺乏对人才队伍建设的标准及专项规划。

G. 社区照护专业人员待遇差、工资低，吸引力不足。

H. 高校医学院护理专业培养的人才队伍总体生源少。

I. 社区工作人员工作繁重，在社区照护专业人员的管理中精力不足。

进一步分析发现，因社区专业人员少导致认知障碍老年人的社区健康服务管理问题普遍存在，部分研究涉及疾病本身及社会环境方面现存的问题，缺少对作用机制进一步的分析。

（3）目前研究的不足和需要进一步研究之处：缺乏针对关键问题六的系统性影响因素和作用机制分析。

二、基于访谈的关键问题影响因素分析

拟定老年认知障碍社区健康服务管理现况访谈提纲，对来自山东省卫生健康委员会、潍坊市卫生健康委员会、潍坊市社区卫生服务中心的管理人员，以及潍坊市和上海市浦东新区社区卫生服务中心个别全科医师、护士等共 11 人进行访谈，访谈时长 1.0 ～ 1.5 小时。各被访谈者进行自我介绍，并围绕主题充分发言和讨论，讨论每个关键问题的影响因素，对访谈全程录音，逐字转录后形成 11 份共计约 10.63 万字的文字资料，去除不相关的文字后形成文本分析库，然后进行分析。对访谈对象提及的影响因素进行整理分析，形成不同来源的影响因素清单，对影响因素进行归类合并，并绘制鱼骨图。

1. 关键问题一的影响因素　通过访谈得到关键问题一的影响因素主要分为理念环境、制度建设、人力资源、财政支持和个人因素五大类（表 6-2，图 6-8）。

表 6-2　基于访谈的关键问题一影响因素汇总表

影响因素类别	影响因素	影响因素来源	
		全科医师和护士	管理人员
理念环境	有关部门对老年认知障碍和失智症重视不够，相关知识宣传和教育力度不足	✓	✓
制度建设	针对老年认知障碍的社区服务管理政策少，针对性不强，落实不到位，规划缺失		✓
人力资源	社区医护人员与管理者对失智症相关专业知识、技术和经验缺乏，相关知识知晓率低	✓	✓
财政支持	社区服务中针对老年认知障碍和失智症资金投入不足	✓	✓
个人因素	老年人主动就医、自我干预的主动性和依从性差	✓	✓

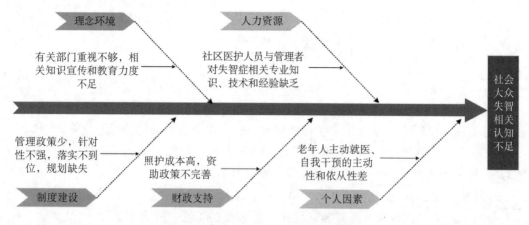

图 6-8　关键问题一影响因素鱼骨图

（1）理念环境：随着人口老龄化加剧，有关部门对老年认知障碍和失智症重视不够，相关知识宣传和教育力度不足，导致社会对老年认知障碍和失智症重视不够，存在误解且相关知识知晓率低。

（2）组织制度建设：由于针对老年认知障碍的社区服务管理政策少、针对性不强、落实不到位，规划缺失，缺乏广泛的健康教育和有效的宣传措施，导致社会对老年认知障碍和失智症重视不够，存在误解且相关知识知晓率低。

（3）人力资源：由于社区医护人员与管理者对失智症相关专业知识、技术和经验缺乏，相关知识知晓率低。若专业人员自身相关认知和知识掌握不足，则难以带动和影响老年人和社会大众建立正确的认识。

（4）财政支持：社区服务中针对老年认知障碍和失智症资金投入不足，无法支持社区层面经常性开展宣传科普活动。

（5）个人因素：由于传统思想及文化和年龄特征的影响，老年人主动就医、自我干预的主动性和依从性差。对于认知障碍认知方面相对欠缺，进行宣传教育和知识提升的难度大。

2. 关键问题二的影响因素　通过访谈得到关键问题二的影响因素主要分为理念环境、制度建设、人力资源、财政支持、物资供给和信息技术六大类（表 6-3，图 6-9）。

表 6-3　基于访谈的关键问题二影响因素汇总表

影响因素类别	影响因素	影响因素来源	
		全科医师和护士	管理人员
理念环境	社会对老年认知障碍和失智症重视不够，存在误解且相关知识知晓率低	✓	✓
	有关部门对老年认知障碍和失智症重视不够，相关知识宣传和教育力度不足		✓
制度建设	针对老年认知障碍的社区服务管理政策少，针对性不强，落实不到位，规划缺失		✓

续表

影响因素类别	影响因素	影响因素来源	
		全科医师和护士	管理人员
	长期照护服务提供和长期护理保险制度不完善，不能满足失智老年人社区服务需求		✓
人力资源	社区提供老年失智症预防、诊断、干预和管理的专业服务人员数量少、留才困难	✓	✓
财政支持	认知障碍和失智老年人照护成本高，资助政策不完善	✓	✓
物资供给	有关部门和社会对失智老年人提供的物质帮助、生活照护和医疗服务支持少，资源有限	✓	✓
信息技术	信息化平台在老年认知障碍和失智症筛查管理中尚未完全建立		✓

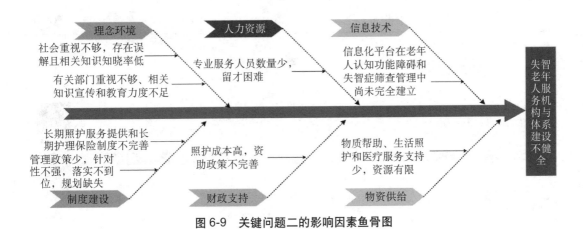

图 6-9　关键问题二的影响因素鱼骨图

（1）理念环境：随着人口老龄化加剧，社会对老年认知障碍和失智症重视不够，存在误解且相关知识知晓率低；有关部门对老年认知障碍和失智症重视不够，相关知识宣传和教育力度不足。这导致失智老年人服务机构与体系建设过程相对滞后，许多服务和内容尚不能满足当前的需求。

（2）制度建设：由于针对老年认知障碍的社区服务管理政策少，针对性不强，落实不到位，规划缺失，长期照护服务提供和长期护理保险制度不完善，不能满足失智老年人社区服务需求。不能体现围绕失智老年人的完善的服务体系。

（3）人力资源：总体上诸多医学院校毕业生就业第一选择是大医院、综合性医院，而选择直接去社区卫生服务中心工作的仍然较少，待遇和工作内容吸引力不高，社区提供老年失智症预防、诊断、干预和管理专业服务的人员数量少，留才困难，无法有效支撑服务机构和体系建设。

（4）财政支持：认知障碍和失智老年人照护成本高，资助政策不完善。缺乏必要的专项财政资金支持机构和体系建设。

（5）物资供给：有关部门和社会对失智老年人提供的物质帮助、生活照护和医疗服务支持少，资源有限。

（6）信息技术：从国家层面到省一级全面覆盖老年人失智等相关服务的信息系统和信息化平台尚未完全建立，老年认知障碍或失智相关信息掌握不清，相关服务无法有效开展，体系建设支撑度有待提高。

3. 关键问题三的影响因素　通过访谈得到关键问题三的影响因素主要分为制度建设、财政支持、信息技术、服务供给四大类（表 6-4，图 6-10）。

表 6-4　基于访谈的关键问题三影响因素汇总表

影响因素类别	影响因素	影响因素来源	
		全科医师和护士	管理人员
制度建设	有关部门尚未有专门政策和规划要求，重视不够		✓
财政支持	有关部门在社区层面失智信息系统专项建设经费不足		✓
信息技术	目前包括失能、失智等慢性病在内的信息化平台尚未建立		✓
服务供给	社区卫生服务提供主动性不高，使用需求少	✓	✓

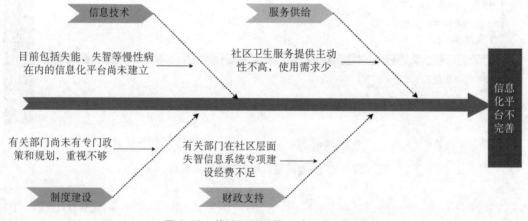

图 6-10　关键问题三的影响因素鱼骨图

（1）制度建设：我国尚未有专门针对老年认知障碍或失智的政策和规划，重视不够，未将老年认知障碍的筛查管理基本情况的收集、筛查等工作要求纳入到政策和规划考核中，信息化规划等对于本项工作相对缺失。

（2）财政支持：各项工作的开展离不开强有力的财政支持和保障，各项政策或服务项目均需要一定的财政支持，特别是信息化建设需要财政支持或是社会资本的介入，才能保证社区卫生服务中心开展老年认知障碍的数据收集、管理等工作。

（3）信息技术：从国家层面到省一级全面覆盖老年人失智等相关服务的信息系统和信息化平台尚未完全建立，老年认知障碍或失智相关信息掌握不清，相关服务无法有效开展。

（4）环境与服务：尽管基本公共卫生服务系统中 65 岁及以上老年人查体有认知筛查项目，但是该项工作落实不到位，加之社区激励机制不完善，缺乏主动开展服务动力，进而没有主动推动建立信息平台的需求和动力。

4. 关键问题四的影响因素　通过访谈得到关键问题四的影响因素主要分为理念环境、制度建设、人力资源、财政支持、物资供给、信息技术和服务支撑七大类（图 6-11，表 6-5）。

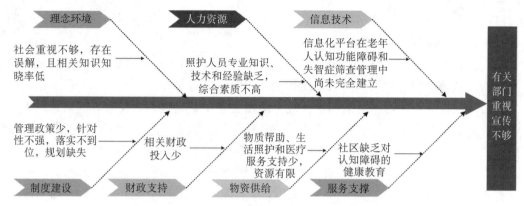

图 6-11　关键问题四的影响因素鱼骨图

表 6-5　基于访谈的关键问题四影响因素汇总表

影响因素类别	影响因素	影响因素来源	
		全科医师和护士	管理人员
理念环境	社会对老年认知障碍和失智症重视不够，存在误解且相关知识知晓率低	✓	✓
制度建设	针对老年认知障碍的社区服务管理政策少，针对性不强，落实不到位，规划缺失		✓
人力资源	老年失智症患者照护者数量少	✓	✓
	照护人员专业知识、技术和经验缺乏，受教育程度和专业水平低，综合素质不高		✓
财政支持	认知障碍和失智老年人照护成本高，资助政策不完善	✓	✓
物资供给	有关部门和社会对失智老年人提供的物质帮助、生活照护和医疗服务支持少，资源有限	✓	✓
信息技术	信息化平台在老年认知障碍和失智症筛查管理中尚未完全建立		✓
服务支撑	社区缺乏针对老年认知障碍的健康教育	✓	✓

（1）理念环境：随着人口老龄化加剧，有关部门对老年认知障碍和失智症重视不够，相关知识宣传和教育力度不足，导致失智老年人服务机构与体系建设过程相对滞后，长期照护服务与制度建设相对滞后。

（2）制度建设：由于针对老年认知障碍的社区服务管理政策少，针对性不强，落实不到位，规划缺失，长期照护服务提供和长期护理保险制度不完善，不能满足失智老年人对社区服务的需求。

（3）人力资源：由于老年失智症患者照护者数量少，照护人员专业知识、技术和经验缺乏，受教育程度和专业水平低，综合素质不高，无法有效满足实际需求，导致长期照护服务提供和长期护理保险制度难以落实。

（4）财政支持：认知障碍和失智老年人照护成本高，资助政策不完善。个别试点地区照护服务和制度面临巨大财政压力。

（5）物资供给：有关部门和社会提供对失智老年人的物质帮助、生活照护和医疗服务支持少，资源有限。物资纳入长期照护制度和服务尚需完善。

（6）信息技术：从国家层面到省一级全面覆盖老年人失智等相关服务的信息系统和信息化平台尚未完全建立，老年认知障碍或失智相关信息掌握不清，相关服务无法有效开展，无法有效支撑长期照护服务提供和长期护理保险制度。

（7）服务支撑：失智老年人缺乏专业的认知功能评估标准。统一完善的失智老年人评估标准是开展长期照护服务和长期护理保险制度的基础，当前此部分研究和实践相对缺乏。

5. 关键问题五的影响因素　通过访谈得到关键问题五的影响因素主要分为理念环境、制度建设、财政支持、物资供给和服务供给五大类（表6-6，图6-12）。

表6-6　基于访谈的关键问题五的影响因素汇总表

影响因素类别	影响因素	影响因素来源	
		全科医师和护士	管理人员
理念环境	社会对老年认知障碍和失智症重视不够，存在误解且相关知识知晓率低	✓	✓
	有关部门对老年认知障碍和失智症重视不够，相关知识宣传和教育力度不足		✓
	人口老龄化加剧，老年人失智发生率提高		
制度建设	失智老年人服务机构、综合服务管理体系建设不完善		✓
	针对老年认知障碍的社区服务管理政策少，针对性不强，落实不到位，规划缺失		✓
	长期照护服务提供和长期护理保险制度不完善，不能满足失智老年人对社区服务的需求	✓	✓
财政支持	认知障碍和失智老年人照护成本高，资助政策不完善	✓	✓
物资供给	有关部门和社会对失智老年人提供的物质帮助、生活照护和医疗服务支持少，资源有限	✓	✓
服务供给	社区缺乏对认知障碍和失智症的诊断工具和技能条件、筛查工作缺失	✓	
	失智老年人治疗、用药和照护等服务费用高	✓	

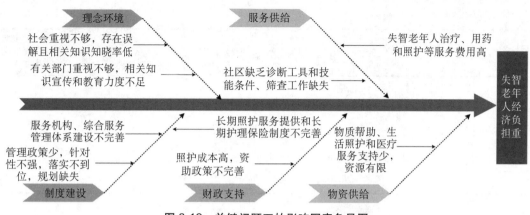

图 6-12　关键问题五的影响因素鱼骨图

（1）理念环境：由于随着人口老龄化加剧，失智发生率相对提高，社会对老年认知障碍和失智症重视不够，存在误解且相关知识知晓率低，有关部门对老年认知障碍和失智症重视不够，相关知识宣传和教育力度不足。这导致出现认知功能减退时，绝大部分老年人及其家属甚至社区的医务人员认为是正常老化的现象，未引起重视和提前干预或就诊。直至发生严重认知障碍或失智时才进行就诊，此时的医疗花费及照护成本（直接或间接）较高，给家庭带来沉重负担。

（2）制度建设：由于失智老年人服务机构、综合服务管理体系建设不完善，针对老年人认知障碍的社区服务管理政策少，针对性不强，落实不到位，规划缺失，长期照护服务提供和长期护理保险制度不完善，不能满足失智老年人对社区服务的需求等原因，一方面没有实现失智症"早发现、早干预"；另一方面，一旦发生失智缺乏相应的社会保障和支持制度和措施，导致老年人及家庭负担较重。

（3）财政支持：认知障碍和失智老年人照护成本高，资助政策不完善。缺乏必要的专项财政资金支持社区层面开展失智老年人照护工作。

（4）物资供给：有关部门和社会提供对失智老年人的物质帮助、生活照护和医疗服务支持少，资源有限。

（5）服务供给：社区缺乏对认知障碍和失智症的诊断工具和技能条件、筛查工作缺失，失智老年人治疗、用药和照护等服务费用高，导致早期没有发现老年人失智症状，一旦发现，相关照护费用负担重。

6. 关键问题六的影响因素　通过访谈得到关键问题六的影响因素主要分为理念环境、制度建设、财政支持、服务能力四大类（表 6-7，图 6-13）。

表 6-7　基于访谈的关键问题六影响因素汇总表

影响因素类别	影响因素	影响因素来源	
		全科医师和护士	管理人员
理念环境	许多医学毕业生基层就业意愿低		✓
制度建设	目前社区待遇低，引才、留才困难	✓	✓
	有关部门尚未有专门政策和规划，重视不够		✓

续表

影响因素类别	影响因素	影响因素来源	
		全科医师和护士	管理人员
	社区激励机制不完善	✓	✓
	人员编制有待完善，保障有待提高		✓
财政支持	目前有关部门对社区卫生服务中心经费投入不足		✓
服务能力	缺乏上级医院的培训和业务提升机会	✓	✓
	社区工作任务重，职业吸引力不高	✓	✓

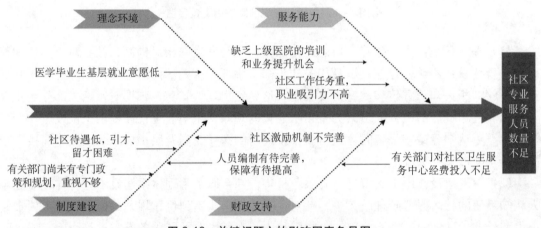

图 6-13　关键问题六的影响因素鱼骨图

（1）理念环境：总体上诸多医学院校毕业生就业第一选择仍然是大型医院、综合性医院，选择直接去社区卫生服务中心工作的仍然较少，在本身社区工作较多的前提下，人员数量不足问题不仅成为社区卫生中心开展常规基本医疗卫生服务的瓶颈，对于社区提供老年失智症预防、诊断、干预和管理的专业服务更是捉襟见肘。

（2）制度建设：包括政策、制度、机制等方面的问题，如目前社区待遇低，人才吸引力不高。根据访谈可知，无论是社区管理者还是医务人员普遍反馈薪资待遇相对医院从事相近工作医务人员相比较低，同时社区的基本公共卫生项目，基本的医疗服务等工作量巨大。此外，有关部门尚未有专门政策和规划，重视不够，未将社区的老年认知障碍的筛查管理工作纳入政策和规划要求中，缺乏定期考核，导致尽管基本公共卫生服务中65岁及以上老年人查体有认知筛查工作，但是该项工作落实不到位。加之社区激励机制不完善，人员编制不足，不能给予社区卫生服务人员足够的激励和保障机制，服务动力不足。

（3）财政支持：各项工作的开展离不开强有力的财政支持和保障，各项政策或服务项目均需要一定的财政支持，而实际中，社区卫生服务中心除了常规工作的完成外增加服务项目需要一定的财政补助支持，否则相关的人员、材料消耗等无法保障，也就难以开展社区的老年认知障碍的服务工作。

（4）服务能力：由于本身来到社区工作的医护人员综合水平相对大医院较弱，加之老年认知障碍的筛查诊断等知识相对专业，现有机制下缺乏上级医院的培训和业务提升，加之社区工作任务重，职业吸引力不高，导致社区提供老年认知障碍服务管理能力较弱。

三、老年认知障碍社区健康服务管理关键问题影响因素总集合

1. 各关键问题的影响因素集合

（1）关键问题一的影响因素集合：如表 6-8 所示，关键问题一的影响因素分为理念环境、制度建设、人力资源、财政支持、疾病影响和个人因素六大类。

表 6-8　关键问题一的影响因素分析结果

影响因素所属一级维度	影响因素所属二级维度	影响因素	影响因素来源	
			文献	访谈
结构	理念环境	有关部门对老年认知障碍和失智症重视不够，相关知识宣传和教育力度不足	✓	✓
	制度建设	针对老年认知障碍的社区服务管理政策少，针对性不强，落实不到位，规划缺失		✓
		相关宣传教育指南不完善	✓	
	人力资源	社区医护人员与管理者对失智症相关专业知识、技术和经验缺乏，相关知识知晓率低	✓	✓
	财政支持	社区服务中针对老年认知障碍和失智症资金投入不足		✓
结果	疾病影响	疾病初期阶段症状不明显，不易分辨	✓	
	个人因素	老年人主动就医、自我干预的主动性和依从性差		✓
		居民自我健康管理意识欠缺，自主学习健康相关知识的主动性不足	✓	

（2）关键问题二的影响因素集合：如表 6-9 所示，关键问题二的影响因素主要分为理念环境、制度建设、人力资源、财政支持、信息技术、物资供给和行业发展七大类。

表 6-9　关键问题二的影响因素分析结果

影响因素所属一级维度	影响因素所属二级维度	影响因素	影响因素来源	
			文献	访谈
结构	理念环境	社会对老年认知障碍和失智症重视不够，存在误解且相关知识知晓率低	✓	✓
		有关部门对老年认知障碍和失智症重视不够，相关知识宣传和教育力度不足	✓	✓
	制度建设	针对老年认知障碍的社区服务管理政策少、针对性不强、落实不到位，规划缺失	✓	✓
		长期照护服务提供和长期护理保险制度不完善，不能满足失智老年人社区服务需求	✓	✓

续表

影响因素所属一级维度	影响因素所属二级维度	影响因素	影响因素来源	
			文献	访谈
		缺乏老年认知障碍社区照护服务标准	✓	
		有效的激励机制不完善	✓	
		缺乏针对认知障碍老年人照护服务的专项法律	✓	
	人力资源	社区提供老年失智症预防、诊断、干预和管理的专业服务人员数量少、留才困难	✓	✓
	财政支持	认知障碍和失智老年人照护成本高，资助政策不完善		✓
	信息技术	信息化平台在老年认知障碍和失智症筛查管理中尚未完全建立		✓
	物资供给	有关部门和社会提供对失智老年人的物质帮助、生活照护和医疗服务支持少，资源有限	✓	✓
		照护资源地域分布不均衡，服务资源整合程度低，利用不充分	✓	
结果	行业发展	受照护工作难度大的影响，照护服务行业本身缺乏活力，发展缓慢	✓	

（3）关键问题三的影响因素集合：如表 6-10 所示，关键问题三的影响因素主要分为制度建设、财政支持、信息技术、人力资源、物资供给、社区支持、服务供给七大类。

表 6-10　关键问题三的影响因素分析结果

影响因素所属一级维度	影响因素所属二级维度	影响因素	影响因素来源	
			文献	访谈
结构	制度建设	有关部门尚未有专门政策和规划要求，重视不够	✓	✓
		针对长期照护服务的管理机构缺乏	✓	
	财政支持	有关部门在社区层面失智信息系统专项建设经费不足		✓
	信息技术	目前包括失能、失智等慢性病在内的信息化平台尚未建立		✓
		没有专业化机构及团队提供移动终端及网络技术支持	✓	
	物资供给	社区照护服务相关资源缺乏	✓	
	人员配置	专业人员素质高低不一	✓	
过程	社区支持	老年认知障碍的社区支持系统不完善	✓	
	服务供给	社区卫生服务提供主动性不高，使用需求少		✓
		与城市发达程度密切相关	✓	

（4）关键问题四的影响因素集合：如表 6-11 所示，关键问题四的影响因素分为理念环境、制度建设、人力资源、财政支持、信息技术、物资供给、服务支撑七大类。

表 6-11　关键问题四的影响因素分析结果

影响因素所属一级维度	影响因素所属二级维度	影响因素	影响因素来源	
			文献	访谈
结构	理念环境	社会对老年认知障碍和失智症重视不够，存在误解且相关知识知晓率低	✓	✓
	制度建设	针对老年认知障碍的社区服务管理政策少，针对性不强，落实不到位，规划缺失	✓	✓
		未形成统一的评估标准体系或监管机制	✓	
		有效的激励机制不完善	✓	
		失智老年人长期照护的职责导向尚不明确，缺乏顶层引导及统筹规划	✓	
	人力资源	失智老年人的照护者数量少	✓	✓
		照护人员专业知识、技术和经验缺乏，受教育程度和专业水平低，综合素质不高	✓	✓
	财政支持	认知障碍和失智老年人照护成本高，资助政策不完善		✓
	信息技术	信息化平台在老年认知障碍和失智症筛查管理中尚未完全建立		✓
	物资供给	有关部门和社会提供对失智老年人的物质帮助、生活照护和医疗服务支持少，资源有限	✓	✓
过程	服务支撑	失智老年人缺乏社区健康教育		✓

（5）关键问题五的影响因素集合：如表 6-12 所示，关键问题五的影响因素主要分为理念环境、制度建设、财政支持、物资供给、家庭支持、服务供给、疾病影响七大类。

表 6-12　关键问题五的影响因素分析结果

影响因素所属一级维度	影响因素所属二级维度	影响因素	影响因素来源	
			文献	访谈
结构	理念环境	社会对老年认知障碍和失智症重视不够，存在误解且相关知识知晓率低		✓
		有关部门对老年认知障碍和失智症重视不够，相关知识宣传和教育力度不足		✓
		人口老龄化加剧，老年人失智发生率提高		✓
	制度建设	失智老年人服务机构、综合服务管理体系建设不完善		✓

续表

影响因素所属一级维度	影响因素所属二级维度	影响因素	影响因素来源	
			文献	访谈
过程		针对老年认知障碍的社区服务管理政策少、针对性不强、落实不到位，规划缺失		✓
		长期照护服务提供和长期护理保险制度不完善，不能满足失智老年人社区服务需求	✓	✓
		养老保险和医疗保险制度不健全	✓	
	财政支持	认知障碍和失智老年人照护成本高，资助政策不完善	✓	✓
	物资供给	有关部门和社会提供对失智老年人的物质帮助、生活照护和医疗服务支持少，资源有限		✓
	家庭支持	受文化影响，失智老年人多由家人照护，影响家人工作，减少家庭收入	✓	
	服务供给	社区缺乏对认知障碍和失智症的诊断工具和技能条件、筛查工作缺失		✓
		失智老年人治疗、用药和照护等服务费用高	✓	✓
结果	疾病影响	认知障碍及失智症尚无确切有效的治疗方法	✓	

（6）关键问题六的影响因素集合：如表 6-13 所示，关键问题六的影响因素主要分为理念环境、制度建设、人力资源、财政支持、服务能力和社区支持六大类。

表 6-13　关键问题六的影响因素分析结果

影响因素所属一级维度	影响因素所属二级维度	影响因素	影响因素来源	
			文献	访谈
结构	理念环境	许多医学毕业生不愿意来社区工作		✓
	制度建设	目前社区待遇低，人才吸引力不高	✓	✓
		有关部门尚未有专门政策和规划，重视不够	✓	✓
		社区激励机制不完善		✓
		人员编制有待完善，提高保障		✓
		社区长期照护服务体系不健全	✓	
		专业人才队伍建设机制不完善	✓	
	人力资源	高校医学院护理专业人才队伍总体生源少	✓	
	财政支持	目前有关部门对于社区卫生服务中心经费投入不足		✓
		社区照护服务社会化、市场化程度不高，无法有效调动民间资源	✓	
过程	服务能力	缺乏上级医院的系统化培训和业务提升	✓	✓

续表

影响因素所属 一级维度	影响因素所属 二级维度	影响因素	影响因素来源	
			文献	访谈
	社区支持	社区工作任务重，难度高，职业吸引力不高	✓	✓
		社区人员工作繁杂，对社区照护工作投入的精力不足	✓	

2. 关键问题的影响因素总集合　根据前述影响因素整理，进行整合分类后形成以下关键问题影响因素总集合（表 6-14）。

表 6-14　老年人社区服务管理关键问题影响因素集合

影响因素所属 一级维度	影响因素所属 二级维度	影响因素	影响因素来源	
			文献	访谈
结构	理念环境	许多医学毕业生不愿意来社区工作		✓
		社会对老年认知障碍和失智症重视不够，存在误解且相关知识知晓率低	✓	✓
		有关部门对老年认知障碍和失智症重视不够，相关知识宣传和教育力度不足	✓	✓
		人口老龄化加剧，老年人失智发生率升高		✓
	制度建设	目前社区待遇低，人才吸引力不高	✓	✓
		针对老年认知障碍的社区服务管理政策规划少、针对性不强、落实不到位，规划缺失	✓	✓
		激励机制不完善	✓	✓
		人员编制有待完善，提高保障		✓
		失智老年人服务机构、综合服务管理体系建设不完善	✓	✓
		专业人才队伍建设机制不完善	✓	
		针对长期照护服务的管理机构缺乏	✓	
		长期照护服务提供和长期护理保险制度不完善，不能满足失智老年人社区服务需求	✓	✓
		养老保险和医疗保险制度不健全	✓	
		缺乏老年认知障碍社区照护服务标准	✓	
		缺乏针对认知障碍老年人照护服务的专项法律	✓	
		未形成统一的评估标准体系或监管机制	✓	
		失智老年人长期照护的职责导向尚不明确，缺乏顶层引导及统筹规划	✓	

续表

影响因素所属一级维度	影响因素所属二级维度	影响因素	影响因素来源	
			文献	访谈
		相关宣传教育指南不完善	✓	
	人力资源	高校医学院护理专业人才队伍总体生源少	✓	
		照护人员、社区医护人员与管理者对失智症相关专业知识、技术和经验缺乏，受教育程度和专业水平低、综合素质不高	✓	✓
		社区提供老年失智症预防、诊断、干预和管理的专业服务人员数量少，留才困难	✓	✓
	财政支持	目前有关部门对于社区卫生服务中心经费投入不足		✓
		社区照护服务社会化、市场化程度不高，无法有效调动民间资源	✓	
		有关部门在社区层面失智信息系统专项建设经费不足		✓
		认知障碍和失智老年人照护成本高，资助政策不完善	✓	✓
		照护行业筹资模式不稳定，缺乏服务经费来源	✓	
	信息技术	目前包括失能、失智等慢性病在内的信息化平台尚未建立	✓	
		没有专业化机构及团队提供移动终端及网络技术支持	✓	
		信息化平台在老年认知障碍和失智症筛查管理中尚未完全建立		✓
	物资供给	社区照护服务相关资源缺乏	✓	
		有关部门和社会提供对失智老年人的物质帮助、生活照护和医疗服务支持少，资源有限	✓	✓
		照护资源地域分布不均衡，服务资源整合程度低，利用不充分	✓	
过程	服务能力	缺乏上级医院的系统化培训和业务提升	✓	✓
		社区工作任务重，难度高，职业吸引力不高	✓	✓
	社区支持	社区人员工作繁杂，对社区照护工作投入的精力不足	✓	
		老年认知障碍的社区支持系统不完善	✓	
	服务供给	社区卫生服务提供主动性不高，使用需求少		✓
		与城市发达程度密切相关	✓	
		社区缺乏对认知障碍和失智症的诊断工具和技能条件、筛查工作缺失		✓

影响因素所属一级维度	影响因素所属二级维度	影响因素	影响因素来源	
			文献	访谈
结果		失智老年人治疗、用药和照护等服务费用高	✓	✓
	家庭支持	受文化影响，失智老年人多由家人照护，影响家人工作，减少家庭收入	✓	
	服务支撑	失智老年人缺乏专业的认知功能评估标准		✓
	疾病影响	认知障碍及失智症尚无确切有效的治疗方法	✓	
		疾病初期阶段症状不明显，不易分辨	✓	
	行业发展	受照护工作难度大的影响，照护服务行业本身缺乏活力，发展缓慢	✓	
	个人因素	老年人主动就医、自我干预的主动性和依从性差		✓
		居民自我健康管理意识欠缺，自主学习健康相关知识的主动性不足	✓	

第二节　关键问题的作用机制分析

基于构建的老年认知障碍社区健康服务管理的理论框架及老年认知障碍社区健康服务管理的问题系统对 6 个关键问题的作用机制进行理论推演，并形成机制图。

一、关键问题一的机制分析

失智症的相关知识知晓率低会导致老年认知障碍患者的就诊率低，加速疾病进程。重视老年认知障碍和失智症有利于掌握正确的干预策略，改善老年认知障碍和失智症症状，是积极应对老龄化这一社会挑战的表现。关键问题一位于结构层的理念与认识维度，根据结构 - 过程 - 结果模型，在结构层面，与关键问题一密切相关的问题有"有关部门对老年认知障碍和失智症重视不够，相关知识宣传和教育力度不足""针对老年认知障碍的社区服务管理政策少，针对性不强，落实不到位，规划缺失""社区服务中针对老年认知障碍和失智症的资金投入不足""有关部门和社会对失智老年人提供的物质帮助、生活照护和医疗服务的支持少，资源有限""政策上将养老和长期照护部门分割""专业服务人员数量少，留才困难""失智症照护者数量少""照护人员专业知识、技术和经验缺乏，综合素质不高""针对失智老年人的专业性机构性质单一、数量不足、布局无法满足需求"等。在服务层面与关键问题一密切相关的问题包括"社区健康教育不完善"等，结果层个人因素方面包括"疾病早期症状与正常老化的症状较为相似""老年人主动就医、自我干预的主动性和依从性差"。以上问题分属政策与制度、经费投入、物质设施、社区支持、个人因素等维度。关键问题一的作用机制如图 6-14 所示。

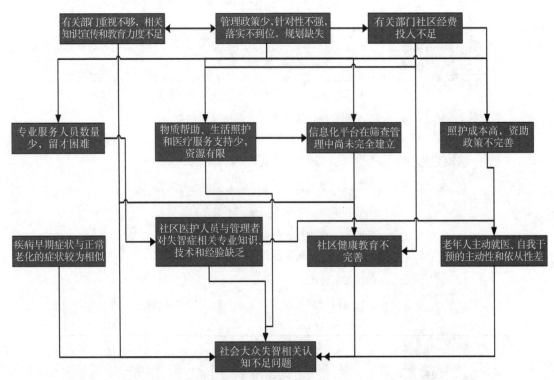

图 6-14   基于问题系统的关键问题一的作用机制分析

二、关键问题二的机制分析

建立居家、社区、机构之间连续的长期照护服务体系，研究制订全国失智老年人长期照护体系的整体规划和相关政策，能有效应对失智症的高疾病负担带来的严峻挑战，更好地实现老有所养。我国养老机构的失智照护服务研究内容上侧重制度安排和需求，研究方法以定性研究为主，还处于初级阶段。目前我国失智老年人照护方式以居家照护为主，机构照护为辅。当失智老年人情况恶化，亲属照护生活无法继续满足老年人的照护需求时，则需要由机构工作人员提供专业的照护服务，服务机构不足会导致综合管理服务体系的不连续。关键问题二位于结构层的组织体系维度，根据结构-过程-结果模型，在结构层面，与关键问题二密切相关的问题有"有关部门对老年认知障碍和失智症重视不够，相关知识宣传和教育力度不足""针对老年认知障碍的社区服务管理政策少，针对性不强，落实不到位，规划缺失""长期照护服务提供和长期护理保险制度不完善，不能满足失智老年人社区服务需求""社区服务中针对老年认知障碍和失智症资金投入不足""有关部门和社会提供对失智老年人的物质帮助、生活照护和医疗服务支持少，资源有限"等。在服务层面与关键问题二密切相关的问题有"各部门、老人之间信息不对称""失智照护服务尚缺乏连续性""针对失智老年人的服务标准缺乏"等。以上问题分属政策与制度、经费投入、物质设施、评估标准等维度。关键问题二的作用机制如图 6-15 所示。

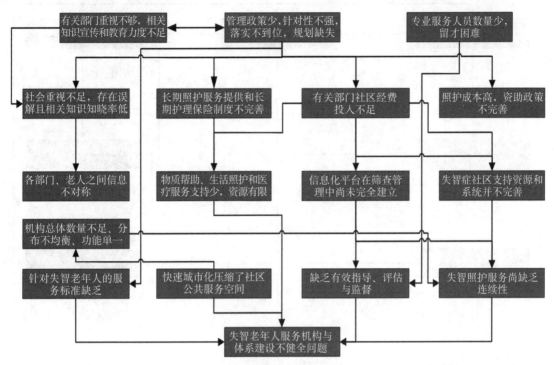

图 6-15　基于问题系统的关键问题二的作用机制分析

三、关键问题三的机制分析

随着近些年移动终端及网络技术的不断发展，信息化平台在慢性病管理中的应用逐渐被推广。信息化管理利用现代化科技平台，可以助力老年认知障碍社区健康服务管理工作，具有较高的应用价值。但目前通过文献和访谈可知，围绕失智老年人的信息化系统尚未完全建立。关键问题三位于结构层中的信息与技术维度。围绕问题系统，在结构层面，与关键问题三密切相关的问题为"针对老年认知障碍的社区服务管理政策少，针对性不强，落实不到位，规划缺失"及"社区缺乏开展老年认知障碍和失智症服务管理的激励机制"和"社区服务中针对老年认知障碍和失智症资金投入不足"。在服务层面，与关键问题三密切相关的问题为"社区卫生服务提供主动性不高，使用需求少"和"社区缺乏开展老年认知障碍或失智干预评估标准、技术方案、规范和路径"。以上问题分属政策与制度、经费投入、方案与标准等维度。发达国家开展老年认知障碍实践的基础条件就是基于信息化的建设，我们不试图重新建立信息系统，至少基于现有信息系统下嵌入或完善对于老年认知障碍的信息收集、筛查和管理应用，打通信息孤岛，实现互联互通。关键问题三的作用机制如图 6-16 所示。

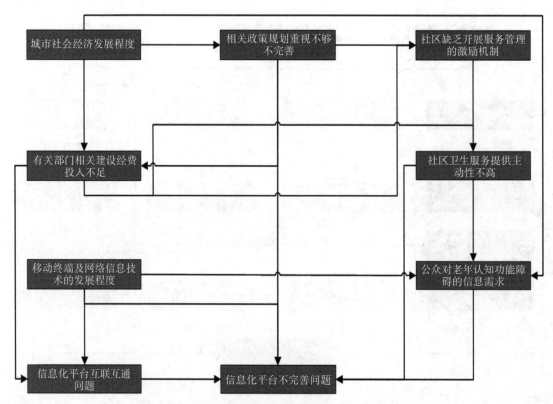

图 6-16　基于问题系统的关键问题三的作用机制分析

四、关键问题四的机制分析

我国目前尚无专门从事失智症教育的组织与机构，提高居民的失智症知晓率，消除社会歧视，关爱失智老年人亟待解决。关键问题四位于结构层的理念与认识维度，根据结构-过程-结果模型，在结构层面，与关键问题四密切相关的问题为"社会对老年认知障碍和失智症重视不够，存在误解且相关知识知晓率低""针对老年认知障碍的社区服务管理政策少，针对性不强，落实不到位，规划缺失""有关部门和社会提供对失智老年人的物质帮助、生活照护和医疗服务支持少，资源有限""政策上将养老和长期照护部门分割""专业服务人员数量少，留才困难""失智症照护者数量少""照护人员专业知识、技术和经验缺乏，综合素质不高""针对失智老年人的专业性机构性质单一，数量不足，布局无法满足需求"等。在服务层面，与关键问题四密切相关的问题包括"针对失智老年人的服务标准缺乏""缺乏整体化的思维和资源整合机制，服务效率低下""针对失智失能老年人家庭对长期照护服务的需求了解不够"等。以上问题分属政策与制度、经费投入、物质设施、评估标准、社区支持等维度。关键问题四的作用机制如图 6-17 所示。

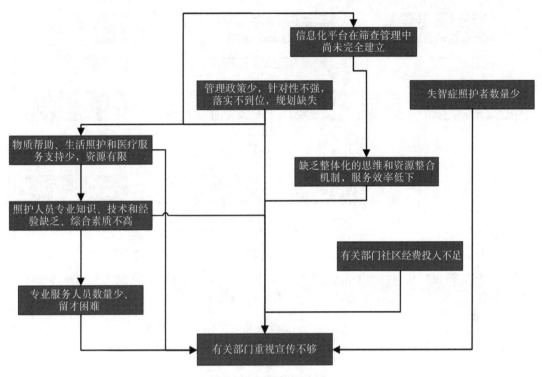

图 6-17　基于问题系统的关键问题四的作用机制分析

五、关键问题五的机制分析

在对老年认知障碍和失智老年人的照护中，给家庭和社会带来的沉重经济与医疗负担不容忽视。据统计，目前全世界失智相关疾病所消耗的直接医疗资源高达 8180 亿美元，这还不包括家庭照护间接费用和人力成本。我国各级政府和相关部门在老年人相关的医疗服务上同样参与大量投资，其总数目超过千亿元。关键问题五位于结果层的负面影响维度，是由各种因素综合作用的结果。根据结构 - 过程 - 结果模型，结构层面的问题一方面可以直接作用于结果，另一方面通过服务过程作用于结果。在结构层面，与关键问题五密切相关的问题为"有关部门对老年认知障碍和失智症重视不够，相关知识宣传和教育力度不足""失智老年人服务机构、综合服务管理体系建设不完善""针对老年认知障碍的社区健康服务管理政策少，针对性不强，落实不到位，规划缺失""社会对老年认知障碍和失智症重视不够，存在误解且相关知识知晓率低""长期照护服务提供和长期护理保险制度不完善，不能满足失智老年人社区服务需求""人口老龄化加剧，老年人失智发生率升高""社区服务中针对老年认知障碍和失智症资金投入不足""有关部门和社会提供对失智老年人的物质帮助、生活照护和医疗服务支持少，资源有限"等。在服务层面，与关键问题五密切相关的问题包括"社区缺乏诊断工具和技能条件、筛查工作缺失"和"失智老年人治疗、用药和照护等服务费用高"。以上问题分属政策与制度、经费投入、物质设施、方案与标准等维度。关键问题五的作用机制如图 6-18 所示。

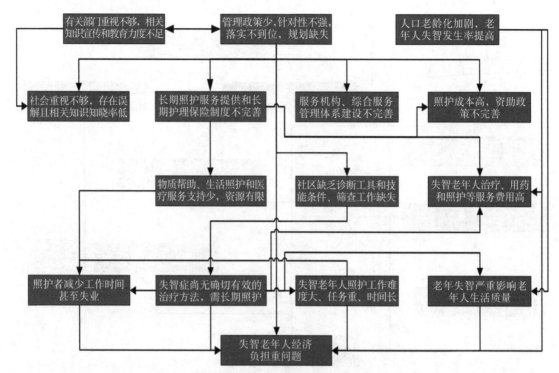

图 6-18　基于问题系统的关键问题五的作用机制分析

六、关键问题六的机制分析

随着老龄化加剧，我国老年人口比例进一步上升，身体各项功能面临退化，其中包括认知功能减退。根据疾病谱变化可知，2019 年全球失智症及阿尔茨海默病的发生率和致死致残率均位居前列，且呈逐年上升趋势。如何应对这一重大公共卫生问题成为各国共识。关键问题六在问题系统中位于结构层面。围绕问题系统，在结构层面，与关键问题六密切相关的问题为"失智老年人服务机构、综合服务管理体系建设不完善""针对老年认知障碍的社区服务管理政策少，针对性不强，落实不到位，规划缺失"和"社区服务中针对老年认知障碍和失智症资金投入不足"。以上问题分属组织体系、政策与制度、经费投入等维度。产生关键问题六的原因是多元的，政策不重视、投入不足、体系建设不完善及人才教育培养不足等都会造成人才的不足。国际已开展相关服务的国家常依托一个相对成熟的服务体系，建立了国家层面的专项规划，加强投入和教育培养，同时营造良好的社会氛围，提高从事相关基层工作的积极性。根据结构-过程-结果模型，结构层的问题，不但直接作用于结果层，内在各维度之间也相互作用，相互影响，特别是政策与制度、经费投入、理念与环境等方面对人才队伍的建设和使用至关重要。关键问题六的作用机制分析如图 6-19所示。

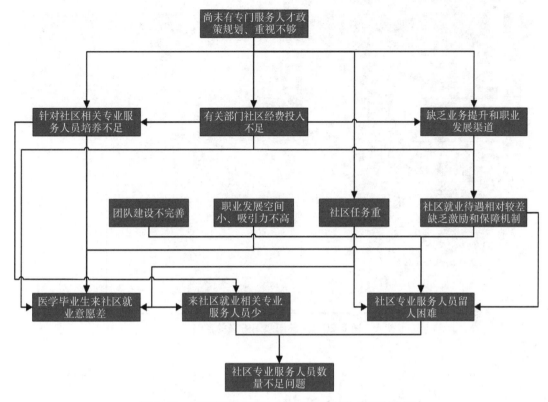

图 6-19　基于问题系统的关键问题六的作用机制分析

第三节　关键问题的整合机制分析

一、关键问题的逻辑关系

在对 6 个关键问题进行基于问题系统的机制分析基础上，进一步明晰关键问题之间的逻辑关系。在问题系统中，关键问题一和关键问题四位于结构层（理念环境），关键问题二位于结构层（制度建设），关键问题六位于结构层（人力资源），关键问题三位于结构层（信息技术）；关键问题五则位于结果层（系统结果）。由此可见，当前优先解决的关键问题主要位于结构层和结果层，这并不是说明过程层各要素不重要，而是当前我国尚需优先解决的问题更多的是结构层的顶层设计和政策制定，以及相关的人、财、物和信息技术的支撑，才能推动和开展过程层的服务，最终实现结果层的负担减轻，结果层其他问题可能迎刃而解。总体的逻辑关系是结构层直接作用于结果层，也可通过过程层作用于结果层（图 6-20）。

二、关键问题的整合机制分析

通过对各关键问题的关键影响因素及其机制分析整合其作用机制，进一步明晰各关键问题之间的逻辑关系，展示了各关键影响因素在其中的相互作用，揭示了老年认知障碍社区健康服务管理关键问题发生发展的作用机制（图 6-21）。

具体表现为：结构层面的几个关键问题一方面本身是一项关键问题，另一方面也是其

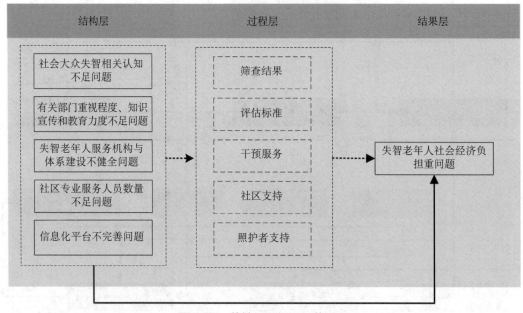

图 6-20　关键问题间逻辑关系图

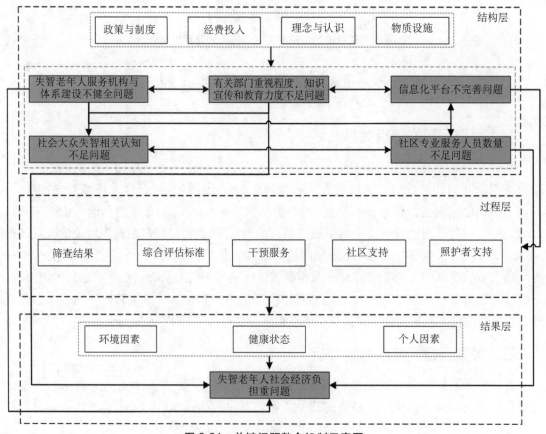

图 6-21　关键问题整合机制示意图

他关键问题的影响因素。此外，许多影响因素也可同时作用几项关键问题，如制度建设、财政投入、理念环境等因素均会对关键问题产生影响，结构层的问题可以直接作用于结果层，也可通过影响服务层作用于结果层。

小结

分别对确认的 6 个关键问题进行基于文献研究和基于访谈的影响因素分析。其中，基于文献研究的关键问题影响因素研究现状分析发现，目前我国对老年认知障碍社区健康服务管理领域关键问题的影响因素与作用机制研究较为分散，尚缺乏综合系统的论证。这提示我们需要对关键问题的影响因素及其作用机制进行系统性的分析和论证。基于访谈的关键问题影响因素分析，针对每个关键问题形成不同来源的影响因素清单，对影响因素进行归类合并，绘制鱼骨图。结合文献和访谈的影响因素分析，形成关键问题影响因素集合，并通过理论和框架推演形成整合机制。结果显示，主要影响因素，结构层包括人力资源、制度建设、信息技术、财政支持等，结果层则包括系统结果。

分别对关键问题进行基于问题系统的机制分析，并结合各关键问题的逻辑关系及影响因素分类，结合逻辑推演，从而完成老年认知障碍社区健康服务管理关键问题的整合机制分析。结果显示，对于 6 个关键问题，系统发现主要是当前我国重点关注的关键问题主要位于结构层和结果层，这一结果并不是说明过程层各项要素不重要，反而说明当前我国在老年认知障碍社区健康服务管理需优先解决的问题中更多的是结构层的顶层设计和政策制订，相关的人、财、物和信息技术的支撑才能推动和开展过程层的服务，最终减轻结果层的负担，其他问题也自然解决。总体的逻辑关系是结构层直接作用于结果层，通过过程层作用于结果层。结构层的几个关键问题一方面本身是一项关键问题，另一方面也是其他关键问题的影响因素。例如，失智老年人服务机构与体系建设不健全问题一方面服务体系建设不完善，影响国家广泛开展健康教育的落实，进而影响长护服务的开展，另一方面体系建设对于过程层各项服务的开展也至关重要，这一问题的有效解决也将减轻家庭及社会的经济负担，同时也会影响信息系统的推进与建设。

参 考 文 献

霍大柱，李程跃，蔡伟芹，等，2020. 我国慢性病预防与控制体系关键问题确认 [J]. 中国卫生事业管理，37(5): 392-396.

李程跃，施培武，沈群红，等，2021. 适宜公共健康体系研究的方法学体系 [J]. 中国卫生资源，24(6): 650-656.

廖旺，唐静仪，雷鸣，等，2022. 粤港澳大湾区失智症友好社区建设专家共识 [J]. 中国神经精神疾病杂志，48(4): 193-205.

张巾英，彭滟，刘晓，等，2023. 社区中老年人降低痴呆风险的生活方式现状及其影响因素研究 [J]. 中国全科医学，26(13): 1577-1583.

World Health Organization, 2012. Dementia: a public health priority[R]. Geneva: WHO.

第7章 老年认知障碍社区健康服务管理发展策略构建

基于之前的研究，从解决老年认知障碍社区健康服务管理领域的问题出发，通过2个途径确定关键问题，并对关键问题进行影响因素和作用机制分析。老年认知障碍社区健康服务管理发展的研究借鉴"健康策略构建思路"中"明确目标-制订措施-构建策略"的思路和步骤构建发展策略。具体来说，首先明确老年认知障碍社区健康服务管理的总目标，并建立具体的子目标；其次针对各子目标确定老年认知障碍社区健康服务管理措施集；最后以促进老年认知障碍社区健康服务管理目标实现为导向，进行发展策略构建（图7-1）。

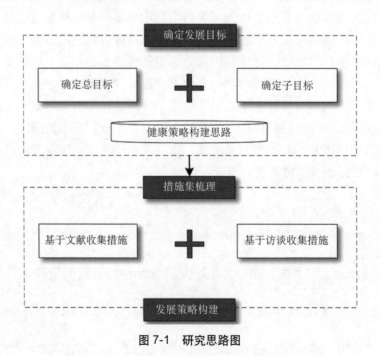

图 7-1 研究思路图

第一节 确定发展目标

一、确定总目标

在前期研究基础上，确定老年认知障碍社区健康服务管理的总目标为：基于以老年人为中心的服务理念，政府主导，社区卫生服务中心为服务主体，多部门参与，围绕老年人认知功能减退，在社区层面开展"防、筛、评、管、转"一体化连续的服务管理，实现提高社会对老年认知障碍认识与知识水平、失智或认知功能减退的"早发现、早干预、早转诊"，延缓失智症的发生或为失智老年人及其家庭提供支持，最终实现提高老年人生活质量及健康老龄化的目标。

二、确定子目标

基于总目标，需要分解具体的子目标，子目标按照既定维度从属于总目标，并与总目标共同构成目标体系。本研究基于理论以及对关键问题的分析，将总目标分解为以下 6 个子目标。

子目标一：加强宣传和健康教育，提升社会大众对老年认知障碍和失智症的重视，消除误解与歧视，提升相关知识知晓率。

子目标二：建立针对失智老年人服务的机构，建立综合服务管理体系。

子目标三：建立完善老年认知障碍和失智症筛查管理信息化平台，实现老年人相关基础信息的收集。

子目标四：推动和加强国家层面对于失智老年人的重视和宣传教育力度，多措并举，提高相关知识知晓率。

子目标五：建立健全保障制度，加大老年认知障碍和失智症的保障力度，减轻老年人及其家庭的负担。

子目标六：增加社区提供老年失智症预防、诊断、干预和管理的专业服务人员数量，提高待遇，提升职业吸引力。

第二节　确定措施集合

一、基于文献途径措施集合

1. 针对子目标一

（1）制度建设：①制订失智症长期照护发展规划，推动形成全社会善待失智症的氛围，提高失智症的关注度，将其列入公共卫生和社会照护的重点。②政府、社会、医疗机构、公共卫生管理部门开展不同形式的公益活动，对公众进行失智相关知识的健康教育。

（2）宣传引导：①在宣传科普方面，做好舆论引导，加深社会公众对失智人群的了解。②广泛宣传，通过社区教育提高社会公众对失智症的认识和了解，培养公众对失智症的正确认识和正面态度，从而积极防治此病。③采用更广泛的信息沟通策略，提高社区的认识和知识；采用提高公众预防意识的策略，改变社区对该病的负面态度和陈旧知识，引起公众充分关注。

（3）工作安排：①印制标准化宣传材料，开展标准化宣传培训，将其细化，并落实到工作人员和志愿者的日常工作规范中。②定期组织面向基层医师、护士的有关老年失智诊疗进展的讲座，提升基层医疗人员对失智老年人的基本知识、诊疗方式、护理模式的了解。

③把社区学习兴趣与多层次的科学战略巧妙地结合起来，通过一对一教育、分发社区教育资料、举办社区活动、开展社会营销等方式，全方位地开展干预活动。

（4）氛围营造：①营造友善的社会氛围。加强社会宣传，减少对患者的歧视，关爱患者及其家庭，建设友好的社会环境；②从习惯用语方面将"老年失智症"改为"失智症"，以改变社会负面认知；③加强公众宣传教育，对失智症相关知识进行宣传、普及，提高社会对失智老年人的关注度，拓展群众对失智症的认知度。

（5）健康教育：①通过普及轻度认知障碍健康知识，可提高患者对轻度认知障碍的认知程度，使患者正确掌握干预策略；②通过组织讲座、专家义诊等活动，进行面向大众的失智症健康教育，以提高大众对失智症的认知；③把失智症防治知识、技能纳入健康教育体系，提高公众和照护者对失智症防治、照护的知识、技能水平。

2. 针对子目标二

（1）制度建设：①国家层面推动建立失智老年人数据库；②在养老机构开设专门针对失智患者的护理专区，政府对其给予专项建设基金；③政府设立专项扶助基金，并制订针对失智老年人的相关卫生政策；④国家层面加强对养老机构的规范和监督；⑤结合医疗改革，整体推进老年健康服务改革；⑥制订针对失智老年人的失智程度分级标准，为养老机构提供依据；⑦以点试面，探索分级护理医养结合机构的运行。

（2）经费投入：强化政府职责，增加财政投入，完善老年认知障碍照护服务的支付保障。

（3）设施配备：①增加专门针对失智老年人的护理中心和老年人活动中心数量，加快建设照护中心，提供专业机构支撑；②以政府为主导，整合资源，加强设施建设，探索多种形式的照护支持网络。

（4）服务提供：①发展社区支持服务，建立社区网络，拓宽社区服务内容。②政府主导，市场竞争，公益为主，丰富社区服务内容。③积极培育失智症专业照护机构，在服务机构设置专门针对失智患者的护理专区。④制订连续性照护服务流程及服务项目。⑤发展移动性照护服务，强化居家支持服务。⑥积极动员社区力量，为失智老年人和照护者提供支持，从而提高照护质量。⑦对老年人的失智程度进行分级评估，为失智老年人提供差异化服务和收费标准。

（5）技术支撑：依托先进技术，完善技术服务体系。

3. 针对子目标三

（1）制度建设：①加强政府主导，多部门联动，打造长期照护服务信息管理平台；②政府积极通过政策引导，带动各部门参与信息化平台搭建；③建立健全信息管理系统工作规范和标准。

（2）团队建设：加强信息管理等人才培养，严格岗前培训。

（3）资源支持：①引入多方力量和资源，推动老年人信息平台建设；②我国可借助新媒体加强对支持性服务的宣传，从社会资源入手，构建布局合理、功能完善、分工协作的养老服务网络平台；③加强信息化建设财政和社会资本的投入。

（4）机制建设：建立社区-医院信息互联互通机制，消除信息壁垒。

（5）理念环境：加强老年认知障碍知识宣传，加大对于信息技术的应用宣传。

4. 针对子目标四

（1）制度建设：①建立健全老年人失能预防体系，优化家庭医生签约服务；②建立完善老年失智症相关法律制度；③加强顶层设计，制订老年失智症相关政策制度。

（2）组织安排：①对护理人员和失智患者进行沟通教育，加强互联网在沟通教育策略训练中的使用；②加强机构设施建设，在社区增设记忆门诊；③加大对失智老年人照护领域的基础性研究。

（3）机制建设：健康教育时可通过适当的激励手段提高公众的参与率。

（4）服务提供：①通过健康教育提高患者的自觉性，实现主动性自我健康管理；②利用好社区独有的功能，通过教育提高社会公众对失智症的认识和了解。

5. 针对子目标五

（1）制度建设：①完善社会救助与福利政策，落实长期护理保险政策，探索新的长期照护制度；②为长期照护提供政策支撑和福利经费支撑，提高医疗保险覆盖度和医疗保险相应报销比例；③提供有针对性的福利政策，将失智老年人纳入特殊医疗保险范围；④对监护法律制度进行修正，需要其他法律制度为老年人提供更多的财产安排选择；⑤将失智纳入公共卫生工作优先序列中；⑥政府提供喘息服务模式，完善带薪照护制度及配套政策，缓解在职人员的照护与工作压力；⑦建立家庭照护补助制度和长期照护休假制度。

（2）团队建设：①由专业人员照护失智老年人，培训照护者，减轻家庭医疗负担；②加强对失智症照护相关人员的培训，开发有用的人力资本，提升照护服务的质量；③发展移动性专业照护服务，由专业照护机构派遣专业人员到社区或老年人家中提供治疗、康复等服务，减轻家庭医疗负担；④组建专业化服务团队，提供多样化的干预服务，延缓病程，降低致残率；⑤引入社会力量分担长期照护的责任，鼓励更多的民间志愿者参与。

（3）平台与经费：①建立社区级失智老年人家庭支持平台；②强化政府职责，增加财政投入，免费为困难群众购买保险，减轻其家庭负担。

（4）服务提供：①早期检查可缓解病情发展，减轻费用负担；②加强社区防治，家庭医生、护理人员及患者家庭成员三方相互合作，提供持续的保健服务；③开展患者 - 家庭 - 医院三者联合管理模式、开展失智干预服务，实现早发现早干预。

（5）照护者支持：给照护者良好的支持。

（6）家庭支持：①做好家庭角色分工，轮流承担家庭义务；②老年人通过信托安排，设定部分财产用于失能失智。

6. 针对子目标六

（1）制度建设：①将社区专业人才培养和使用纳入"十四五"相关规划；②考虑将长期照护人力培训纳入国家就业培训政策；③完善养老照护与专业人才的国家考试制度及资质认定；④在大中专院校加强老年医学和老年照护服务类专业的建设；⑤增加普通五年制全科医生的招生；实施继续医学教育，加大专业人才的培养力度。

（2）团队建设：①适当放宽学历要求，增加专业实践培训和岗前培训；②建立志愿服务团队，充实服务队伍。

（3）理念环境：①加大失智照护行业的宣传力度，增加社会的了解及认同；②通过基础教育、在职培训等方式加强当前基层医护人员对失智症的认识。

（4）管理机制：①采用较为人性化的员工的管理方式，以求给员工营造归属感，降低人员流动率；②用人单位应尽可能改善老年认知障碍照护者或专业人才的工作条件和环境；③构建科学有效的从业人员服务评价体系，实施考核评价的反馈机制；④完善机制制度、薪酬激励，提高福利待遇，从福利待遇、管理等方面，增加职业吸引力，扩大从业人员发展空间；⑤开展专业技术培训和多元化的培训方式，完善培训和考核机制。

（5）培训提升：①医院和一些专业协会组织可以考虑为照护者组织更多的学术研讨和科研交流机会；②教育部门和养老机构可以展开充分合作，为从事照护工作的人员提供继续教育和职业发展的机会；③以实践为基础，加强专业照护技能培训，开发长期照护管理人才的社会化培训体系。

二、基于访谈途径措施集合

为保证措施集合的全面化，在文献收集基础上通过访谈途径进行补充，具体如下。

1. 针对子目标一

（1）制度建设：①在政策层面上明确将失智知识知晓率纳入健康素养考核范畴；②明确各级媒体、新闻媒介的失智相关知识宣传的义务和规范。

（2）团队建设：加强社区医护人员相关知识培训和业务能力，成为相关知识宣传者、践行者。

（3）服务开展：社区医疗机构定期开展专题健康教育，调动其他社会资源共同实现健康促进行动。

2. 针对子目标二

（1）制度建设：①加快推进老年人失智症的国家或区域规划编制工作，建立完善失智老年人服务体系和服务机构建设；②建立机构养老、社区养老等机构或社区的标准。

（2）信息系统：加强信息系统建设，打通信息孤岛，利用现有健康管理系统，为体系建设提供信息化支撑。

3. 针对子目标三

（1）制度建设：①将信息化建设纳入或者建立完善有关老年认知障碍筛查的政策、规划或办法中；②为信息化建设提供充足的财政投入或引入市场合作机制。

（2）平台建设：利用信息化技术，探索现有信息系统的互联互通和模块嵌入，在尽可能不进行大规模更换的基础上利用现有信息系统进行改良。

（3）机制建设：加强人员的信息化操作能力提升机制，提高操作技能。

4. 针对子目标四

（1）制度建设：在政策层面上制订专项规划，明确教育责任。

（2）团队建设：①将失智知识健康教育纳入规划和政策，探索完善长效机制；②完善基层人才培养体系，加大相关知识培养力度。

（3）服务开展：探索社区医疗机构开展针对老年认知障碍的宣传等服务。

5. 针对子目标五

（1）制度建设：①加强长期护理保险、基本医疗保险等保障制度的完善和覆盖筹资能力；②鼓励社会慈善组织参与帮扶，切实帮助困难家庭减轻失智照护负担。

（2）服务开展：定期针对居民开展调查，利用好国家基本公共卫生服务中老年人查体项目，实现早期筛查进行干预，防止老年认知障碍情况恶化。

6. 针对子目标六

（1）制度建设：①从政策上保障基层医疗机构全科医生和护士人员编制数量，解决社区专业医护人员"缺编"问题；②建立社区医护人员老年认知障碍培训制度，提高社区医护人员认知障碍相关认识、知识、识别能力和干预技术；③探索建立失智老年人筛查补偿制度，使社区医护人员服务价值得到量化并给予体现。

（2）团队建设：①对社区医护人员进行能力提升，轮流去上级医院专业科室进行理论知识学习和实践技能培训，保障每人每季度至少一周培训时间；②鼓励和加强社区医护人员进行以能力提升为主导的进修学习，提升业务水平。

（3）绩效考核：合理进行绩效调整，把相关筛查管理工作纳入绩效考核，提高待遇。

三、综合确定措施总集合

1. 各子目标的措施集合

（1）针对子目标一：将由访谈和文献途径得到的有关子目标一的措施根据内涵加以整合，形成子目标一的解决措施集合，其解决措施涉及制度建设、宣传引导、工作安排、氛围营造、团队建设、服务开展及健康教育七个方面（表 7-1）。

表 7-1　子目标一的解决措施集合

解决措施所属维度	解决措施	措施来源	
		文献	访谈
制度建设	制订我国失智症长期照护发展规划，将其列入公共卫生和社会照护的重点	✓	
	政府、社会、医疗机构、公共卫生管理部门开展不同形式的公益活动，对公众进行失智相关知识的健康教育	✓	
	在政策层面明确将失智知识知晓率纳入健康素养考核范畴		✓
	明确各级媒体、新闻媒介的失智相关知识宣传的义务和规范		✓
宣传引导	在宣传科普方面，做好舆论引导，加深社会公众对失智人群的了解	✓	
	广泛宣传，通过社区教育提高社会公众对失智症的认识和了解，培养公众对失智症的正确认识和正面态度	✓	
	采用更广泛的信息沟通策略，提高社区的认识和知识，提高公众预防意识，改变社区对该病的负面态度和陈旧知识	✓	
工作安排	印制标准化宣传材料，开展标准化宣传培训，将其细化、落实到工作人员和志愿者的日常工作规范中	✓	
	定期组织面向基层医师、护士的有关老年失智症诊疗进展的讲座，提升基层医疗人员对于老年失智症的基本知识、诊疗方式、护理模式的了解	✓	
	把社区学习兴趣与多层次的科学战略巧妙地结合起来，通过一对一教育、分发社区教育资料、举办社区活动、开展社会营销等，全方位地开展干预活动	✓	

解决措施所属维度	解决措施	措施来源	
		文献	访谈
氛围营造	营造友善的社会氛围加强社会宣传，减少对患者的歧视，关爱患者及其家庭，建设友好的社会环境	√	
	从习惯用语方面将"老年失智症"改为"失智症"，以改变社会负面认知	√	
	加强公众宣传教育，对失智症相关知识进行宣传、普及，提高社会对失智老年人的关注度，拓展群众对失智症的认知度	√	
团队建设	加强社区医护人员相关知识培训和业务能力，成为相关知识宣传者、践行者		√
服务开展	探索社区医疗机构定期开展专题健康教育，调动其他社会资源共同实现健康促进行动		√
健康教育	健康教育通过普及轻度认知障碍健康知识，可提高患者对轻度认知障碍的认知程度，使患者正确掌握干预策略	√	
	通过组织讲座、专家义诊等活动，进行面向大众的老年失智健康教育，以提高大众对老年失智症的认知	√	
	把失智症防治知识、技能纳入健康教育体系，提高公众和照护者对失智症防治、照护的知识、技能水平	√	

（2）针对子目标二：将由访谈和文献途径得到的有关子目标二的措施根据内涵加以整合，形成子目标二的解决措施集合，其解决措施涉及制度建设、经费投入、设施配备、服务提供、技术支撑及信息系统六个方面（表7-2）。

表7-2　子目标二的解决措施集合

解决措施所属维度	解决措施	措施来源	
		文献	访谈
制度建设	国家层面推动建立失智老年人数据库	√	
	在养老机构开设专门针对失智患者的护理专区，政府对其给予专项建设基金	√	
	政府设立专项扶助基金，制定针对老年失智症的相关卫生政策	√	
	国家层面加强对养老机构的规范和监督	√	
	结合医疗改革，整体推进老年健康服务改革	√	
	制订针对失智老年人的失智程度分级标准，为养老机构提供依据	√	
	以点试面，探索分级护理医养结合机构的运行	√	
	加快推进失智老年人的国家或区域规划编制工作，完善失智老年人服务体系和服务机构建设		√
	建立机构养老、社区养老等机构或社区的标准		√
经费投入	强化政府职责，增加财政投入，完善老年认知障碍照护服务的支付保障	√	

续表

解决措施 所属维度	解决措施	措施来源	
		文献	访谈
设施配备	增加专门针对老年失智症的护理中心和老年人活动中心数量，加快建设照护中心，提供专业机构支撑	√	
	以政府为主导，整合资源，加强设施建设，探索多种形式的照护支持网络	√	
服务提供	发展社区支持服务，建立社区网络，拓宽社区服务内容	√	
	政府主导，市场竞争，公益为主，丰富社区服务内容	√	
	积极培育失智症专业照护机构，在服务机构设置专门针对失智症患者的护理专区	√	
	制订连续性照护服务流程及服务项目	√	
	发展移动性照护服务，强化居家支持服务	√	
	积极动员社区力量，为失智老年人和照护者提供支持，从而提高照护质量	√	
	对老年人的失智程度进行分级评估，为失智老年人提供差异化服务和收费标准	√	
技术支撑	依托先进技术，完善技术服务体系	√	
信息系统	加强信息系统建设，打通信息孤岛，利用现有健康管理系统，为体系建设提供信息化支撑		√

（3）针对子目标三：将由访谈和文献途径得到的有关子目标三的措施根据内涵加以整合，形成子目标三的解决措施集合，其解决措施涉及制度建设、团队建设、资源支持、机制建设、理念环境及平台建设六个方面（表 7-3）。

表 7-3　子目标三的解决措施集合

解决措施 所属维度	解决措施	措施来源	
		文献	访谈
制度建设	加强政府主导，多部门联动，打造长期照护服务信息管理平台	√	
	政府积极通过政策引导，带动各部门参与信息化平台搭建	√	
	建立健全信息管理系统工作规范和标准	√	
	将信息化建设纳入或建立完善有关老年认知障碍筛查的政策、规划或办法		√
	为信息化建设提供充足的财政投入或引入市场合作机制		√
团队建设	加强信息管理等人才培养，严格岗前培训	√	
资源支持	引入多方力量和资源，推动老年人信息平台建设	√	
	借助新媒体加强对支持性服务的宣传，从社会资源入手，构建布局合理、功能完善、分工协作的养老服务网络平台	√	
	加强信息化建设财政和社会资本的投入	√	

续表

解决措施所属维度	解决措施	措施来源	
		文献	访谈
机制建设	建立社区 - 医院信息互联互通机制，消除信息壁垒	✓	
	加强人员的信息化操作能力提升机制，提高操作技能		✓
理念环境	加强老年认知障碍知识宣传，加大对于信息技术的应用宣传	✓	
平台建设	利用信息化技术，探索现有信息系统的互联互通和模块嵌入，在尽可能不进行大规模更换基础上利用现有信息系统进行改良		✓

（4）针对子目标四：将由访谈和文献途径得到的有关子目标四的措施根据内涵加以整合，形成子目标四的解决措施集合，其解决措施涉及制度建设、组织安排、机制建设、服务提供、团队建设五个方面（表7-4）。

表7-4　子目标四的解决措施集合

解决措施所属维度	解决措施	措施来源	
		文献	访谈
制度建设	建立健全的老年人失能预防体系，优化家庭医生签约服务	✓	
	完善失智的老年相关法律制度	✓	
	加强顶层设计，制定失智老年人相关政策制度	✓	
	在政策层面制订专项规划，明确教育责任		✓
组织安排	护理人员与失智症患者进行沟通教育，加强互联网在沟通教育策略训练中的使用	✓	
	加强机构设施建设，在社区增设记忆门诊	✓	
	加大失智老年人照护领域的基础性研究	✓	
团队建设	将失智知识健康教育纳入规划和政策，探索完善长效机制		✓
	完善基层人才培养体系，加大相关知识培训力度		✓
机制建设	健康教育时可通过适当的激励手段，提高公众的参与率，通过教育提高社会公众对失智症的认识和了解	✓	
服务提供	通过健康教育提高患者的自觉性，实现自我健康管理	✓	
	利用好社区独有的功能	✓	
	探索社区医疗机构开展针对老年认知障碍减退的宣传等服务		✓

（5）针对子目标五：将由访谈和文献途径得到的有关子目标五的措施根据内涵加以整合，形成子目标五的解决措施集合，其解决措施涉及制度建设、团队建设、平台与经费、服务提供、照护者支持、家庭支持及服务开展七个方面（表7-5）。

表 7-5　子目标五的解决措施集合

解决措施所属维度	解决措施	措施来源	
		文献	访谈
制度建设	完善社会救助与福利政策、落实长期护理保险政策、探索新的长期照护制度	✓	
	为长期照护提供政策支撑和福利经费支撑，提高医保覆盖度和医疗保险相应报销比例	✓	
	提供有针对性的福利政策，将老年失智症纳入特殊医疗保险范围	✓	
	对监护法律制度进行修正，需要其他法律制度为老年人提供更多的选择	✓	
	将失智症纳入公共卫生工作优先序列中	✓	
	政府提供喘息服务模式完善带薪照护假制度及配套政策，缓解在职人员的照护与工作压力	✓	
	建立家庭照护补助制度和长期照护休假制度	✓	
	完善护理保险、基本医疗保险等保障制度		✓
	鼓励社会慈善组织参与帮扶，切实帮助困难家庭减轻对失智老年人的照护负担		✓
团队建设	专业人员照护失智老年人及培训照护者，减轻家庭医疗负担	✓	
	加强对失智症照护相关人员的培训，开发有用的人力资本，提升照护服务的质量	✓	
	发展移动性专业照护服务，由专业照护机构派遣专业人员到社区或老年人家中提供治疗、康复等服务，减轻家庭医疗负担	✓	
	组建专业化服务团队，提供多样化的干预服务，推迟和延缓病程，降低致残率	✓	
	引入社会力量分担长期照护的责任、鼓励更多的民间志愿者参与	✓	
平台与经费	建立社区级失智老年人家庭支持平台	✓	
	强化政府职责，增加财政投入，免费为困难群众购买保险，减轻家庭负担	✓	
服务提供	早期检查缓解病情发展减轻费用负担	✓	
	加强社区防治，家庭医师、护理人员及患者家庭成员三者相互合作，提供持续的保健服务	✓	
	开展患者-家庭-医院三者联合管理模式、开展失智干预服务，实现早发现、早干预	✓	
照护者支持	给照护者良好的支持	✓	
家庭支持	做好家庭角色分工，轮流承担家庭义务	✓	
	老年人通过信托安排，设定部分财产用于失能失智	✓	
服务开展	定期针对居民开展调查，利用好国家基本公共卫生服务中老年人查体项目，实现早期筛查进行干预，防止老年认知障碍情况恶化		✓

（6）针对子目标六：将由访谈和文献途径得到的有关子目标六的措施根据内涵加以整合，形成子目标六的解决措施集合，其解决措施涉及制度建设、团队建设、理念环境、管理机制、绩效考核及培训提升六个方面（表7-6）。

表7-6　子目标六的解决措施集合

解决措施所属维度	解决措施	措施来源	
		文献	访谈
制度建设	将社区专业人才培养和使用纳入"十四五"相关规划	√	
	考虑将长期照护人力培训纳入国家就业培训政策	√	
	完善养老照护与专业人才的国家考试制度及资质认定	√	
	在大中专院校加强老年医学和老年照护服务类专业的建设	√	
	增加普通五年制全科医师的招生；实施继续医学教育，加大专业人才的培养力度	√	
	从政策上保障专业人员编制数量		√
	建立社区医护人员老年认知障碍培训制度，提高人员知识水平和识别能力和干预技术		√
	探索建立失智老年人筛查补偿制度，使社区医护人员服务价值得到量化并给予体现		√
团队建设	适当放宽学历要求，增加专业实践培训和岗前培训	√	
	建立志愿服务团队，充实服务队伍	√	
	对社区医护人员进行能力提升，轮流去上级医院专业科室进行理论知识学习和实践技能培训		√
	鼓励和加强社区医护人员进行能力提升为主导进修学习		√
理念环境	加大失智照护行业的宣传力度，增加社会的了解及认同	√	
	通过基础教育、在职培训等方式加强当前基层医护人员对失智症的认识	√	
管理机制	采用较为人性化的员工管理方式，以求给员工营造归属感，降低人员流动率	√	
	用人单位应尽可能地改善老年认知障碍照护者或专业人才的工作条件和环境	√	
	构建科学有效的从业人员服务评价体系，实施考核评价的反馈机制	√	
	完善机制制度及薪酬激励制度，提高福利待遇，从福利待遇、管理等方面增加职业吸引力，提高从业人员发展空间	√	
绩效考核	合理进行绩效调整，把相关筛查管理工作纳入绩效考核，提高待遇		√
培训提升	医院和一些专业协会组织可以考虑为照护者组织更多的学术研讨和科研交流机会	√	
	教育部门和养老机构可以展开充分合作，为从事照护工作的人员提供继续教育和职业发展的机会	√	
	以实践为基础，加强专业照护技能培训，开发长期照护管理人才的社会化培训体系	√	

2. 目标实现措施总集合　根据以上内容，对实现各个子目标可采取的措施进行整合形成措施集合，再进行整理归纳，合并成有关老年认知障碍社区健康服务管理目标实现的措施总集合（表 7-7）。

表 7-7　老年认知障碍社区健康服务管理目标实现的措施总集合

解决措施所属维度	解决措施	措施来源	
		文献	访谈
制度建设	将社区专业人才培养和使用纳入"十四五"相关规划	✓	
	考虑将长期照护人力培训纳入国家就业培训政策	✓	
	完善养老照护与专业人才的国家考试制度及资质认定	✓	
	在大中专院校加强老年医学和老年照护服务类专业的建设	✓	
	增加普通五年制全科医师的招生；实施继续医学教育，加大专业人才的培养力度	✓	
	从政策上保障专业人员编制数量		✓
	建立社区医护人员老年认知障碍培训制度，提高人员知识水平和识别能力和干预技术		✓
	探索建立失智老年人筛查补偿制度，使社区医护人员服务价值得到量化并给予体现		✓
	加强政府主导，政策引导，多部门联动，打造长期照护服务信息化管理平台，建立健全信息管理系统工作规范和标准	✓	
	将信息化建设纳入或建立完善有关老年认知障碍筛查的政策、规划或办法		✓
	完善社会救助与针对性福利政策，落实长期护理保险政策，将老年失智症纳入特殊医疗保险范围	✓	
	为长期照护提供政策支撑和福利经费支撑，加强长期护理保险、基本医疗保险等保障制度的完善，提高报销比例	✓	✓
	对监护法律制度进行修正，需要其他法律制度为老年人提供更多的财产安排选择	✓	
	将失智症纳入公共卫生工作优先序列中	✓	
	政府提供喘息服务模式完善带薪照料假制度及配套政策，缓解在职人员的照护与工作压力	✓	
	建立家庭照护补助制度和长期照护休假制度	✓	
	鼓励社会慈善组织参与帮扶，切实帮助困难家庭，减轻失智照护负担		✓
	国家层面推动建立失智老年人数据库	✓	
	在养老机构开设专门针对失智症患者的护理专区，政府对其给予专项建设基金	✓	
	政府设立专项扶助基金，并制定针对老年失智症的相关卫生政策	✓	
	充分整合各类资源，建立家庭、社区、机构、社会组织等多元照护服务供给体系	✓	

续表

解决措施 所属维度	解决措施	措施来源	
		文献	访谈
	国家层面加强对养老机构的规范和监督	✓	
	结合医疗改革，整体推进老年健康服务改革	✓	
	以点试面，探索分级护理医养结合机构的运行	✓	
	加快推进失智老年人的国家或区域规划编制工作，完善失智老年人服务体系和服务机构建设		✓
	明确相关制度、法律法规，增加家庭照护的福利和补助，完善失智症保障政策	✓	
	衔接现行的医疗保障制度、高龄老年人津贴制度等制度，长期护理保险与失智老年人福利补贴项目整合衔接，建立"失能失智老年人优先"的配套政策和保障机制	✓	
	探索建立政府、雇主和雇员多方分担的失智症长期护理保险制度	✓	
	推进以国家财政补贴、单位和个人缴费、社会捐助等作为主要的筹资渠道，同时大力发展商业保险、慈善捐助、福利彩票资助等筹资方式	✓	
	通过税费优惠等政策支持，适当降低承办长期照护保险的商业保险机构的经办成本	✓	
	在政策层面上明确规定家庭医生团队可以开展的服务项目，与家庭医生基础签约服务项目整合		✓
	制订我国失智症长期照护发展规划，将其列入公共卫生和社会照护的重点	✓	
	在政策层面上明确将失智症知识知晓率纳入健康素养考核范畴		✓
	明确各级媒体、新闻媒介的失智相关知识宣传的义务和规范		✓
团队建设	适当放宽学历要求，增加专业实践培训和岗前培训	✓	
	对社区医护人员进行能力提升，轮流去上级医院专业科室进行理论知识学习和实践技能培训		✓
	鼓励和加强社区医护人员进行能力提升为主导进修学习		✓
	加强信息管理等人才培养，严格岗前培训	✓	
	专业人员照护失智老年人及培训照护者，减轻家庭医疗负担	✓	
	加强对失智症照护相关人员的培训，开发有用的人力资本，提升照护服务的质量	✓	
	发展移动性专业照护服务，由专业照护机构派遣专业人员到社区或老年人家中提供治疗、康复等服务，减轻家庭医疗负担	✓	
	组建专业化服务团队，提供多样化的干预服务，推迟和延缓病程，降低致残率	✓	
	引入社会力量分担长期照护的责任、鼓励更多的民间志愿者参与，建立志愿服务团队，充实服务队伍	✓	

解决措施所属维度	解决措施	措施来源	
		文献	访谈
	将长期照护险制度和筹资纳入规划和政策，探索完善长期照护服务标准和制度		✓
	建立长期照护人才培养体系，加大培养力度	✓	✓
管理机制	采用较为人性化的员工的管理方式，给员工营造归属感，降低人员流动率	✓	
	用人单位应尽可能地改善老年认知障碍照护者或专业人才的工作条件和环境	✓	
	构建科学有效的从业人员服务评价体系，实施考核评价的反馈机制	✓	
	完善机制制度、薪酬激励制度，提高福利待遇，从福利待遇、管理等方面增加职业吸引力，提高从业人员发展空间	✓	
绩效考核	合理进行绩效调整，把相关筛查管理工作纳入绩效考核，提高待遇		✓
培训提升	医院和一些专业协会组织可以考虑为照护者组织更多的学术研讨和科研交流机会	✓	
	教育部门和养老机构可以展开充分合作，为从事照护工作的人员提供继续教育和职业发展的机会	✓	
	通过基础教育、在职培训等方式加强当前基层医护人员对失智症的认识	✓	
资源支持	借助新媒体加强对支持性服务的宣传，从社会资源入手，构建布局合理、功能完善、分工协作的养老服务网络平台	✓	
	加强信息化建设财政和社会资本等多方力量和资源的投入	✓	✓
机制建设	建立社区 - 医院信息互联互通机制，消除信息壁垒	✓	
	加强人员的信息化操作能力提升机制，提高操作技能		✓
	完善公共财政税收、长期照护保险、商业健康保险及使用者付费等多种支付模式及动态调整机制	✓	
	进一步规范商业保险机构承办长期照护保险的准入和退出机制	✓	
	将家庭养老照护床位制度与将来长期护理保险制度进行必要的衔接	✓	
平台建设	利用信息化技术，探索现有信息系统的互联互通和模块嵌入，在尽可能不进行大规模更换基础上利用现有信息系统进行改良		✓
	建立社区级失智老年人家庭支持平台	✓	
	加强信息系统建设，打通信息孤岛，利用现有健康管理系统，为体系建设提供信息化支撑		✓
服务提供	早期检查可缓解病情发展，减轻费用负担	✓	
	加强社区防治，家庭医师、护理人员及患者家庭成员三方相互合作，提供持续的保健服务	✓	

续表

解决措施 所属维度	解决措施	措施来源	
		文献	访谈
	开展患者 - 家庭 - 医院三者联合管理模式，开展失智干预服务，实现早发现、早干预	✓	
	发展社区支持服务，建立社区网络，拓宽社区服务内容	✓	
	政府主导，市场竞争，公益为主，丰富社区服务内容	✓	
	积极培育失智症专业照护机构，在服务机构设置专门针对失智患者的护理专区	✓	
	制订连续性照护服务流程及服务项目	✓	
	发展移动性照护服务，强化居家支持服务	✓	
	积极动员社区力量，为失智老年人和照护者提供支持，从而提高照护质量	✓	
	对老年人的失智程度进行分级评估，为失智老年人提供差异化服务和收费标准	✓	
	将康复作为一种健康策略的理论架构融入各类长期护理服务中	✓	
	将器具租赁 / 购买服务及房屋改造服务纳入服务保障范围	✓	
	完善老年人能力评估标准和转介机制，根据失智老年人的不同情况提供差异化服务	✓	
	将失智症的疾病筛查纳入基本公共卫生服务"老年人健康档案"项目	✓	
	将老年失智症纳入社区慢性病管理范畴	✓	
	定期针对居民开展调查，利用好国家基本公共卫生服务中老年人查体项目，实现早期筛查进行干预，防止老年认知障碍情况恶化		✓
	探索社区医疗机构开展针对老年认知障碍减退的筛查、干预、管理、随访和转诊及照护者支持等服务		✓
	探索社区医疗机构定期开展专题健康教育，调动其他社会资源共同实现健康促进行动		✓
家庭与照护者支持	为照护者提供良好的支持	✓	
	做好家庭角色分工，轮流承担家庭义务	✓	
	老年人通过信托安排，设定部分财产用于失能失智	✓	
经费投入	强化政府职责，增加财政投入，完善老年认知障碍照护服务的支付保障	✓	
	针对严重老年认知障碍照护服务加大资金保障力度	✓	
设施配备	增加专门针对老年失智症的护理中心和老年人活动中心数量，加快建设照护中心，提供专业机构支撑	✓	
	以政府为主导，整合资源，加强设施建设，探索多种形式的照护支持网络	✓	
技术支撑	依托先进技术，完善技术服务体系	✓	

续表

解决措施 所属维度	解决措施	措施来源	
		文献	访谈
标准制订	开展标准化试点工作，加快开发制订各项细化标准，不断修订标准并向其他地区推广	✓	
	完善服务需求评估制度	✓	
	制订针对失智老年人的失智程度分级标准，为养老机构提供依据	✓	
	建立机构养老、社区养老等机构或社区的标准		✓
	构建合理的养老机构失智老年人照护服务标准体系框架	✓	
	明确失智老年人的优先保障等级和保险给付待遇	✓	
	密切跟踪失智老年人基本照护服务需求增长趋势，适时调整基本照护服务包分级内容	✓	
工作安排	印制标准化宣传材料，开展标准化宣传培训，将其细化，并落实到工作人员和志愿者的日常工作规范中	✓	
	把社区学习兴趣与多层次的科学战略巧妙地结合起来，通过一对一教育、分发社区教育资料、举办社区活动、开展社会营销等方式，全方位地开展干预活动	✓	
理念环境	营造友善的社会氛围加强社会宣传，减少对患者的歧视，关爱患者及其家庭，建设友好的社会环境	✓	
	从习惯用语方面将"老年失智症"改为"失智症"，以改变社会负面认知	✓	
	加强公众宣传教育，对失智症相关知识进行宣传、普及，提高社会对失智老年人的关注度，拓展群众对失智症的认知度	✓	
	加大失智照护行业的宣传力度，增加社会的了解及认同	✓	
	加强老年认知障碍知识宣传，加大对于信息技术的应用宣传	✓	
	健康教育通过普及轻度认知障碍健康知识，可提高患者对轻度认知障碍的认知程度，使患者正确掌握干预策略	✓	
	政府、社会、医疗机构、公共卫生管理部门开展不同形式的公益活动，对公众进行失智相关知识的健康教育	✓	
	把失智症防治知识、技能纳入健康教育体系，提高公众和照护者对失智症防治、照护的知识、技能水平	✓	

第三节　发展策略构建

　　基于不同的管理实施主体和不同管理手段，针对六个子目标及相应的措施集，以促进老年认知障碍社区健康服务管理目标实现为导向，进行措施集成，构建了八大策略（表 7-8）。

表 7-8　老年认知障碍社区健康服务管理优化策略

目标	主要应对策略
子目标一：加强宣传和健康教育，提升社会大众对老年认知障碍和失智症的重视，消除误解与歧视，提升相关知识知晓率	策略一、策略二、策略三、策略五、策略六、策略七、策略八
子目标二：建立完善针对失智老年人服务机构建设，建立综合服务管理体系	策略一、策略二、策略四、策略五、策略六、策略七、策略八
子目标三：建立完善老年认知障碍和失智症筛查管理信息化平台，实现老年人相关基础信息的收集	策略一、策略二、策略五、策略七、策略八
子目标四：推动和加强国家层面对于失智老年人重视和宣传教育力度，多措并举，提高相关知识知晓率	策略一、策略二、策略三、五、策略六、策略八
子目标五：建立健全保障制度，加大老年认知障碍和失智症的保障力度，减轻老年人及其家庭的负担	策略一、策略二、策略七、策略八
子目标六：增加社区提供老年失智症预防、诊断、干预和管理的专业服务人员数量，提高待遇，提升职业吸引力	策略一、策略二、策略三、策略四、策略五、策略六、策略七、策略八

策略一：建立健全老年认知障碍相关政策和规划

①国家政府主导、卫生健康部门、人社部门、财政部门等利益相关主体广泛参与，尽快制定围绕老年认知障碍的国家或试点地区的政策与规划，引导全社会重视这一问题；②各级卫生健康部门、有关学会协会等制订和完善社区全科医师服务能力标准和服务内容，有条件的地区将老年认知障碍社区服务纳入基本公共卫生服务扩展包；③推动医养结合政策落实，将老年认知障碍纳入医养结合重点关注问题。

策略二：加大老年认知障碍社区服务的资源投入

①中央财政及各级地方财政通过国家和各地卫生健康部门预算，安排经费支持开展老年认知障碍社区服务能力提升培训、临床研究项目开展、老年认知障碍知识宣传教育等工作；②各地制委员会办公室、卫生健康部门、人力资源和社会保障部门等根据人群健康需求，优化编制配置，适当增加社区医疗机构医护人员编制，发挥编制资源效益，为服务开展提供人才支撑；③各地卫生健康委员会、有关学会协会等集中优质教育资源，设置老年认知障碍的社区继续教育网络培训平台。

策略三：推动老年认知障碍相关教育转型升级

①教育部充分发挥专家组织的作用，委托有关部门定期组织老年健康、照护、健康管理等专业师资培训班，提升专业师资教育理念和教学能力；②教育部牵头，改造升级现有的老年健康相关专业培养方向和培养内容，对教育队伍、教材体系、培养模式进行改造升级；③教育部门支持有条件的高校建设老年健康管理教育示范中心，满足教育个性化、专业化发展和人才培养特色需求。

策略四：建立老年认知障碍社区服务体系，保障社区医护人员合理的薪酬待遇

①国家卫生健康委员会、国家中医药管理局加快推进老年认知障碍社区服务标准化和规范化建设，探索开展老年认知障碍社区服务行业标准和国家标准的制订；②国家及各地医保部门牵头,开展老年认知障碍社区服务项目收费政策专题研究,探索适宜的收付费方式,

激励社区医护人员发挥作用；③尽快建立完善长期护理保险制度，明确评估标准和服务内容与流程；④在试点地区建立社区老年认知障碍的管理模式；⑤各级人社部门统筹考虑社区医护人员岗位特点，提高社区专业医护人员薪酬水平，体现其技术劳务价值，增强职业吸引力。

策略五：加强社区医疗机构老年认知障碍社区服务工作

①建立基层医疗机构老年认知障碍服务包或拓展包；②规范化开展老年认知障碍的早期筛查、识别评估、转诊、随访管理和照护者支持等工作，并定期开展服务案例分享；③结合当前国家基本公共卫生服务工作要求和系统，主动而为，定期针对服务区域内居民开展调查，了解居民服务需求，针对性地制订干预方案；④开展失智老年人志愿服务活动，走入街镇、社区等形式开展老年失智症的宣教，普及百姓相关知识；⑤将医护人员失智相关知识培训纳入常态化管理，与上级医疗机构神经科建立结对帮扶关系，分期分批组织医护人员前往上级医疗机构进修学习。

策略六：开展社区老年认知障碍服务管理工作

①家庭医生团队为老年认知障碍建立专项档案，整合老年人健康查体信息，进行分类指导；②鼓励有经验的精神科医师加入家庭医生团队，提供诊断与干预咨询服务；③家庭医生将高危老年人家庭纳入重点随访对象，并对老年人及家庭进行详细的解释和指导，适时进行转诊；④加强对辖区老年人及其家庭的健康教育职能，改变居民的错误认识，争取应对和提早干预老年认知障碍。

策略七：充分利用信息化手段赋能老年认知障碍服务

①各地卫生健康委员会牵头，采取远程教育等方式开展社区全科医生、社区护士等老年认知障碍相关知识培训；②在开展互联网诊疗或者远程医疗服务过程中，以实体医疗机构精神科医师为主体，提供诊断咨询、用药指导、失智症知识宣教等"互联网＋服务"；③有关学会协会牵头，集中优质资源，建设继续教育网络培训平台；④尽快构建、完善或嵌入关于失智老年人的信息系统。掌握更多失智老年人相关信息，为政府决策提供依据。

策略八：加大各方老年认知障碍宣传，形成良好的社会氛围

①中央财政及各级地方财政加大对老年认知障碍宣教的财政投入和人员支持；②各地卫生健康部门协同教育部门、有关学会协会、社会办健康教育机构等设计老年认知障碍教育活动形式，设计内容丰富的宣传材料，提升宣传效果；③各地卫生健康部门、教育部门协同各级医疗机构宣传老年认知障碍服务先进典型，增加职业荣誉感，增强社会对社区医护人员的信任感；④各级医疗机构定期组织培训，加强对医师、护士沟通能力和老年认知障碍宣传技巧的培训，在与患者沟通过程中进行老年认知障碍宣传。

小结

本章总结归纳了老年认知障碍社区健康服务管理的总目标及 6 个子目标。子目标一：加强宣传和健康教育，提升社会大众对老年认知障碍和失智症的重视，消除误解与歧视，提升相关知识知晓率。子目标二：建立完善针对失智老年人服务机构建设，建立综合服务管理体系。子目标三：建立完善老年认知障碍和失智症筛查管理信息化平台，实现老年人相关基础信息的收集。子目标四：推动和加强国家层面对于失智老年人的重视和宣传教育

力度，多措并举，提高相关知识知晓率。子目标五：建立健全保障制度，加大老年认知障碍和失智症的保障力度，减轻老年人及其家庭的负担。子目标六：增加社区提供老年失智症预防、诊断、干预和管理的专业服务人员数量，提高待遇，提升职业吸引力。

　　基于访谈和文献两种途径，从解决措施所属各个维度（如制度建设、信息建设、团队建设、组织安排、服务开展、机制建设、经费投入等）分别对每个子目标形成措施集合。针对 6 个子目标及相应的措施集，以促进老年认知障碍社区健康服务管理目标实现为导向，进行措施集成构建了 8 项策略。策略一：建立健全老年认知障碍相关政策和规划；策略二：加大老年认知障碍社区服务的资源投入；策略三：推动老年认知障碍相关教育转型升级；策略四：建立老年认知障碍社区服务体系，保障社区医护人员合理的薪酬待遇；策略五：加强社区医疗机构老年认知障碍社区服务工作；策略六：开展社区老年认知障碍服务管理工作；策略七：充分利用信息化手段赋能老年认知障碍服务；策略八：加大各方老年认知障碍宣传，形成良好的社会氛围。

参 考 文 献

董晓欣，2021. 中国失智老人长期照护服务体系发展的 SWOT 分析 [J]. 中国老年学杂志，41(1): 211-215.

黄晨熹，汪静，陈瑛，2016. 家庭长期照护者的特征需求与支持政策：以上海市失能失智老人照护者为例 [J]. 上海城市管理，25(5): 70-76.

吕军，2005. 我国妇幼卫生领域关键问题界定与策略研究 [D]. 上海：复旦大学 .

张海娜，王美荣，陈小垒，等，2020. 基于德尔菲法的痴呆社区管理工作内容构建研究 [J]. 中国全科医学，23(16): 2072-2079.

张胜权，2017. 失智老人养老服务标准化探索与实践 [J]. 中国标准化，(1): 137-140.

Department of Health, 2019. QOF indicators from 2006/07 onwards[EB/OL]. https：//www.health-ni.gov.uk/sites/default/files/publications/dhssps/qof-indicators-2007-08.pdf.

第8章 讨论与建议

第一节 老年认知障碍健康管理已成为重大公共卫生问题

人口老龄化将是今后较长一段时期我国的一个基本国情。因此,老年人群对健康服务的需求越发迫切。老年健康服务体系尚不健全、发展不平衡不充分等问题亟待解决,尤其是其中的失能失智老人。WHO称失智症为"人类面临的主要健康威胁因素",不少较早面临老龄问题的发达国家都把应对失智症风险纳入国家长期战略规划。随着人口老龄化的进程不断加快,失智老年人人数将成倍增长,老年人的精神卫生问题日益突出,其中失智症已成为老年人的第4大死因。据统计,2015年全球失智患者约4700万人,预计到2050年这一数字将增长3倍。由此可见,失智症已成为严重的医学问题。2012年相关报道指出,我国有失智患者约1200万人,是世界上失智患者数量最多的国家,且平均每年新发病例30万人。由于失智症目前仍不能完全治愈,且病情不可逆转,因此早期预防和干预尤为关键。

本研究通过文献内容分析和关键知情人访谈发现老年认知障碍社区健康管理结构、过程和结果存在诸多问题,社会对老年认知障碍和失智症重视不够、失智老年人综合服务管理体系建设不完善、长期照护服务提供和长期护理保险制度不完善等问题加剧了老年认知障碍健康管理的难度。亟须政府和社区人员宣传相关健康知识,帮助老年患者重建良好信念,提高就诊和治疗依从性。

国外相关研究对老年认知障碍健康管理的关注较早。美国、澳大利亚、加拿大等分别建立了相应的失智社区管理指南或者共识,强调了全科医师在失智早期识别及后续管理中的重要性。英国则将失智确诊后在社区的管理纳入对基层医疗卫生机构及全科医师的绩效考核管理的质量与结果框架(Quality and Outcome Framework,QOF)中。以日本和韩国为例,康越等学者研究表明,日本的失智症政策更为细化和具体,更强调实效性和实践性。作为一个较早进入老龄社会的国家,日本努力营造包括老年失智症患者在内的老年人友好型社会环境。根据田杨等学者的研究,与日本相比,韩国的政策虽然种类繁多,内容丰富,但政策具体化程度不够,不容易落实。此外,日本的老年失智症管理政策由多个部门联合制定,韩国的失智症政策一直以来都是由保健福利部门制定,相比之下,后者在失智症及相关问题的掌握及解决办法方面全面性不足。总的来看,对比国内外的相关研究,国外老年认知障碍健康管理起步早、发展快、种类较齐全;而当前我国老年认知障碍健康管理起步较晚且面临诸多挑战,如现有的失能失智老年人长期照护系统尚未建立、面向老年人及其照护者的宣传健康教育缺失、专业照护机构严重缺乏且地区分布不均。我国目前对管理策略的研究较少，虽然也有从长期干预和护理的角度上探究认知障碍症的服务问题，但大部分研究的是老年人慢性病的健康管理，对于认知障碍症的健康管理针对性不足，难以从公共卫生管理的角度探讨老年认知障碍的健康管理。

在政策层面也反映出对老年认知障碍健康管理问题的关注。党的二十大报告提出，要健全老年人关爱服务体系，突出解决好老年人、残疾人等重点人群的健康问题，积极应对人口老龄化，构建养老、孝老、敬老的政策体系和社会环境。党的十九届四中全会进一步指出，积极应对人口老龄化，加快建设居家社区机构相协调、医养康养相结合的养老服务体系。"十三五"期间，中共中央、国务院发布的《"健康中国2030"规划纲要》(2015年)、《"十三五"卫生与健康规划》(2016年) 和《"十三五"国家老龄事业发展和养老体系建设规划》(2017年)，以及国家卫生计生委等颁布的《全国精神卫生工作规划 (2015—2020年)》(2015年) 四项顶层设计文件分别从全民健康、老龄健康、服务保障、精神卫生角度提出加强建设失智症疾病预防、服务供给体系的计划。另外，国家出台各项配套政策，为扩大失智症长期照护服务供给、提高服务质量提供了较好的政策环境和市场环境。例如，国务院发布《关于加快发展养老服务业的若干意见》(2013年)、《关于促进健康服务业发展的若干意见》(2013年)、《关于全面放开养老服务市场提升养老服务质量的若干意见》(2016年) 等，引导和推进健康养老服务市场的发展；国家卫生计生委、民政部联合发布《关于印发医养结合重点任务分工方案的通知》(2016年)，为发展医养结合的失智症综合照护机制提供了机会。

建议：①充分发挥政府与社会机制的协同作用，立足于中国认知障碍管理的发展现状与问题，结合实践经验，动员社会多元主体积极应对，提出建立失智老年人长期照护保障体系的政策目标、发展路径与制度安排。②建议将失智症管理纳入基本公共卫生服务体系，并与慢病综合防控工作结合，扩大失智症防治宣传和主要生活场所的失智症友好环境建设。

第二节 解决老年认知障碍健康管理问题是一项复杂的系统工程

患有认知障碍的老年人在学习能力、记忆力、判断力、语言和注意力等方面会出现减退，影响老年人的生活质量，给家庭和社会带来巨大负担，本研究通过访谈和文献研究发现，老年认知障碍健康管理问题涉及多个环节，以及多个利益相关主体，包括国家层面的顶层制度设计、社区层面政策落实及责任划分、家庭个人对疾病的认知等，各个环节均存在影响老年认知障碍健康管理的因素，作用机制复杂，要解决老年认知障碍健康管理问题是需要多环节协作和整合的复杂系统工程。

国际阿尔茨海默病协会在2005年发表的《京都宣言》呼吁各个国家将认知障碍列入卫生工作的重点，充分整合现有资源，从社区保健、公众教育、失智治疗、照护者培训与支持、多学科合作、国家政策和立法等多个角度采取行动，为认知障碍患者及其家庭照护者提供优质服务。Frank等研究者提出居家照护模式以居家照护为主，以各类社区资源和服务作为支持。目前，在澳大利亚、英国、瑞典等国已为认知障碍患者开设了居家照护服务。

　　我国相关研究中，从国家层面来看，董晓欣等研究者发现目前我国没有专门针对老年认知障碍患者在养老院看护下发生意外的责任认定法律，导致存在很多民营养老院拒收认知障碍等高危老年人的情况。该学者还指出，由于各部门相互之间管理口径和标准不尽相同，导致资源零散、供需难以对接、服务成本高等一系列问题。多数研究者表示认知障碍老年人作为特殊群体，对养老服务有特殊需求，而我国适用于认知障碍老年人的养老服务标准较少，现有的养老服务标准没有特别针对认知障碍老年人这一特殊群体制订的服务标准。贾让成研究结果显示，由于信息的不对称和整体照护服务规划的缺失，民政部门、卫生部门、中国残疾人联合会等相关部门多采取碎片化的服务政策导向，而缺乏整体化的思维和资源整合机制，导致针对老年认知障碍患者的服务效率低，影响了政策效益的最大化发挥。从社区层面来看，孙静等指出老年认知障碍因病程长、恢复慢等特点决定了患者主要康复过程是在家庭和社区，然而居家护理这一领域，我国尚在起步阶段，面临着社会服务资源不足、人力资源短缺等问题，基于此，发展社区居家护理服务显得尤为重要，通过统筹社区居家护理资源，提高社区认知障碍老年人生存和生活质量。胡宗萍根据对养老机构、养老培训机构的调查发现，一般养老机构是通过"先上车后培训"的方式来解决人员资质问题。往往培训基础的吃饭、穿衣、搬运、大小便护理、轮椅等助行器的使用方法，仅满足一般老年人的生活护理，不能满足有认知障碍的特殊老年人群，暴露出我国对此类专业人才培训的短板。这与胡亚琼的研究结果一致，大多数护理人员只经过简单的培训，未受过专业知识和技能培训，缺乏相关专业知识和经验。从家庭与个人层面来看，多个研究者的研究结果显示老年人进行常规的体育运动，保持良好的作息时间，增强身体素质，保持愉快的情绪可以改善认知功能。李春华在10个社区卫生服务中心进行1000份问卷调查，结果显示抑郁、运动、血脂、血压、睡眠均能直接对老年人认知功能产生影响，提示在老年认知障碍健康管理中应重视老年人心理健康，加强照护者对疾病的认知，充分发挥家庭成员的作用，给予患者更多的理解和关怀，并在饮食和运动方面予以重视。可见，老年认知障碍健康管理涉及多部门、多环节，是一项系统工程。

　　建议：①国家层面，在制订公共卫生政策和实施过程中，要不断完善顶层设计，构建政府主导的多部门联动机制，合理制订公共卫生资源整合及分配策略。②社会层面，要落实部门主体责任，提高养老机构护理人员专业水平。③家庭个人层面，积极与社区沟通联系，加强对老年认知障碍的认识，做到早发现、早治疗，在生活中通过饮食和锻炼等可控因素进行积极预防。

第三节　构建理论框架为科学开展认知障碍管理提供依据

　　老年认知障碍社区健康服务管理概念尚未明确提出，现有的卫生系统整合程度不够，呈碎片化，缺乏协调，难以有效满足老年人的健康需求。老年人常见的内在能力下降，如认知减退等问题常未被识别、干预或监测。加之老年人及其家庭对功能减退认知不足，不坚持治疗或不去社区就诊。因此，迫切需要在基层和社区制订一套综合的、以社区为基础的综合管理措施，防止老年人内在能力下降，推动失智老年人长期照护服务体系的健康发展。构建理论框架，介绍和描述解释认知障碍社区服务管理存在的理论，支撑或支持研究中所涉及理论的结构，为有效开展认知障碍管理指明方向。

老年认知障碍社区健康服务管理涉及老年人的卫生服务、照护等，体现了医养结合和整合照护的内涵，其实际开展涉及政策法规、管理制度、人员配备、设备设施等诸多结构性因素。本研究基于医疗质量评估中最常用的结构-过程-结果（Structure-Process-Outcome，SPO）模型，结合ICOPE理念和ICF理念，构建老年认知障碍社区健康服务管理的理论框架，包括：①老年认知障碍社区健康服务管理的结构，有序开展社区服务的客观条件，如理念与认识、组织体系、政策与制度、配置数量、人员素质等；②老年认知障碍社区健康服务管理的过程，即围绕老年认知障碍问题社区层面可以提供的服务，如预防、筛查识别、综合评估、制订干预计划等；③老年认知障碍社区健康服务管理的结果，即通过社区的服务管理，为老年人群或认知障碍老年人群带来的系统结果与健康结果，如筛查结果、干预结果等。

曹江翎等从各角度探寻影响老年人群认知功能的机制，认为健康的社会决定因素框架是行动导向型框架，建立健康的社会决定因素框架模型可以阐明各层次社会决定因素之间的关系及其涵盖的范围，明确利用政策干预可改变的因素水平及其在各层次领域的局限性，进一步清晰定位政策干预水平。Engel提出基于系统理论和组织等级机制的生物医学-心理-社会医学模式框架，强调科学医疗应看到患者和疾病的社会背景，试图解释疾病的人性因素和社会决定因素，如社会支持、社会阶层、早期生活、职业类型、情绪状态等，为分析个体老年期认知能力提供了理论基础。本研究构建框架模型的目的、过程和意义与相关研究基本一致，国内外的相关研究及本研究均表明，在发现问题的基础上，依据科学的理念与严谨的逻辑，深入分析系统内部各结构的并列、从属或因果关系等建立理论框架，是有效描述大量相近理论的基础。

建议：①根据老年认知障碍社区健康服务管理理论框架模型的维度制定相关政策，更加注重政策的协调性和措施的关联性。②发挥家庭、社区、社会组织等多部门三位一体提供服务，探索更有效的服务提供模式。③继续完善老年认知障碍社区健康服务管理研究理论框架，推动失智老年人卫生健康与长期照护服务体系的发展。

第四节　重视失智老年人健康状况，完善相关政策

随着生活条件的改善和健康观念的转变，失智老年人的健康状况逐渐成为社会化问题。近年来，失智症的患病率不断升高，统计数据显示目前我国有失智老年人1200万人（约占老年人口的5%），居世界第一位，分别占亚太地区和全球失智老年人总数的40%和20%。由于失智症起病隐匿，病程较长，病情发展迅速，患病老年人的健康状况尤为脆弱，更容易受到各方因素的影响。因此，失智老年人的健康状况不仅是医学问题，更是社会问题，亟须完善相关政策内容，加强顶层设计，统筹规划，采取措施，以加强失智老年人的健康状况管理。

本研究通过政策文本研究、调查数据分析，发现失智老年人的健康状况及健康管理各

环节存在的诸多问题。首先，我国在政策方面仍未将失智症视为公共卫生的优先事项，尚未颁布专门针对失智症的专项规划或政策文件，未向患病者及其家人提供足够的急需的失智症护理和支持。此外，通过对样本地区老年人的健康状况进行调查，发现在个人健康方面，失智老年人各维度自评有中度及以上问题的比例明显高于未失智老年人，失智老年人的健康问题较多。亟须完善针对失智老年人的政策文件，提高失智老年人的健康水平。

国外对失智老年人的健康状况管理起步较早，相应的政策制订较为系统。早在 20 世纪 90 年代，韩国就针对失智老年人的政策制订提上国家议程，此后，韩国政府先后发布《少子老龄社会基本法》《少子老龄社会基本计划》《失智症管理法》等各项政策，在 2008—2015 年，韩国相关部门先后制订并推行了三个阶段的失智症综合管理计划，对之前发布的失智症相关政策进行总结和完善，进而形成了综合性的政策体系。此外，老龄化严重的日本也较早开始探索失智老年人健康管理的政策问题。日本政府不断对失智症管理服务进行国别研究，结合其国家特点，以地方社会为基础，制订政策计划，同时为了完善老年人失智症的相关政策，日本政府还颁布了针对老年人的《社会福祉士及介护福祉士法》，使失智老年人的健康状况管理政策更加全面、系统。在我国，尚未对失智老年人的健康管理给予足够重视。我国针对失智老年人的政策多发布于 2015 年以后，2017—2020 年为相关政策文件发布的高峰期，说明我国失智老年人政策制订还处于起步阶段。而已发布的《"健康中国 2030"规划纲要》和《"十三五"卫生与健康规划》并未提到失智老年人的健康照护，《国务院关于实施健康中国行动的意见》（国发〔2019〕13 号）也只简单提到"65 岁及以上人群的老年期痴呆患病率增速下降"，尚未针对失智老年人的健康状况问题作出规划。

通过梳理文献，反映出失智老年人的健康状况有待提高。董宣如的研究表明，轻度认知障碍人群和认知正常人群在记忆、注意力、执行能力、语言流畅性、视空间能力、定向能力等认知领域都存在明显差异，此外，轻度认知障碍人群的抑郁测验得分、抑郁比例明显高于认知正常人群，且其日常生活功能相对于认知正常人群也呈受损状态；国外学者 Delva、Lawrence 等的研究均表明失智老年人受疾病影响，其认知功能及日常生活能力逐渐降低，活动能力进一步丧失，严重影响失智老年人的生活质量与健康状况。

建议：①国家层面要加强顶层设计，依据我国当前老龄化及失智症的发展趋势，加强与医院、社区的工作协同力度，增加政策文件内容的可行性。②社会层面要加强国民健康知识宣传与健康教育强度，提高公众对失智症认识的同时增强社会对失智老年人健康状况管理的重视程度，进而从需方促进相关政策内容的完善。

第五节　我国老年认知障碍社区健康服务管理仍存在诸多问题

自 1999 年我国步入老龄化社会以来，人口老龄化发展速度加快，老年人口基数大、增长快，并日益呈现高龄化、空巢化趋势，需要照护的失能、半失能老年人数急剧增加，给社会和家庭带来巨大的负担。失智老年人是老年人中的特殊群体，报道显示，全球失智老年人人数呈现逐年增长趋势。老年失智症是不可忽视的公共卫生和社会问题，目前虽有大量学者针对我国老年认知障碍社区健康管理方面进行一系列研究，但仍然存在诸多问题。如何从社区层面对失智老年人进行管理和干预，仍是应该深入思考和研究的问题。

本研究通过文献内容分析和关键知情人访谈发现，我国老年认知障碍社区健康管理方面各环节存在诸多问题，目前我国失智防治和照护需求与实际服务提供之间存在巨大差距，服务资源错配、不足与浪费并存，各类服务碎片化，跨专业协作和上下衔接联动的机制尚未建立，缺乏一个完整、综合的一体化防治服务体系。具体而言，社会对老年认知障碍和失智症重视不足，存在误解，且相关知识知晓率低；失智老年人服务机构、综合服务管理体系建设不完善；长期照护服务提供和长期护理保险制度不完善，不能满足失智老年人社区服务需求；社区提供老年失智症预防、诊断、干预和管理的专业服务人员数量少、留才困难；信息化平台在老年认知障碍和失智症筛查管理中尚未完全建立，老年认知障碍或失智相关信息掌握不清；老年认知障碍和失智症给家庭和社会带来沉重经济与医疗负担等问题，加剧了社区管理的难度。

针对失智渐进式发展的特点，WHO 提出了"失智服务计划的七阶段模型"，按照失智诊断前期、早期、中期、晚期等阶段，将为失智提供的全程服务划分为 7 个阶段，即诊断前、诊断、诊断后支持、协调与照护管理、社区服务、持续照护、临终前的安宁疗护。发达国家和地区人口老龄化进程早，对失智症服务关注较早，已取得较为长足的发展。据美国老年失智协会调查，65 岁及以上老年人失智症患病率每 4 年增加 1.5%，80 岁时患病率达30%。2000—2008 年，美国老年人因失智致死的比例上升了 66%，世界范围老年人失智的患病率逐年增加，已成为影响老年人晚年生活质量的重要影响因素。2013 年 *The Lancet* 报道称，2010 年中国有 919 万人患有失智症。相比之下，1990 年中国失智症患者有 368 万人，老年失智症占 193 万人。在发达国家，首先是从国家层面制订综合防治策略：①针对全科医生开展相关知识培训，增加家庭医生的相关专业知识，号召家庭医生积极参与失智管理，制订综合治疗方案；②整合现有医疗资源，利用好社会健康资源，如日托中心、咨询服务设施及相关支持系统加强认知障碍的老年人的管理；③建立专门的失智医学中心；④在社区试点开展以维持和改善老年人认知功能的公共卫生服务。除政府部门以外，一些国家强大的医疗保险机构和各种非政府组织在认知障碍的老年人的预防和研究方面也发挥着重要作用，如老龄化程度最高的日本，早在 1997 年就出台了《介护保险法》。值得一提的是，由于轻度认知障碍阶段的患者出现在医院或诊所的可能性较小，而社区卫生服务中心工作人员通常是他们接触最早、最多的专业卫生人员，社区卫生人员在轻度认知障碍早发现、早诊断、早干预和早治疗过程中可以发挥巨大作用。许多国家的社区卫生保健机构已经开始介入轻度认知障碍的早期识别及干预，已有研究报道初级卫生保健机构开始建立记忆诊所。加拿大一个为期 3 年多的队列研究表明，记忆诊所通过采取提供社会工作者服务、长期护理计划、安全开车回家、整合社区资源、定期科学评估、定期随访、监测和转诊等综合干预措施积极干预认知障碍的老年人，极大增强了认知障碍老年人的生活质量，改善了认知障碍患者和失智患者就诊和寻医的条件与机会，患者的满意度非常高。在初级保健机构设置记忆诊所为患者的健康管理提供了有力的支持。从发达国家及地区的视角出发，研究失智进程中不同阶段所需服务的特点，有针对性地建立失智全程防治体系，对更好地为失智人群服务有重要意义。

在政策层面，《国家积极应对人口老龄化中长期规划》将应对老龄化上升为国家战略，而失智作为影响老年人群健康和晚年幸福的严重疾病之一，亟须引起社会关注。《"健康中国 2030"规划纲要》指出，立足全人群和全生命周期两个着力点，提供公平可及、系统连续的健康服务，实现更高水平的全民健康。促进健康老龄化，首先要从顶层设计发力，推动对失智症的关注，如针对失智症出台的行动计划、纲要或规划，针对养老、预防、医疗、康复、照护体系做出统一的规划部署，预防疾病，促进健康，提升老年人的健康预期寿命和生活质量。

目前我国针对老年失智患者的社区卫生服务项目甚少，政策层面上的支持和资助更是亟待发展。社区卫生服务更多的是针对疾病症状的处理和个体的护理指导，存在管理策略不明确、重视不够、资源缺乏等问题，要解决这些问题，在社区卫生工作的管理效能提升上发挥作用，需要从政府层面上进行干预。如政府出资建立居家失智老年人的照护服务设施，制定和建立针对老年失智的相关卫生政策和专项扶助基金，对社区卫生工作人员和家庭照护者进行培训等。可以适当借鉴美国、澳大利亚等发达国家的成功经验，同时结合我国国情，与现有的医疗卫生系统进行整合，发展相应的医疗卫生保障体系，为失智老年人及其照护者提供全面、完善、个性化的服务。我国澳门地区的失智老年人社区照护采用持续服务体系，失智老年人享有与一般老年人相同的福利，按需要可申请残疾补助。我国澳门没有特定的失智症照护服务机构，社会工作局和非政府组织提供综合性老年人服务及老年人日间护理服务。我国香港和台湾地区也对失智老年人提供家庭经济援助金及医疗补助，但是我国香港地区的大部分社区支持服务仅针对一般的老年人，缺少针对失智症患者及照护者的教育课程，尤其缺少针对居家患者和家庭照护者的教育课程。我国大陆地区针对一般老年人的卫生服务项目尚需增加，针对特殊群体，如失智老年人的相关卫生政策更是鲜见。随着老龄化的加剧，老年人的照护问题已经成为重大的社会问题，这是挑战，也是机遇，亟须社会和政府发展养老事业，出台相关政策，构建社区服务体系。

建议：①加强宣传，改善认知，形成良好的社会对于失智的友好氛围。②卫生健康部门要把老年认知障碍社区管理纳入"十四五"规划重点工作之一，与现有的医疗卫生系统相整合，发展相应的医疗卫生保障体系，为失智老年人及其照护者提供全面、完善、个性化的服务。③加强信息化建设，尽快摸清我国失智老年人现况。④提高医保覆盖度和医疗保险相应报销比例，完善社会救助与福利政策，落实长期护理的保险政策。⑤教育部门加大对专业人才的培养力度，提供人才支撑。

第六节　明确关键的影响因素是开展认知障碍管理的重要支撑

有效开展老年认知障碍社区健康服务管理，首先应明确其影响因素，找到影响认知障碍管理的关键问题影响因素，对其作用机制进行分析才是探寻措施，谋划策略的关键。

本研究基于 SPO 模型，形成了认知障碍管理问题系统；并按问题的优先顺序，确定了 6 个关键问题："社区提供老年失智症预防、诊断、干预和管理的专业服务人员数量少，留才困难""信息化平台在老年认知障碍和失智症筛查管理中尚未完全建立，老年认知障碍或失智症相关信息掌握不清""老年认知障碍和失智症给家庭和社会带来沉重经济与医疗负担""失智老年人服务机构、综合服务管理体系建设不完善""长期照护服务提供和长期护理保险制度不完善，不能满足失智老年人社区服务需求""社会对老年认知障碍和失智症重视不够、存在误解，且相关知识知晓率低"。对这 6 个关键问题进行影响因素分析，形成关键问题影响因素集合，结合各关键问题的逻辑关系及影响因素分类，界定各关键问题的关键影响因素集，从而完成认知障碍管理的整合机制分析，为有效开展老年认知障碍社区管理提供重要支撑。

本研究结果显示：缺乏针对人才建设的专项规划、有关部门重视不够、照护工作负担重、人员待遇差、缺少专业培训等影响因素，导致"社区提供老年失智症预防、诊断、干预和管理的专业服务人员数量少，留才困难"；与邹健的研究结论较为一致，他指出当前在社区中提供认知障碍的专业人员不足，需要加强重视，明确管理策略，加强相关人才的培养。另外由于长期照护体系缺乏，养老保险制度不完善，导致"老年认知障碍和失智症给家庭和社会带来沉重经济与医疗负担"。杨团研究指出，我国的长期照护服务与养老服务未针对失能老人做明确区分，导致政策靶向不准，公共财政用在长期照护的资金再分配上存在严重的不公平现象。在这种情况下，有关部门对于失智老年人的重视不够及社区对长期照护服务供给不足，造成"失智老年人服务机构、综合服务管理体系建设不完善"和"长期照护服务提供和长期护理保险制度不完善，不能满足失智老年人社区服务需求"的问题，同时造成"信息化平台在老年认知障碍和失智症筛查管理中尚未完全建立，老年认知障碍或失智相关信息掌握不清"的问题，进一步加剧"社会对老年认知障碍和失智症重视不够，存在误解且相关知识知晓率低"的问题。许豪勤的研究指出有效开展认知障碍管理面多方面的挑战，最主要的是公共政策保障方面，迫切需要建立老年健康保障制度，才能有效开展进一步管理。目前社会对老年认知障碍认识不清，对失智老年人的诊断、干预无法进行，导致从根源上难以实施对老年认知障碍人群的管理，进一步加剧"失智老年人服务机构、综合服务管理体系建设不完善"的问题。建议建立关于老年人健康信息大数据，为失能失智老年人综合管理、长期照护等提供综合性信息数据平台支撑，实现疾病的长期连续性诊疗，推动老年医疗服务建设，保障老年认知障碍健康管理的有效开展。本研究针对认知障碍管理的影响因素进行综合分析，明确对关键问题的关键影响因素的针对性策略，是有效开展认知障碍管理的重要保障。

国外对于认知障碍的管理研究较早，Lee Linda 等通过调查研究发现，由记忆诊所提供的初级卫生保健对认知障碍有很大的积极影响，在进行认知障碍的管理体系、制度的完善中，考虑到改善认知障碍人群的生活质量，更好地满足失智症患者及其照护者的需要非常重要。Henry Brodaty 等认为采取措施提高对认知障碍的认识，减少耻辱感，提高专业人员支持，改善对于认知障碍人群的诊断和干预，进一步扩大对认知障碍人群服务提供的范围，减少认知障碍的发病及提高认知障碍人群的生活质量。

建议：①国家应明确制订有关认知障碍服务的实施细则，推动体系完善。②政府部门积极推动相关政策制度落地，从与大众相关的知识普及入手，从根源上提高认识，推动制度体系的有效开展利用。③同时基层社区因地制宜，因材施教，加强对大众的知识普及。

第七节　社区健康服务管理关键问题的作用机制分析是有效管理的基础

　　根据《2018 年世界阿尔茨海默病报告》，目前全世界约有 5000 万名失智症患者，预计到 2050 年失智症患者将达到 1.52 亿人，WHO 将失智症确定为公共卫生重点。根据 2020 年《中国阿尔茨海默病患者诊疗现状调研报告》，我国 60 岁及以上老年人群中有 1507 万名失智患者，预计到 2040 年将达 2200 万人，这可能会是所有发达国家失智人数的总和。据统计，目前全世界失智相关疾病所消耗的直接医疗资源高达 8180 亿美元，其中不包括家庭照护间接费用和人力成本，我国各级政府和相关部门在老年人相关的医疗服务上同样有大量投资，其总数目超过千亿元。随着国家人口老龄化的快速发展，患认知障碍相关疾病的老年人快速增加，家庭、社区及社会将面临众多问题和挑战。对于社区来说，亟须采取措施解决老年认知障碍在社区管理方面的关键问题，加强社区在老年认知障碍方面的管理。

　　本研究通过文献总结和理论推演分析了老年认知障碍在社区管理方面存在关键问题的作用机制和结构层面的问题，如相关照护人员数量不足，认知障碍相关经费投入不足，以及法律保障有待完善等诸多因素导致认知障碍相关专业照护人员队伍力量薄弱，提供专业服务的能力较弱。结果显示，当前我国关注的关键问题主要位于结构层和结果层，这一结果并不能说明过程层的各项服务要素不重要，反过来说明当前我国在老年认知障碍社区健康服务管理中应优先解决的更多的是结构层的顶层设计和政策制订及相关的人、财、物和信息技术的支撑，才能推动和开展过程层的服务，最终减轻结果层的负担。总体的逻辑关系是结构层直接作用于结果层，已经通过作用过程层作用至结果层。

　　国外对于老年认知障碍的相关研究在社区管理方面关注较早，发达国家老年照护相关法律制度的发展可分为三个时期，初建期（1940—1950 年）、扩展期（1960—1970 年）和综合调整期（1980 年之后）。德国在 1994 年设立独立于医疗保险的老年人长期照护保险制度，实行国家卫生服务体系，以公共财政为主要责任的欧洲国家还推行分权治理，分权治理是指中央政府要求地方政府多承担财务责任。以商业医疗保险为主体的美国，在长期照护制度上依旧为商业照护保险制度。在老年认知障碍相关人力问题上，对于实施长期照护保险的国家，如荷兰、德国、卢森堡和韩国，以及实行税收制的国家，如瑞典、挪威和芬兰，都为认知障碍服务的家属提供照护津贴等现金或其他方式的补助。目前美国有比较完整的认知障碍相关老年人照护体系，医疗保险实行全面覆盖医院、社区和家庭护理中心，美国的养老机构形成了产业化，有较完善的"疾病护理-预防保健-生活照护"的一条龙服务模式。针对失智老年人的特殊照护发展出了特别照护单元（Dementia Special Care Unit，DSCU），现在许多专家也建议在养老机构增加失智老年人特别照护单元。护士在初级卫生保健中扮演重要角色，是健康教育、健康促进工作的主要承担者。根据国外研究表明，老年人在早期接受预防老年失智相关的健康教育知识，并在生活中养成良好的习惯，有效预防老年认知障碍相关疾病的发生发展。国内相关研究提出，我国长期照护补贴制度不完善，未对准全体失能失智老年人中的中低收入者。薛文雅等学者提出老年人失智症病程长，护理照护难度大，照护成本高，给家庭和社会带来极大的经济和医疗负担。姚春梅等学者发现社会对老年认知障碍和失智症重视不够，存在误解且相关知识知晓率低。经过文献分析发现，本研究的影响因素和作用机制与国内外相关研究基本一致，我国对社区老年认知障碍研究的开展与发达国家相比起步较晚，我国对于患有认知障碍相关疾病的老年人的照护政策、管理模式较不规范，也较不全面。

目前我国在政策层面加强了对老年认知障碍相关问题的关注。《全国精神卫生工作规划（2015—2020 年）》强调，各地要将老年失智症等常见精神障碍作为工作重点，关注老年人心理行为问题，探索适合本地区实际的常见精神障碍防治模式，鼓励有条件的地区为抑郁症患者提供随访服务。《"健康中国 2030"规划纲要》提出，推动开展老年心理健康与关怀服务，加强老年失智症等的有效干预。推动居家老年人长期照护服务发展，全面建立经济困难的高龄、失能老年人的补贴制度，建立多层次、长期护理的保障制度。进一步完善政策，使有认知障碍相关疾病的老年人能便捷地获得基本药物。

建议：①对于老年认知障碍的社区健康管理需要社区、社会、医疗、政府等各相关部门加大工作协同力度，承担各自相关的责任。②卫生健康部门要把患有认知障碍相关疾病的老年人管理纳入后期规划的重点工作中，各职能部门要发挥好有效联动作用。③社区要切实加强对老年认知障碍疾病相关的科普教育，对老年人进行早期认知障碍预防的知识培训，加强早期诊断，早期干预。

第八节　科学构建发展策略是实现社区健康服务管理目标的重要手段

人口老龄化是社会发展的重要趋势，也是今后较长一段时期内我国的基本国情，其中老龄化相关疾病问题不容忽视。失智症的社会和经济影响巨大，包括直接医疗、社会成本、非正式护理成本。2015 年据 WHO 统计，全球失智症社会总成本据估计为 8180 亿美元，相当于当时全球国内生产总值的 1.1%。我国各级政府和相关部门在老年人相关的医疗服务上同样参与大量投资，其总数目超过千亿元。失智症给患者照护者、家庭、社会带来巨大的经济和医疗压力。对社区而言，科学构建老年认知障碍相关的发展策略是实现社区健康服务管理目标的重要手段，从而有效加强社区在老年认知障碍方面的管理，使社区、社会、卫生、财政等系统为老年认知障碍的家庭和照护者提供支持。

本研究通过文献分析和理论推演发现了老年认知障碍在社区健康管理方面存在的关键问题，在结构层面存在的问题，如相关照护人员数量不足，认知障碍相关经费投入不足，以及法律保障有待完善等，导致认知障碍相关专业照护人员队伍力量薄弱，提供专业服务的能力较弱，并以此推出社区对科学构建老年认知障碍相关的发展策略是实现社区健康服务管理目标的重要手段。

国外对于老年认知障碍的社区健康服务管理相关研究关注较早，在第二次世界大战后老年人照护问题就被发达国家纳入相关政策法规。发达国家是从国家层面制订老年认知障碍综合防治策略，对社区全科医师开展认知障碍相关知识培训，号召社区家庭医师积极参与认知障碍管理，并为每个社区家庭制订综合治疗方案，充分整合现有医疗和社会健康资源，对失智老年人的日托中心和咨询服务等相关设施持续加强改进；在社区开展维持和改善老年认知障碍疾病的公共卫生服务。在美国有比较完整的认知障碍相关老年人照护体系。根据国外研究表明，患有认知障碍相关疾病的老年人出现在医院或者诊所的可能性较低，但社区卫生服务中心的相关工作人员是他们接触最早、最多的专业人员，社区卫生相关工作人员在老年认知障碍的发现、诊断、干预和治疗过程中都发挥着巨大作用。李健提出我国要提高社区的认识和知识，采用提高公众预防意识的策略，改变社区对该病的负面态度和陈旧知识，引起公众充分关注。欧阳雁玲等提出我国社区对于失智老年人服务及综合服务管理体系建设不完善。贾让成发现我国社区照护缺乏有效激励机制，针对失智老年人的专业性机构性质单一、数量不足、布局无法满足需求，职责定位尚不明确，社区服务内容和路径不清晰，社区专业人员缺乏认知障碍的相关专业知识。经过文献分析发现，我国对社区老年认知障碍服务管理的研究与开展较发达国家起步晚，我国对患有认知障碍相关疾病老年人的社区健康服务管理存在管理模式不规范、不全面的问题。

目前我国在政策层面加强了社区对老年认知障碍的服务管理体系的关注，《中国应对阿尔茨海默病防治战略计划建议》提出，将失智老年人的日间照护纳入基本公共卫生服务，重视在社区支持模式下改善失智老年人的生存质量，缓解家庭照护者的负担。鼓励在社区中设立失智老年人照护专区，围绕失智老年人进行人性化的设计配置。《"健康中国2030"规划纲要》提出促进健康老龄化，推进老年医疗卫生服务体系建设，推动医疗卫生服务延伸至社区、家庭，健全医疗卫生机构与养老机构合作机制，支持社区机构开展医疗服务，为老年人提供治疗期住院、康复期护理、稳定期生活照护、安宁疗护一体化的社区健康和养老服务。

建议：①社区如需科学构建认知障碍老年人的发展战略，要从关键影响因素入手，并综合国内外各项参考措施，采取针对老年认知障碍的社区健康服务管理策略。②社区对老年认知障碍的合理管理，需要医疗、法律、财政等政府相关部门共同协作，并承担好各自应有的责任。③加强社区—医疗—家庭对认知障碍老年人的联动教育与指导，社区建立专属失智老年人特别照护单元，使社区实现对认知障碍老年人科学有效的服务管理。

参 考 文 献

曹江翎，王烨，钱东福，等，2019.老年人群认知障碍影响因素及作用机制 [J].南京医科大学学报 (社会科学版)，19(2)：119-123.

董晓欣，郭春燕，赵凌波，2017.我国失智老人照护服务现状及其优化策略 [J].卫生经济研究，357(1)：47-49.

董宣如，2020．轻度认知障碍人群认知特点及随访研究 [D].上海：华东师范大学．

窦影，2017.老年长期照护服务体系完善与社会资本干预：基于失智症老年人的分析 [J].社会保障研究，(4)：63-69.

杜鹏，董亭月，2018.老龄化背景下失智老年人的长期照护现状与政策应对 [J].河北学刊，38(3)：165-170，175.

方嘉珂，2009.德国养老新动向：公司化 保险化 法制化 外籍化 [J].社会福利，(7)：55-56.

胡亚琼，万曜，达罗，等，2021.上海失能失智老人健康服务保障体系研究 [J].中国卫生经济，40(3)：55-60.

胡宗萍，吕登智，李辉荣，等，2018.失能失智老年人医养结合模式探索 [J].检验医学与临床，15(23)：3633-3635.

贾让成，2019. 老年失智症给公共卫生带来的重大挑战与应对策略研究 [J]. 中国卫生经济，38(7): 44-47.

康越，2014. 日本失智老年人照护对策分析 [J]. 北京社会科学，(11): 123-128.

李春华，李医华，2020. 社区轻度认知障碍老年人认知功能影响因素结构方程模型 [J]. 中国老年学杂志，40(23): 5092-5095.

李月，2020. 我国老年人认知障碍特征分析及政策研究 [J]. 人口与健康，(5): 54-57.

刘路，秦瑶，李磊，等，2020. 太原市社区老年人认知功能现状及影响因素分析 [J]. 现代预防医学，47(12): 2219-2223.

陆杰华，李月，2015. 中国大陆轻度认知障碍老人死亡风险的影响因素研究 [J]. 人口学刊，37(5): 94-103.

欧阳雁玲，尹尚菁，2019. 我国老年痴呆流行现状及防治策略研究 [J]. 中国软科学，342(6): 50-58.

欧阳一非，何梦洁，张丽敏，等，2021. 中国四省 55 岁及以上人群身体活动时间与认知功能状况的关系 [J]. 卫生研究，50(1): 2-7.

裴晓梅，房莉杰，2010. 老年长期照护导论 [M]. 北京：社会科学文献出版社.

商桑，2017. 预防医疗视角下老年认知障碍的健康管理研究 [D]. 沈阳：沈阳师范大学.

孙静，2018. 探讨社区失智老人居家护理问题及对策 [J]. 实用临床护理学电子杂志，3(23): 192, 195.

田杨，2017. 日韩老年人长期照护保障政策的启示 [J]. 社会建设，4(1): 10-19.

田杨，2019. 日韩失智老年人照护保障政策及其启示 [J]. 老龄科学研究，7(9): 68-79.

吴艺，2015. 中医综合康复护理干预对缺血性脑卒中恢复期患者神经和认知功能的影响 [J]. 中国卫生标准管理，23(26): 120-121.

徐东娥，2004. 瑞典社区老年性痴呆患者护理见闻与体会 [J]. 中华护理杂志，39(3): 237-238.

许豪勤，2020. 人口老龄化视域下老年健康服务体系建设：以失能失智老人长期照护体系建设为例 [J]. 唯实，(5): 38-41.

薛文雅，梁立萍，2015. 社区失智老年人群生活现状及介护措施探讨 [J]. 中国公共卫生管理，31(5): 739-740.

杨团，2016. 中国长期照护的政策选择 [J]. 中国社会科学，(11): 87-110.

姚春梅，周亦茹，2013. 社区老年失智症患者的家庭护理 [J]. 中国现代药物应用，7(9): 198-199.

赵凌波，米岚，2020. 养老机构失智老人照护服务困境与标准化策略分析 [J]. 中国标准化，572(12): 177-180, 223.

邹健，王婧，何国平，2014. 基于人口老龄化的痴呆老人社区护理现状和管理策略 [J]. 中华现代护理杂志，20(25): 3153-3156.

Awata S, 2013. Toward the establishment of a community-based integrated care system supporting the lives of elderly patients with dementia[J]. Nippon Ronen Igakkai Zasshi Japanese Journal of Geriatrics, 50(2): 200-204.

Brodaty H, Cumming A, 2010. Dementia services in Australia[J]. International Journal of Geriatric Psychiatry, 25(9): 887-995.

Chan KY, Wang W, Wu JJ, et al, 2013. Epidemiology of Alzheimer's disease and other forms of dementia in China, 1990-2010: a systematic review and analysis[J]. The Lancet, 381(9882): 2016-2023.

Delva F, Touraine C, Joly P, et al, 2016. ADL disability and death in dementia in a French population-based cohort: new insights with an illness-death model[J]. Alzheimer's & Dementia: The Journal of the Alzheimer's Association, 12(8): 909-916.

Frank C, Feldman S, Schulz M, 2011. Resources for people with dementia: the alzheimer society and beyond[J]. Canadian Family Physician Medecin De Famille Canadien, 57(12): 1387-1391, e460-e464.

Health Promotion Board, 2012. Reduce your risk of developing dementia [EB/OL]. http：//www.hpb.gov.sg/HOPPortal/health-article/6112.

Hughes TF, Flatt JD, Fu B, et al, 2014. Interactive video gaming compared with health education in older adults with mild cognitive impairment: a feasibility study[J]. International Journal of Geriatric Psychiatry, 29(9):

890-898.

Kamegaya T, Long-Term-Care Prevention Team of Maebashi City, Maki Y, et al, 2012. Pleasant physical exercise program for prevention of cognitive decline in community-dwelling elderly with subjective memory complaints[J]. Geriatrics & Gerontology International, 12(4): 673-679.

Kremen WS, Jak AJ, Panizzon MS, et al, 2014. Early identification and heritability of mild cognitive impairment[J]. International Journal of Epidemiology, 43(2): 600-610.

Lawrence V, Murray J, 2010. Balancing independence and safety: the challenge of supporting older people with dementia and sight loss[J]. Age and Ageing, 39(4): 476-480.

Lee LD, Hillier LM, Harvey D, 2014. Integrating community services into primary care: improving the quality of dementia care[J]. Neurodegenerative Disease Management, 4(1): 11-21.

Lee LD, Hillier LM, Stolee P, et al, 2010. Enhancing dementia care: a primary care-based memory clinic[J]. Journal of the American Geriatrics Society, 58(11): 2197-2204.

Livingston G, Sommerlad A, Orgeta V, et al, 2017. Dementia prevention, intervention, and care[J]. Lancet (London, England), 390(10113): 2673-2734.

Oconnell B, Hawkins M, Ostaszkiewicz J, et al, 2012. Carers perspectives of respite care in Australia: an evaluative study[J]. Contemporary Nurse, 41(1): 111-119.

World Health Organization, 2012. Dementia: a public health priority[R]. Geneva: WHO.

第9章 创新点、不足及未来展望

第一节 创 新 点

一、基于SPO模型构建理论框架

本研究在对老年认知障碍社区健康服务管理相关概念进行了梳理，在基本内涵确定基础上，基于SPO模型作为主要理论框架，借鉴和嵌入WHO的ICOPE整合照护框架作为过程层的架构，ICF理念作为结果层的支撑，形成了老年认知障碍社区健康服务管理的理论框架，也就是在理想状态下开展和完成老年认知障碍社区健康服务管理目标的结构支撑、主要工作与系统结果。

二、通过多元途径，梳理和明确存在的关键问题

本研究从文献和访谈2条途径分析老年认知障碍社区健康服务管理领域的问题。文献途径通过系统收集老年认知障碍社区健康服务管理领域的文献资料，并对文献进行定性和半定量研究，形成问题清单；访谈途径通过对卫生健康与老年人健康管理领域不同的利益相关者，如卫生健康委员会基层健康部门人员、老年健康部门人员、社区卫生服务中心管理者、家庭医生、护士等进行访谈，了解老年认知障碍社区健康服务管理实践现状及问题；将两条途径获得的问题清单进行归类合并，通过专家咨询论证确定老年认知障碍社区健康服务管理问题清单，对问题进行详细界定与论证，通过专家评分论证问题的严重程度、重要程度和可解决程度，确定问题的优先顺序，最终明确老年认知障碍社区健康服务管理领域的6个关键问题。

三、明确关键问题的影响因素、作用机制，构建发展策略

基于SPO模型，形成了老年认知障碍社区健康服务管理研究理论框架和问题清单。从文献和访谈两条途径系统收集关键问题的影响因素，形成关键问题影响因素集合。在此基础上，基于问题系统厘清影响因素内在逻辑，形成关键问题的作用机制。然后采用"明确目标-制订措施-构建策略"的"健康策略构建思路"和步骤构建发展策略。

第二节　研 究 局 限

第一，文献和政策文本分析均为二手资料，由于资料来源受限及资料的更新性纳入，影响了分析的全面性。第二，老年认知障碍社区健康服务管理问题形成、影响因素及作用机制、措施及发展策略构建均以定性分析为主，专家访谈和论证数量还有待进一步扩展。第三，调查分析数据主要来源于已有调查数据库，样本量有限。为了弥补定性资料收集与分析的局限性，本研究拓宽资料来源，通过专家访谈、专家咨询与论证、服务调查数据分析等多元途径补充现状资料，尽可能保证资料全面真实地反映老年认知障碍社区健康服务管理研究及实践现状。此外，受新冠肺炎疫情影响，研究进度受到影响，尽管按照预计时间完成，难免在行文撰写过程中存在诸多不完善之处，如论证专家、实践者和管理者数量、老年人调查数量还应进一步充实。

第三节　未 来 展 望

基于本研究结果和研究局限，本研究应进一步扩展专家论证，在条件允许下进行失智老年人相关专项调查，扩大样本量。此外，通过对老年认知障碍社区健康管理的政策、理论和问题等内容进行系统性、结构性和全面性的梳理与分析，掌握领域概貌。我国目前已开始关注老年认知障碍的管理，政策上提出要重视，但是政策怎么落地、怎么实施还没有成熟的做法和模式。因此本研究在实施方面提供了一定的参考，也为国家自然科学基金青年科学基金项目（题目：基于 ICOPE 的老年人轻度认知障碍"社区 - 家庭"管理模式研究，编号：72004165）和中国博士后科学基金面上项目（题目：基于 ICF 的轻度认知障碍老年人社区管理机制与策略研究，编号：2020M681191）的阶段性成果，后续可从 3 个层面展开探索。①宏观层面：进一步完善和论证关键问题，开展老年认知障碍相关的政策和理论研究。②中观层面：以社区卫生服务中心或养老机构为对象，开展老年认知障碍服务的主要内容、管理模式和运行机制研究。③微观层面：聚焦服务供需双方，供方对全科医生及护士等认知、技术、胜任力等方向开展探索；需方对老年人及其家庭、照护人员，以及社会大众的知 - 信 - 行、健康相关行为、满意度等进行探索。希望通过研究实现我国老年认知障碍社区的"防、筛、评、管、转"，为提升老年人的生活质量，提供参考和借鉴。

参 考 文 献

李衡, 2013. 基于社区的精神残疾康复管理模式研究：以上海市阳光心园为例 [D]. 上海：复旦大学.

潘惠英, 2012. 金华市社区老年人轻度认知功能障碍的现况调查和干预性研究 [D]. 上海：复旦大学.

杨柳, 2011. 老年认知障碍的危险因素及社会心理研究 [D]. 上海：复旦大学.

张云, 2010. 上海市失智老人社会支持体系研究 [D]. 上海：复旦大学.

朱慧芳, 2014. 医院联合社区模式对老年髋部骨折患者术后家庭康复指导的效果评价 [D]. 上海：复旦大学.